医学病例集系列丛书

SHENJING WAIKE CHANGJIANBING
ZHENZHI JI BINGLI JINGXUAN

神经外科常见病诊治及病例精选

主编　邹志斌　孟庆明　赵俊山
　　　仝兆锋　何裕超　戴　晶

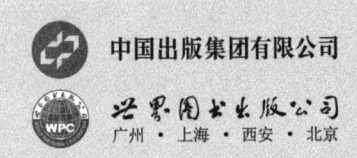

中国出版集团有限公司
世界图书出版公司
广州·上海·西安·北京

图书在版编目（CIP）数据

神经外科常见病诊治及病例精选 / 邹志斌等主编. -- 广州 : 世界图书出版广东有限公司, 2025.5. -- ISBN 978-7-5232-2252-2

Ⅰ. R651

中国国家版本馆CIP数据核字第20254LD390号

书　　名	神经外科常见病诊治及病例精选
	SHENJING WAIKE CHANGJIANBING ZHENZHI JI BINGLI JINGXUAN
主　　编	邹志斌　孟庆明　赵俊山　仝兆锋　何裕超　戴　晶
责任编辑	曾跃香
责任技编	刘上锦
装帧设计	品雅传媒
出版发行	世界图书出版有限公司　世界图书出版广东有限公司
地　　址	广州市海珠区新港西路大江冲25号
邮　　编	510300
电　　话	（020）84460408
网　　址	http://www.gdst.com.cn
邮　　箱	wpc_gdst@163.com
经　　销	新华书店
印　　刷	广州小明数码印刷有限公司
开　　本	787 mm × 1 092 mm　1/16
印　　张	18.25
字　　数	394千字
版　　次	2025年5月第1版　2025年5月第1次印刷
国际书号	ISBN 978-7-5232-2252-2
定　　价	148.00元

版权所有　翻印必究

（如有印装错误，请与出版社联系）

咨询、投稿：（020）84460408　451765832@qq.com

编委会

主　编　邹志斌　孟庆明　赵俊山　仝兆锋　何裕超　戴　晶

副主编　何　东　许忠娟　张建军　李　猛　唐文俊
　　　　　李建广　郝广志　刘铁奇　张登文　赵　莹

编　委　(按姓氏笔画排序)
　　　　　仝兆锋　菏泽市牡丹人民医院
　　　　　成　利　日照市中医医院
　　　　　刘铁奇　朝阳市第二医院（朝阳市妇婴医院）
　　　　　许忠娟　佳木斯大学研究生部
　　　　　李　猛　宿迁市第一人民医院
　　　　　李凯龙　长治医学院
　　　　　李建广　航天中心医院
　　　　　何　东　山东第一医科大学附属省立医院
　　　　　何裕超　宿迁市第一人民医院
　　　　　邹志斌　新余市人民医院
　　　　　张建军　杭州市萧山区第一人民医院
　　　　　张家杰　长治医学院
　　　　　张登文　中国人民解放军联勤保障部队第九七〇医院
　　　　　陈　俊　永州市中心医院
　　　　　孟庆明　徐州医科大学附属医院
　　　　　赵　莹　中国人民解放军联勤保障部队第九七〇医院
　　　　　赵俊山　菏泽市牡丹人民医院
　　　　　郝广志　中国人民解放军北部战区总医院
　　　　　徐宝占　青岛市第八人民医院
　　　　　唐文俊　永州市中心医院
　　　　　温剑峰　中国人民解放军联勤保障部队第九〇八医院
　　　　　戴　晶　新疆医科大学第一附属医院昌吉分院
　　　　　　　　　（昌吉市第二人民医院）

前 言

随着神经科学和临床神经病学的飞速发展，神经外科学也今非昔比，新的发现接踵而至，新的成就层出不穷，使得许多神经系统疾病在外科诊疗上的一些难点和盲点已逐步攻克和改善，各种神经系统疾病的检查、诊断和治疗也更加科学、有效、规范化。

本书以神经外科疾病诊治为主线，在参考大量国内外神经外科相关文献、书籍基础上编写而成。本书先介绍了神经外科疾病病史采集、查体与辅助检查，神经外科手术基础，微创神经外科技术等基础内容；然后选取了部分神经外科常见疾病、多发疾病，详细地介绍了疾病的诊断与治疗方法，包括颅脑损伤、脑血管疾病、神经系统肿瘤等相关疾病，最后通过大量的相关病例解析，总结和分析了针对神经外科疾病的诊断与治疗技术的应用，使神经外科医师在临床工作中，能够更直观、更准确地对相关疾病作出判断。本书内容专业性较强、重点突出、层次分明，资料新颖，图文并茂，简明扼要，科学实用，适于各级医院的神经外科医护工作者及医学院校师生学习参考。

在编写过程中，虽力求做到准确、全面，但由于编者水平有限，再加上当今医学发展快速，疏漏之处在所难免，期望读者见谅，也欢迎各位读者在使用本书的过程中提出意见和建议，以供今后修订时参考。

编　者

2024 年 11 月

目 录

第一章　病史采集、查体与辅助检查

第一节　病史采集 ··· 3
第二节　神经系统查体 ··· 3
第三节　神经系统疾病的辅助检查 ······························ 20

第二章　神经外科手术基础

第一节　手术主要器械设备 ······································· 31
第二节　术前准备与术前评估 ···································· 35
第三节　神经外科麻醉 ··· 42
第四节　神经外科体表定位标志 ································· 54
第五节　体位与手术入路 ·· 57
第六节　颅底手术入路基本原则 ································· 60
第七节　神经外科术后并发症防治 ······························ 66

第三章　微创神经外科技术

第一节　神经导航 ··· 85
第二节　术中磁共振颅脑手术 ···································· 88

第三节　微骨窗入路 …………………………………………………………… 94
　　第四节　神经内镜技术 …………………………………………………………… 101

第四章　颅脑损伤

　　第一节　头皮及颅骨损伤 ………………………………………………………… 113
　　第二节　原发性颅脑损伤 ………………………………………………………… 117
　　第三节　继发性颅脑损伤 ………………………………………………………… 125
　　第四节　头部外伤并发症和后遗症 ……………………………………………… 138

第五章　脑血管疾病

　　第一节　蛛网膜下腔出血 ………………………………………………………… 143
　　第二节　脑血管畸形 ……………………………………………………………… 150
　　第三节　缺血性脑血管疾病 ……………………………………………………… 167
　　第四节　颅内静脉血栓 …………………………………………………………… 180

第六章　神经系统肿瘤

　　第一节　软骨瘤、软骨肉瘤 ……………………………………………………… 187
　　第二节　颈静脉孔区肿瘤 ………………………………………………………… 191
　　第三节　嗅神经母细胞瘤 ………………………………………………………… 202
　　第四节　岩尖胆固醇肉芽肿 ……………………………………………………… 204

第七章　临床病例

　　第一节　显微血管减压术 ………………………………………………………… 211

第二节	右额凸面脑膜瘤切除术	216
第三节	大脑半球神经胶质瘤切除术	222
第四节	大脑镰旁脑膜瘤切除术	229
第五节	脊髓髓内室管膜瘤切除术	235
第六节	立体定向脑内病变活检术	241
第七节	帕金森 DBS 手术	244
第八节	硬脊膜内髓外神经鞘瘤切除术	248
第九节	大脑前动脉 A3 段动脉瘤夹闭术加额叶血肿清除术	254
第十节	左侧大脑中动脉多发动脉瘤夹闭术	260
第十一节	基底动脉顶端动脉瘤夹闭术	266
第十二节	神经内镜下左侧基底节区血肿清除术	271

参考文献 279

第一章

病史采集、查体与辅助检查

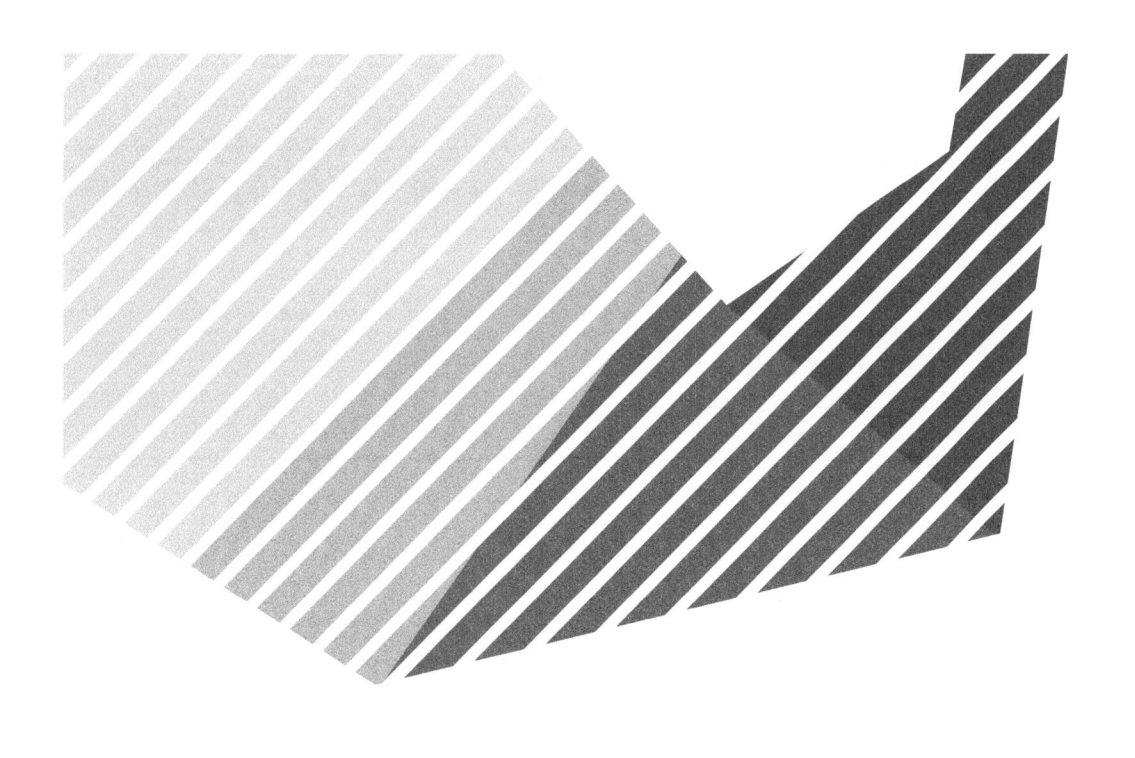

第一章 病史采集、查体与辅助检查

第一节 病史采集

疾病诊断的第一步是获取患病信息,病史采集的可靠性对疾病的正确诊断至关重要。

一、采集方法

病史采集始于患者就诊。观察患者进入诊室的方式,由此判断意识状态与运动系统功能是否异常;但被轮椅或担架床推进诊室并非都是不能行走。聆听患者或知情者陈述病情是采集病史的关键,尤其患者的自我陈述能够提供思维、记忆与语言等信息,据此判断大脑高级功能。此外,对于不确切的表述,如"肢体活动不灵或不听使唤"可能涉及损害锥体系统的无力或损害小脑系统的共济失调,应详细询问以便明确神经系统病变的部位,即定位诊断,定性诊断是不可或缺的环节。

二、采集内容

病史记录主要源自采集内容,包括:①主诉,患者就诊的主要原因(多为首发症状出现时间,一般少于20个汉字)。②现病史,主要症状出现时间、伴随症状、起病特点、发展过程,以及曾经就医的诊治情况。依照症状出现顺序记录,有助于定位原发病灶和可能累及的范围;起病特征和进展过程可提供疾病性质的线索。③既往史,按照系统记录既往罹患疾病,并重点询问与本病症相关的病史也会具有事半功倍的效果。④个人史,了解患者出生地点、居住地域、生活方式(各类嗜好等)、职业环境(有否毒物接触),以及左右利手等;儿童还应注意出生状态(窒息与产伤),以及发育和成长的过程。⑤婚育与月经史,女性患者还应了解结婚年龄与生育状况、月经初潮年龄、月经周期、出血量及末次月经时间;有性生活史者还应了解妊娠、分娩与流产等信息。⑥家族史,了解家族成员的相关患病及遗传疾病的情况。

(邹志斌)

第二节 神经系统查体

神经科患者的查体包括全身各系统的常规检查与神经系统的专科检查。前者还包括评估患者意识状态、发育与营养、头颅与脊柱等(同内科系统检查);后者是针对脑与脊髓等神经结构的专项检查,包括十二对脑神经、感觉系统和运动系统等。

一、脑神经

检查十二对脑神经(cranial nerves)是神经科医师必须掌握的临床基本功。为防止遗漏，检查顺序依照脑神经排列为"一嗅二视三动眼，四滑五叉六外展，七面八听九舌咽，迷走和副舌下全"。

（一）嗅神经

嗅神经（olfactory nerve）是第一对脑神经（Ⅰ），属辨认气味的感觉神经。检查时患者闭目，堵住一侧鼻孔，将柔和气味的物品（香皂或食醋）放在一侧鼻下分辨，逐侧检查。避免使用氨水或洋葱等挥发性物品刺激三叉神经。嗅神经病变分为损毁与刺激两类，前者表现为嗅觉减退或消失，后者出现幻嗅，单侧异常更有意义。

（二）视神经

视神经（optic nerve）是第二对脑神经（Ⅱ），属感觉神经。视神经与嗅神经是两条均不经过脑干直接与大脑皮质联络的神经。

1. 视神经（Ⅱ）检查　包括视敏度、视野和眼底。①视敏度，是让受检者在一定距离外阅读标准视力表；有视力障碍者，可通过眼前数指情况或有无光感来描述。②视野，检查分为周边视野和中心视野。周边视野指固定视点30°范围外的视野，临床采用手指晃动法测试，即检查者与患者面对面，患者用手遮挡一侧眼球，另一眼向前平视盯着固定视点；检查者从不同方向，自外向内移动手指，至患者发现为止，记录每侧眼球的可视范围（图1-1）。正常人周边视野范围：额部55°、鼻侧60°、颧骨70°、颞侧90°（生理性视野变化与眼周器官高度有关）。中心视野指固定视点30°范围内的视野，用专业平面视野计检测。中心视野内有一生理盲点，正常人不易察觉，系视神经乳头内无视细胞分布造成的生理盲区，位于注视点外侧约15°，竖椭圆形，平均垂直径约7°~10°，横径约5°~7°。视神经乳头水肿时生理盲区扩大。③眼底，使用专业检眼镜（眼底镜）在暗室进行检查。正常视神经乳头为橙色圆形，边缘清晰，中央颜色略淡为生理凹陷；从视神经乳头的视网膜中央动脉（系颈内动脉系统的眼动脉分支）向外发出的血管分别为颞上动脉、颞下动脉和鼻上动脉、鼻下动脉；动脉与静脉并行排列，动脉细而色淡，静脉粗而色暗，动脉与静脉管径比为2:3（图1-2）。眼底血管的动、静脉比例改变可见于动脉硬化的动脉变细，或视神经乳头水肿的静脉增粗。

2. 视神经病变　主要表现：①视力减退（视敏度下降）。②视野缺损与病变部位有关（图1-3）。③眼底异常，可见视神经盘水肿和视神经萎缩。视神经盘水肿早期表现为视神经盘充血、颜色发红、静脉增粗，随后静脉搏动消失；晚期视神经盘边界模糊，生理凹陷消失，严重时可见血管破裂的火焰状出血。调节检眼镜分别观察位于视神经乳头及视网膜位置的血管清晰度之差，可获得视神经乳头突起的高度，通常三个折光度相当于1mm高度。视神经萎缩的眼底表现为视神经乳头颜色变淡，边界清晰（宛如中秋之月）为原发性，边界模糊为继发性。

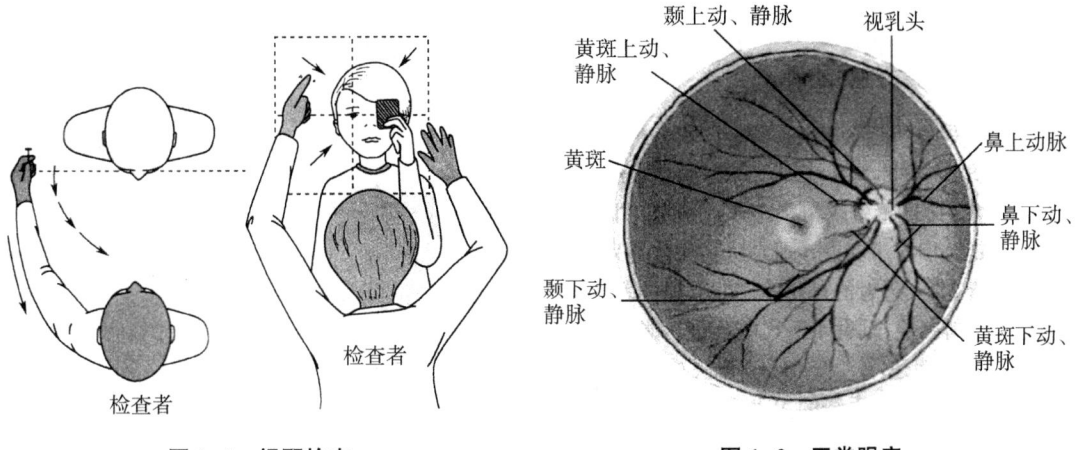

图 1-1 视野检查

图 1-2 正常眼底

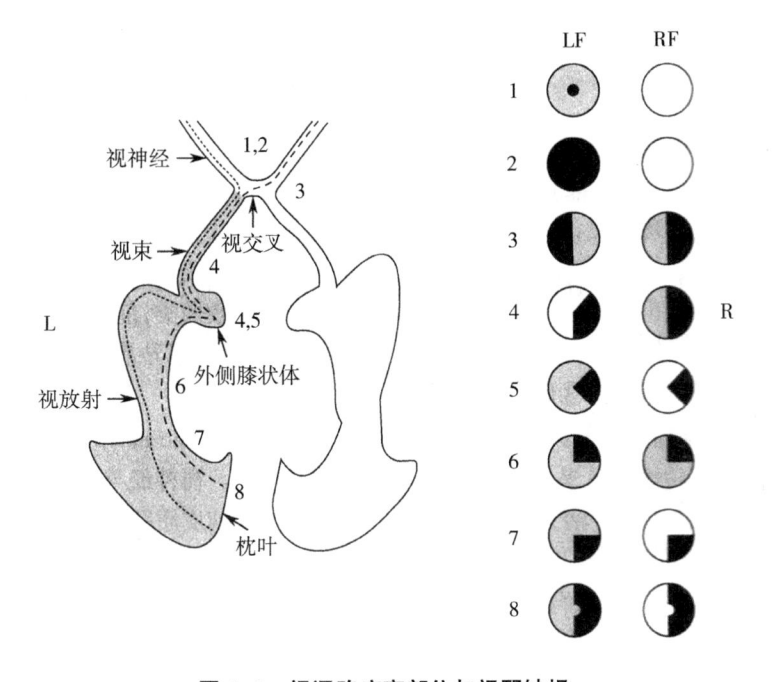

图 1-3 视通路病变部位与视野缺损

1. 视神经（黄斑纤维）；2. 视神经（完全）；3. 视交叉；4. 视束；5. 外侧膝状体；6. 视放射（下部）；7. 视放射（上部）；8. 枕叶视觉皮质

（三）动眼神经、滑车神经、展神经

眼球运动是由第三对动眼神经（oculomotor nerve，Ⅲ）、第四对滑车神经（trochlear nerve，Ⅳ）和第六对展神经（abducens nerve，Ⅵ）共同协调完成，均属运动神经，统称为"眼动神经"。

1. 眼动神经（Ⅲ、Ⅳ、Ⅵ）检查　三对脑神经同时进行，检查内容包括瞳孔、睑裂以及眼球运动等。

（1）瞳孔：观察形状、大小，以及光照射和双眼球内聚时的变化，两侧比较。正常成人两侧瞳孔呈等大圆形，室内光线下直径3~4mm，两侧直径差小于1mm。直径小于2mm为瞳孔缩小（miosis）；直径大于5mm为瞳孔散大（mydriasis）。瞳孔反射：①对光反射。检查者用手电筒从侧面照射患者的一侧瞳孔，分别观察光照侧与对侧的瞳孔变化。光照侧瞳孔迅速缩小称为直接对光反射，光照对侧的瞳孔缩小称为间接对光反射。检查中应避免手电筒放在患者眼前，因注视近物可诱发瞳孔的调节反射。②调节反射。令患者注视从远方（30cm之外）逐渐向眼前移动的物体，同时观察患者瞳孔变化。注视逐渐近移物体时的瞳孔随之缩小为调节反射。

（2）眼睑与眼球运动：观察患者平视时两侧眼睑位置是否一致，睑裂大小是否对称，眼球有无突出或内陷；测试眼球沿"米"字方向运动时，两眼球运动是否协调，各方向运动是否充分，注意眼球运动中有无复视或眼球震颤。

（3）辐辏反应：检查者伸出示指，并由远处逐渐向患者眼前移动，观察患者注视物体移动时双眼球是否内收汇聚，该现象称为辐辏反应。

（4）眼球震颤（nystagmus）：眼球出现节律性不自主的往返运动称为眼球震颤。令患者左右侧视或上下注视某方向时，观察是否出现眼球震颤（水平、垂直或旋转）。

2. 眼动神经（Ⅲ、Ⅳ、Ⅵ）病变　第Ⅲ、Ⅳ、Ⅵ对脑神经损伤均可导致复视，但各神经的复视位置不同。第Ⅲ对脑神经损伤，患侧眼球固定在外展位，复视出现在上、下与内收运动时，并伴有患侧上睑下垂、瞳孔散大、直接对光反射消失。第Ⅳ对脑神经损伤，下视出现复视（下楼时明显）。第Ⅵ对脑神经损伤，患侧眼球处在内收位，眼球外展时出现复视。

（四）三叉神经

三叉神经（trigeminal nerve）是第五对脑神经（Ⅴ），司面部感觉，并支配咀嚼肌运动，属混合神经。

1. 三叉神经（Ⅴ）检查　包括感觉、运动及反射三部分。①感觉检查。选用钝针、棉絮丝以及盛有冷水（3℃）或热水（50℃）的试管，分别在三叉神经三个感觉分支区（图1-4），进行痛觉、轻触觉和温度觉测试（三种方法也可择一）；检查应先两侧对比，随后从面颊外侧（耳前）逐渐向中心（鼻）方向移动测试，鉴别神经干性与核性损伤。②运动检查。观察患者张口时下颌有无偏斜；检查者将双手放在患者颞部或腮部，比较咀嚼动作时两侧颞肌或咬肌的肌力；也可让患者单侧咬住压舌板后试着拔出，检查咬肌。③反射检查。角膜反射：令患者注视侧上方，充分暴露角膜，检查者用棉絮丝从侧面轻触角膜边缘（避免直对瞳孔的碰触动作引发惊吓性瞬目反应），观察两侧眨眼速度；下颌反射：令患者口唇微张，检查者将左手拇指置于其下颏，并叩击左手拇指，或用压舌板盖在患者下齿上，并从上向下叩击压舌板（图1-5），观察下颌上提动作。

三叉神经第一分支
(V1)眼神经

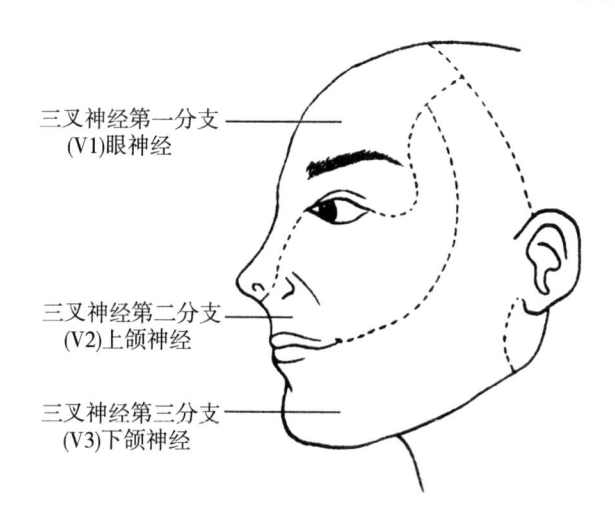

三叉神经第二分支
(V2)上颌神经

三叉神经第三分支
(V3)下颌神经

图1-4 三叉神经感觉支分布区

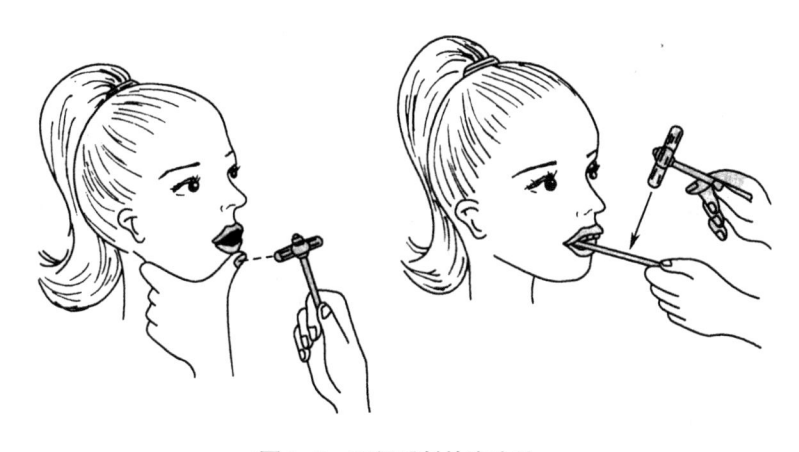

图1-5 下颌反射检查方法

2. 三叉神经病变　临床表现与损害结构和病变性质有关。感觉支的刺激病变表现为患侧面部疼痛（如三叉神经痛）；损毁病变表现为支配区感觉减退或缺失，神经干性损害的面部异常区按分支分布，核性损害时呈洋葱皮样分布。运动支受累时，单侧病变的患侧咀嚼无力，张口下颌偏向患侧，患侧角膜反射减弱或消失。由于三叉神经运动核受双侧皮质延髓束支配，故单侧核上损害时三叉神经支配的咀嚼肌不发生瘫痪，双侧核上病变时下颌反射亢进。

（五）面神经

面神经（facial nerve）是第七对脑神经（Ⅶ），属运动与感觉的混合神经。躯体运动纤维支配面部各表情肌；内脏运动纤维支配泪腺、颌下腺和舌下腺分泌；内脏感觉纤维司舌前2/3味觉。

1. 面神经检查　包括面部表情肌运动与味觉。①表情肌运动检查，让患者扬眉、闭目、龇牙、鼓腮或吹口哨等，观察两侧运动是否对称。持续用力挤眼动作会使患侧睫毛最先暴露称为"睫毛征"，这是发现轻度眼轮匝肌瘫痪的敏感方法。②味觉检查，让患者将舌伸出口外，检查者将沾有糖水或盐水的棉棒涂在一侧舌体前端，令其在纸上标出感受之味。避免患者在标出感受前舌回缩，因吞咽动作会经舌后 1/3 味觉（舌咽神经支配）混淆检查。

2. 面神经病变　损毁性病变会引起面肌瘫痪，损害部位决定了面肌瘫痪类型，病灶对侧下半部面肌瘫痪是面神经核上损伤，属于中枢型面瘫；病灶同侧半边面肌瘫痪是面神经核或神经干损伤，属于周围型面瘫。刺激性病变表现为面肌抽搐或痉挛。

（六）前庭蜗神经

前庭蜗神经（vestibulocochlear nerve）是第八对脑神经（Ⅷ），由司听觉的蜗神经与控制平衡的前庭神经共同组成。检查包括听力与前庭功能两部分。

1. 蜗神经检查　主要检测听力。检查方法可选用专业的纯音电测听进行定量测定；也可采用语音测试，即检查者在患者背后（保持一定距离）耳语，并令患者重复。神经科医生还应使用音叉检测，鉴别听力障碍的性质。音叉检查方法：①Rinne 试验（骨气导比较），将振动音叉柄放在患者一侧乳突至不能听到声音后，再置于该侧耳前分辨声音。气导大于骨导为 Rinne 试验阳性（见于正常人），骨导大于气导为 Rinne 试验阴性。②Weber 试验（双侧骨导比较），将振动音叉柄置于患者前额或头顶中央，令其说出听到声音的位置。③Schwabach 试验（骨导敏感比较），将振动音叉柄置于患者乳突至声音消失后迅速移至检查者乳突，比较两者骨导持续时间是否相同（检查者须听力正常）。

2. 前庭神经检查　包括平衡测试与观察眼球震颤。①运动偏离试验，令患者将示指放在检查者示指上，随后抬高上臂往返点击检查者示指（图 1-6A）。②闭目难立正试验（Romberg 征），令患者两脚并拢、双臂向前平举，随后闭目保持该姿势（图 1-6B）。闭目后身体摇摆，不能维持平衡为 Romberg 征阳性。③眼球震颤，令患者注视检查者手指，并沿水平和垂直方向移动，观察眼球固定注视时有无眼球震颤。具有位置性眩晕的患者，还应进行位置性眼震诱发试验（Dix Hallpike maneuver），患者坐在检查台上，头部和眼睛朝前，然后迅速降低至仰卧位，并将头部在台面上向一侧转动 45°；观察有无眼震至少持续 30 秒（图 1-7）。

3. 前庭蜗神经病变　单纯蜗神经受累表现为耳鸣和听力障碍。传导性耳聋的骨导大于气导（Rinne 试验阴性）；感音性耳聋的 Weber 试验声音偏向健侧。前庭神经受累表现为眩晕（即视物旋转或自身颠簸感），眼球震颤和 Romberg 征阳性也是病变的重要提示。

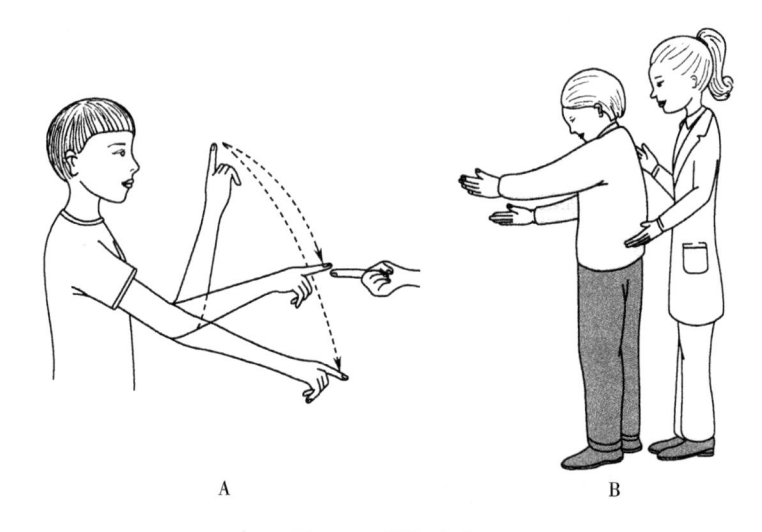

图1-6 平衡试验

A. 运动偏离试验；B. 闭目难立正试验

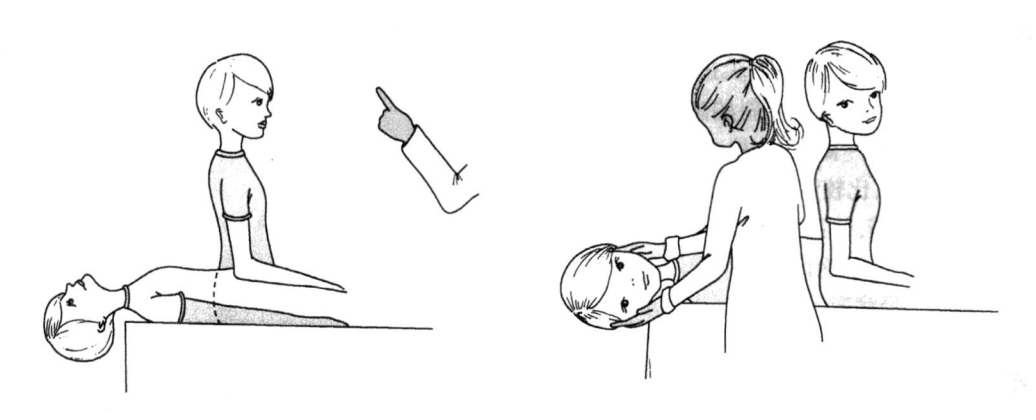

图1-7 位置性眼震诱发试验

（七）舌咽神经、迷走神经

舌咽神经（glossopharyngeal nerve）是第九对脑神经（Ⅸ），迷走神经（vagus nerve）是第十对脑神经（Ⅹ），两者均含运动与感觉纤维，属混合神经；分布于咽、腭部黏膜，司一般感觉，并支配咽喉、软腭肌运动。舌咽神经尚有内脏感觉支，司舌后1/3味觉。迷走神经是分布最广、在脑内行程最长的脑神经。

1. 舌咽神经与迷走神经检查　两者同时进行。①检查软腭与咽喉肌运动，让患者发"啊"音，注意双侧软腭上抬是否对称，腭垂（悬雍垂）是否居中，有无声音嘶哑，有无饮水呛咳现象。②舌后1/3味觉检查，与面神经的味觉检查相似，但测试部位在舌体后1/3。③反射检查，刺激咽后部出现呕吐样反应统称为咽反射或呕吐反射（gag reflex），刺激软腭弓的软腭反射。

2. 舌咽神经与迷走神经病变　表现为声音嘶哑，饮水呛咳，吞咽困难和构音障碍。单侧受累的患侧软腭上举困难，悬雍垂偏向健侧；双侧病变时悬雍垂无偏斜，但不能发"哥、科、喝"的声音。此外，咽反射和软腭反射异常。舌咽神经损害还会影响患侧舌后 1/3 味觉及咽腭部一般感觉。

（八）副神经

副神经（accessory nerve）是第十一对脑神经（Ⅺ），属运动神经，支配胸锁乳突肌和斜方肌收缩，共同完成转颈与耸肩等动作。

1. 副神经检查　①斜方肌检查，让患者耸肩，检查者两手按压患者双肩，比较两肩上抬力量。②胸锁乳突肌检查，检查者将手掌置于患者一侧下颌，并令其向该侧用力转头抵抗（单侧）；检查者用手抵住患者额头，让患者用力低头屈颈对抗（双侧）。

2. 副神经病变　单侧损伤表现为患侧肩下垂、耸肩无力，不能向健侧转头；双侧损伤表现为转颈不能，头垂方向取决于胸锁乳突肌与斜方肌的损害程度。

（九）舌下神经

舌下神经（hypoglossal nerve）是第十二对脑神经（Ⅻ），属运动神经，支配舌肌运动。

1. 舌下神经检查　让患者张口，观察舌在口腔内的位置，以及有无舌肌萎缩、纤颤和异常运动。当患者做伸舌动作时，观察舌尖运动方向是否居中；对不能确定舌尖是否偏斜的患者，可让其闭嘴，并用舌尖抵住一侧颊部，检查者用手指在颊外做对应的抵抗，比较舌两侧运动的力量是否一致（单侧舌肌瘫痪，伸舌偏向患侧，向健侧抵抗力弱），此方法可进一步确认舌肌瘫痪。

2. 舌下神经病变　单侧病变时，舌在口内向健侧卷曲或偏斜，伸舌偏向患侧；双侧病变时舌体不能伸出。核上损害不伴舌肌萎缩，患侧舌体轻度隆起，略显肥大；核性或核下损害时舌肌萎缩，患侧舌体较小，镰状弯向患侧。

二、感觉系统

感觉系统（sensory system）是人体与外界联络的信使。根据感受信号性质分为视、听、嗅、味的特殊感觉与痛、温、触觉的一般感觉；并按感受器位置分为浅感觉和深感觉；多种信号经大脑皮质综合分析后获得的感觉称为复合觉。感觉系统检查包括浅感觉、深感觉和复合觉。

1. 浅感觉检查　是对痛觉、温度觉和轻触觉进行检测：①痛觉，可用大头针尖和针柄变换刺激，患者闭目辨认"尖"或"钝"。②温度觉，用冷水（5~10℃）和热水（30~40℃）交替接触患者，令其说出感受。③轻触觉，用棉絮轻触皮肤，令患者闭目计数感受到的次数（避免节律刺激导致患者推测）。检查应在两侧对应部位比较，并从感觉低敏区向高敏区过渡。

2. 深感觉检查　包括音叉振动觉和关节位置觉,其感受器位于机体深方的肌、肌腱、韧带、骨和关节等,又被称为本体感觉。①音叉振动觉检查,将128Hz低频音叉柄振动后放在患者骨隆起处(如踝骨、胸骨、锁骨或手指关节等),当患者示意震动感消失后,检查者将音叉柄放在自身位置上验证。②关节位置觉检查,检查者用手指捏住患者的手指或足趾两侧,上下晃动后停止在某一位置,令患者闭目说出所处位置(图1-8)。此外,挤压肌腱、捏握睾丸或用压力计按压皮肤后读出压力数值也是深感觉(深痛觉或压觉)的检查方法。

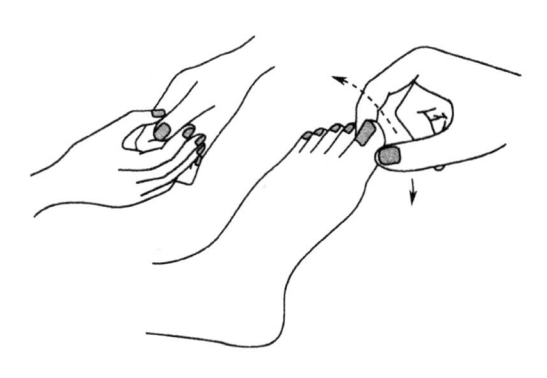

图 1-8　关节位置觉检查手法

3. 复合觉检查　应在患者神志清醒与浅感觉正常的条件下进行。①两点辨别觉检查,用双脚规的单脚或双脚交替接触患者,令其分辨单脚或双脚接触;调整两脚宽度至患者能分辨两点接触的最小距离。正常两点辨别的最小距离:舌尖1mm,指尖2~4mm,手指背4~6mm,手掌心8~12mm,手背20~30mm,四肢与躯干距离较宽。②图形觉检查,在患者身上书写数字、字母或简单图形,让其辨认;不能识别者为图形觉缺失。③实体觉检查,患者闭目,触摸手中物品后描述其形状与材质;不能辨认者为实体觉缺失或触觉失认。

三、运动系统

运动系统(motor system)检查:判断锥体系统、锥体外系统、小脑、周围神经和骨骼肌等结构是否完整及功能是否正常。检查内容包括肌力、肌张力和肌容积,共济运动与异常运动,以及生理反射与病理反射等。

(一) 肌力

肌力(muscle strength)是指骨骼肌的收缩强度,由于存在个体差异,判断仅在同一个体的两侧进行对比,并按近端与远端关节或功能相同肌群检测。

肌力分级标准(六级):完全瘫痪,肌肉无收缩(0级);触摸或见到肌肉收缩但不能使关节移动(Ⅰ级);肢体关节可水平移动,但不能对抗地心引力(Ⅱ级);肢体关节可做抵抗地心引力运动,但不能对抗阻力(Ⅲ级);肢体可做对抗阻力运动,但力量弱于正常

（Ⅳ级）；正常肌力（Ⅴ级）。常见部位肌力检查方法（图1-9）。

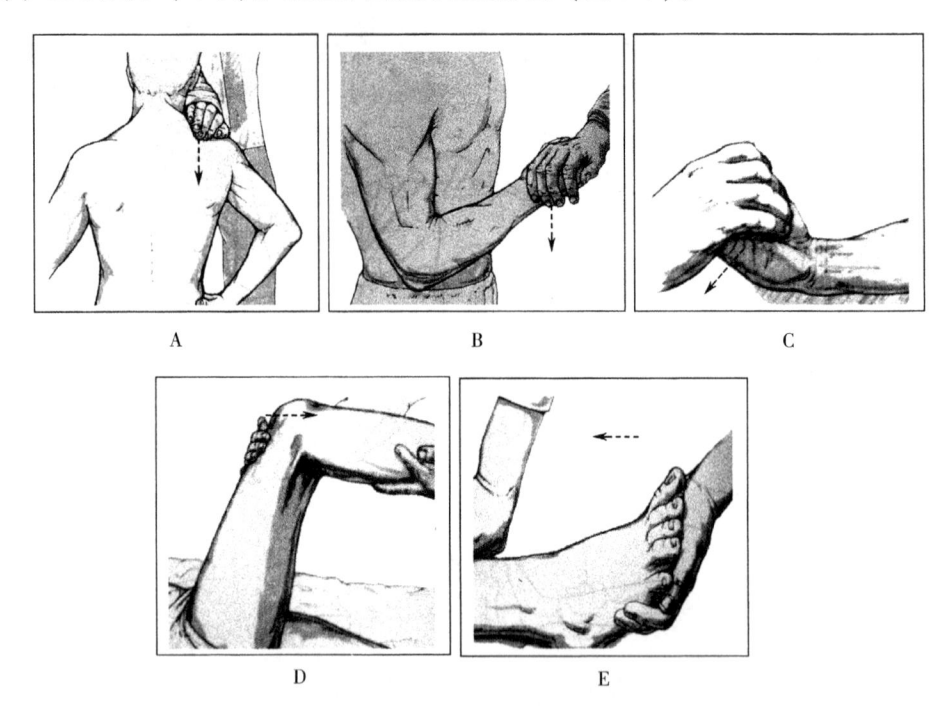

图1-9 常见部位肌力检查
A. 肩关节；B. 肘关节；C. 腕关节；D. 髋关节；E. 踝关节
（箭头指示检查者推力方向）

（二）肌张力

肌张力（muscle tone）是指安静状态下肌肉的紧张度。正常肌肉具有一定的张力，被动运动关节所遇到的阻力。肌张力检查应在温暖、舒适体位下进行，并注意被动关节运动时的抵抗力与关节活动度。正常情况下无明显的阻力。肌张力分级临床很少使用，主要根据检查者的经验判断肌张力增高或减低以及肌张力障碍。

肌张力检查：①头颈部。患者仰卧，检查者右手在左手之上托住患者枕部，并突然向侧方撤离右手；观察头是否垂落。②肩关节。患者坐位或立位，检查者双手握住患者双肩前后或左右晃动；观察其上肢摆动幅度。③肘与腕关节。检查者握住患者手，做连续屈伸肘、腕，及内旋或外旋手腕动作。④髋与膝关节。患者仰卧，检查者握住患者踝部，连续进行屈伸髋关节与膝关节的运动。

（三）肌容积

肌容积（muscle bulk）是一定体积内的肌细胞含量。肌容积检查包括：①观察肌外形。②触摸肌硬度。③测量肌围（适用于肢体肌，并以骨性标志作为测量点），检查应注意在两侧相同部位进行比较。正常人两侧肌围差在1~2cm，优势侧略粗。肌容积变化可提供肌萎缩（外形和硬度一致减少）、肌强直（外形无变化但硬度增加）、假性肌肥大（外形增大而硬度减少）等信息。

（四）共济运动

共济运动（coordination）是由主动肌、协同肌与拮抗肌、固定肌共同协调，准确完成有目的的动作，受小脑及其联络纤维控制。协调运动障碍表现为"共济失调"。共济运动检查包括肢体与躯干。

1. 肢体共济运动检查　①指鼻试验，观察患者连续屈伸肘关节，用示指点击自己鼻尖的准确性（图1-10A）。②指鼻指试验，观察患者用示指点击自己鼻尖，再触及检查者手指的连续动作的准确性。③反击征试验，检查者一手护住患者肩部，另一手握住患者腕部与之屈曲上肢对抗中突然松手，患者无法停止屈臂，并反弹击中自己肩部为反击征阳性（图1-10B）。④跟膝胫试验，令患者抬高下肢，随后用足跟点击对侧髌骨之后，沿对侧小腿胫骨下滑至足背，观察动作的准确性（图1-10C）。⑤轮替试验，令患者双手连续快速地翻转手腕，观察其速度与灵活性（图1-10D）。

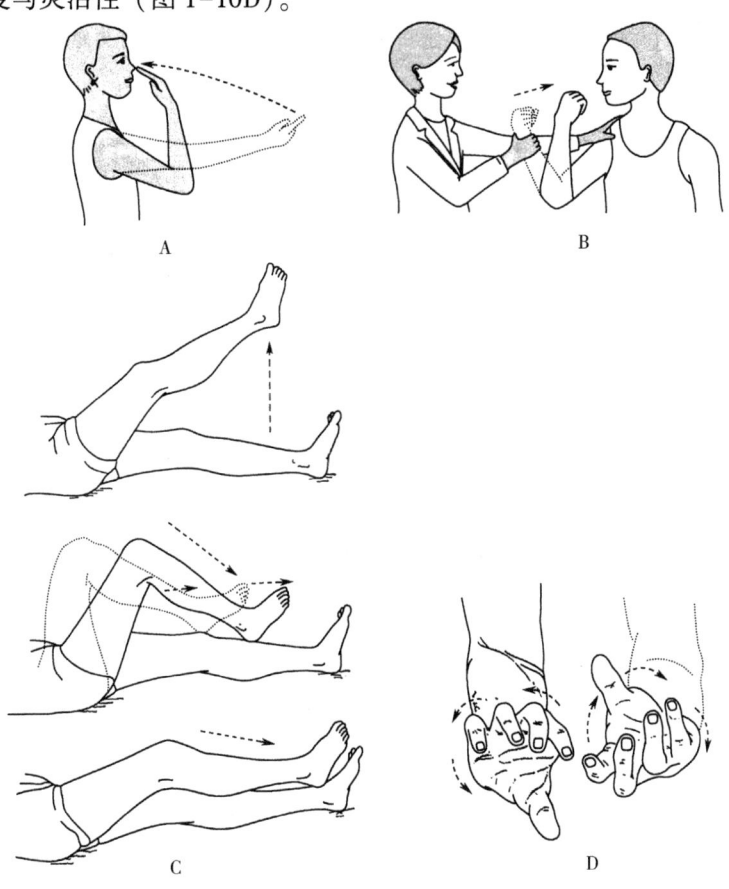

图1-10　共济运动检查方法
A. 指鼻试验；B. 反击征试验；C. 跟膝胫试验；D. 轮替试验

2. 躯干共济运动检查 令患者坐在无周围护栏的床或凳子上，注意其身体是否侧方倾斜。

（五）步态与姿势

步态（gait）异常：可提供运动系统病变信息。①小脑共济失调步态（小脑结构受累），走路时步基宽，跟跄如醉汉。②感觉性共济失调步态（深感觉受累），患者眼睛盯着脚，步基宽，落脚重。③偏瘫步态（单侧锥体束受累），患腿外展内旋，足跖屈，腿以髋为中心自外向内划圈移动。④截瘫步态（双侧锥体束受累），双腿僵硬，在前方交叉如"剪刀"般缓慢移动。⑤跨域步态（腓神经受累），因足下垂而使行走时髋关节和膝关节过度抬高，足底落地如"跨栏"。⑥肌营养不良步态（腰部和骨盆带肌肉受累），行走脊柱前凸，髋部左右摆动如"鸭步"。⑦帕金森步态（锥体外系受累），身体前倾前屈，起步慢，小碎步随后加速呈前冲状，手臂摆动少。⑧舞蹈步态，行走时脚步蹒跚而笨拙，并伴上肢不自主无目的挥舞，但罕见跌跤。⑨失用症步态（额叶病变），患者起步难，如粘在地板上，一旦开始行走，步态缓慢且随意改变；但卧位无承重时，相同的腿部运动并无困难。

姿势（stance）异常：①高娃（Gower）征，从仰卧转为站立过程中，借助双手撑住大腿才能完成站立动作的姿势（图1-11A）。②去皮质强直（广泛大脑皮质受累），表现为双上肢屈曲，双下肢伸直（图1-11B）。③去脑强直（中脑受累），表现为四肢伸直，双臂轻度内旋（图1-11C）。

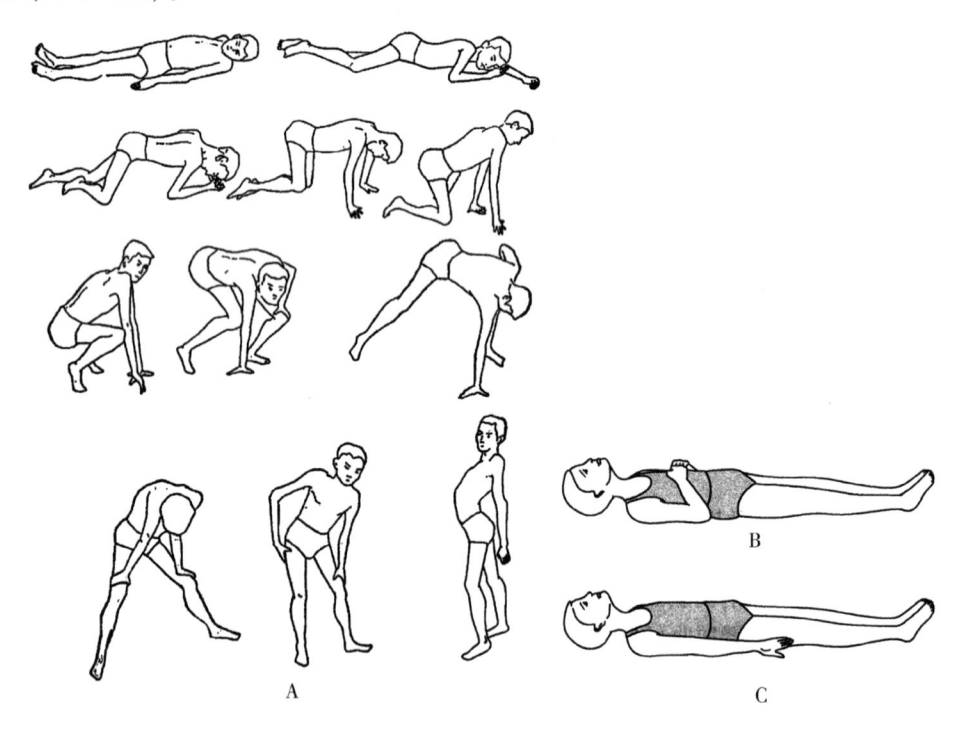

图1-11 特殊姿势

A. Gower征；B. 去皮质强直；C. 去脑强直

（六）异常运动

异常运动是不受主观意志控制的运动。正确判断异常运动类型有助于临床诊断。常见的异常运动类型：①震颤（tremor）是互为拮抗的肌群交替收缩，表现为节律性颤抖。安静时出现，运动后减弱属于静止性震颤，见于帕金森病等；运动时出现，或在接近目标时加重属于运动性震颤（意向性震颤），见于小脑损害；维持某种特定姿势出现的震颤称为姿势性震颤。②舞蹈样运动（choreic movement）是突然出现的不自主、无目的、不规则、无节律的非对称性过度运动，发生在肢体、躯干时，表现为甩臂、抛腿或晃腰，发生在面部、唇舌、咽喉时，表现为挤眉弄眼、努嘴或不自主伸舌，说话顿挫似吟诗。③手足徐动（athetosis）是不自主、无规律的缓慢、过度扭曲或蠕动样运动，可发生在身体各部位，常见于肢体远端的腕指或足趾。④偏身投掷（hemiballismus）是一侧肢体连续的抢臂，投掷动作，但面部与躯干多无受累。⑤扭转痉挛（torsion spasm）是以躯干为轴，向一侧缓慢而强烈的不随意扭转；若在颈部出现，则表现为头部持续侧转，称为痉挛性斜颈。

（七）反射

反射（reflex）是机体对外界刺激的特定反应，分为生理性与病理性。

1. 生理反射　是指机体对外来刺激的正常反应，根据刺激部位分为浅反射与深反射。

（1）浅反射检查：刺激机体表浅部位（皮肤或黏膜）出现的反应。①角膜反射（见三叉神经检查）。②腹壁反射，轻划一侧腹壁皮肤，同侧腹肌收缩。③提睾反射，轻划一侧大腿内侧皮肤，同侧睾丸收缩上提（图1-12A）。④肛门反射，刺激肛门周围皮肤，肛门收缩（图1-12B）。⑤足跖反射，由后向前划足底外侧缘皮肤，足趾跖屈（图1-12C）。

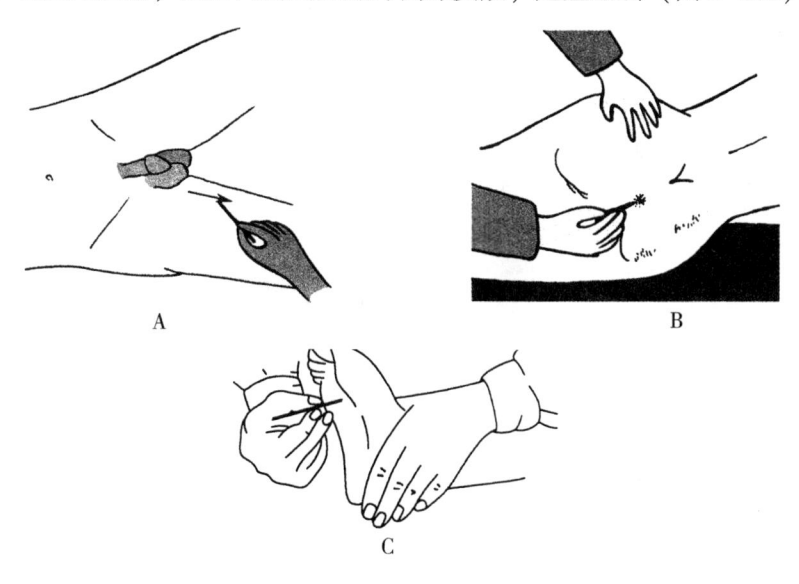

图1-12　浅反射检查
A. 提睾反射；B. 肛门反射；C. 足跖反射

（2）深反射检查：刺激机体深方结构（肌腱或骨膜）引出的反应。①肱二头肌反射（$C_{5~6}$），检查者用拇指按在患者半屈肘的肱二头肌腱上，叩击检查者拇指引起患者前臂屈曲（图 1-13A）。②肱三头肌反射（$C_{7~8}$），检查者叩击患者半屈肘关节鹰嘴上方的肱三头肌腱，引起伸肘动作（图 1-13B）。③桡骨膜反射（$C_{5~8}$），检查者叩击患者前臂下 1/3 的桡骨茎突处，引起患者前臂和手指屈曲、前臂外旋（图 1-13E）。④膝反射（$L_{2~4}$），叩击髌下股四头肌肌腱，引起小腿前伸动作（图 1-13C）。⑤跟反射（$S_{1~2}$），叩击跟腱引起足跖屈（图 1-13D）。

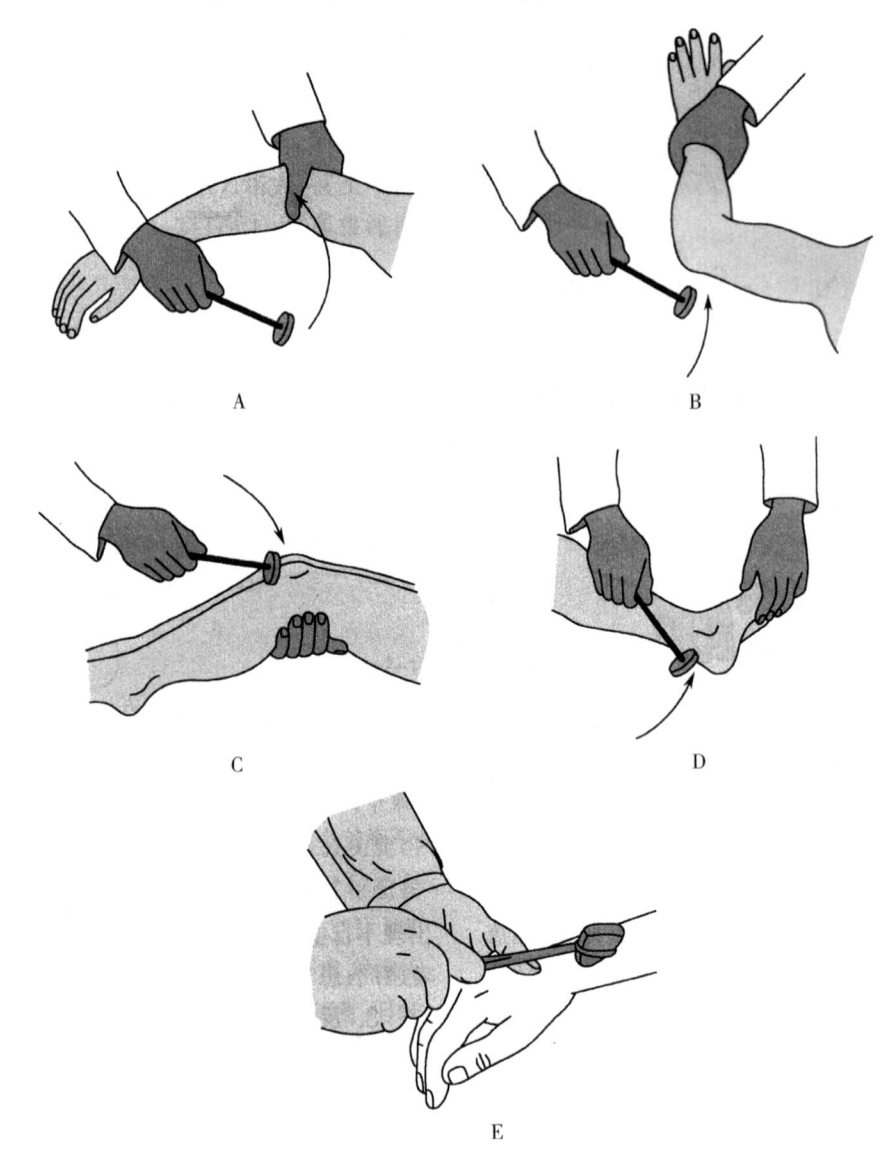

A

B

C

D

E

图 1-13 深反射检查方法

A. 肱二头肌反射（Biceps reflex）；B. 肱三头肌反射（Triceps reflex）；C. 膝反射（Patellar reflex）；D. 跟反射（Achilles reflex）；E. 桡骨膜反射（Brachioradialis reflex）

判定深反射的标准是以反应的强弱分为五级：不能引出反应为 0 级（−）；轻跳动或仅有肌收缩不见关节动为Ⅰ级（+）；正常反应为Ⅱ级（++）；跳动幅度或叩击范围增大为Ⅲ级（+++）；反应极强或出现阵挛为Ⅳ级（++++）。

阵挛（clonus）是深反射的病理反应，表现为被动运动过程中出现关节连续跳动现象，常与深反射亢进并存。阵挛类型：①髌阵挛，检查者用拇指与示指用力向足背方向平推患者髌骨，并保持此位置时见髌骨连续跳动的现象（图 1-14A）。②踝阵挛，检查者一手托住患者腘窝使其屈膝，另一手握住患者足部用力向上迫其屈踝，并保持该位置时见踝关节连续跳动的现象（图 1-14B）。

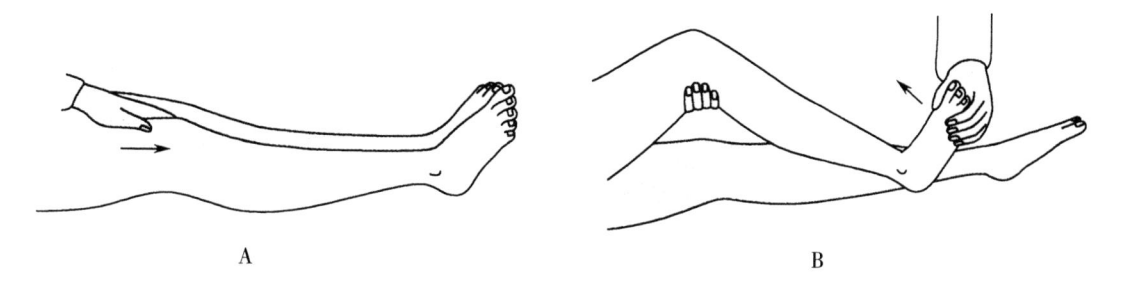

图 1-14　阵挛检查方法
A. 髌阵挛；B. 踝阵挛

2. 病理反射　是锥体束损害的特定反应，可以出现在肢体和头面部。

（1）肢体病理反射：依据反应的表现分为伸组反射与屈组反射。伸组病理反射以 Babinski 征最具代表性，检查时划足底外侧缘，出现足蹞趾背伸、四趾扇形展开（图 1-15B）。与 Babinski 征意义相似的等位征还有 Pussep 征、Chaddock 征、Oppenheim 征、Gordon 征、Gonda 征和 Schaeffer 征（图 1-15A）；其中以 Pussep 征最敏感，但有假阳性。屈组病理反射：①Hoffmann 征，弹患者中手指的指甲后出现其余四指屈曲（图 1-15C）。②Rossolimo 征，检查手部，让患者手指松弛呈半握拳状，检查者用四指同时弹动患者第二至四指后出现全部手指屈曲；检查足部，用叩诊锤敲击脚掌，出现足趾跖屈（图 1-15D）。

（2）头面部病理反射：①掌颏反射，轻划患者一侧手掌鱼际皮肤，患者同侧下颏肌收缩（图 1-16A）。②努嘴反射，轻叩患者口唇，见其噘嘴动作（图 1-16B）。此外，尚有一些现象在婴儿期出现属正常，在成年后再度出现即为异常，如强握反射：检查者用四指轻划患者掌心，见患者手出现不自主抓握；以及吸吮反射：轻刮或叩击患者唇周，患者出现吸吮动作。

3. 反射异常的判断标准　①生理反射异常包括浅反射减弱或消失和深反射减弱、消失或亢进。②病理反射的出现。

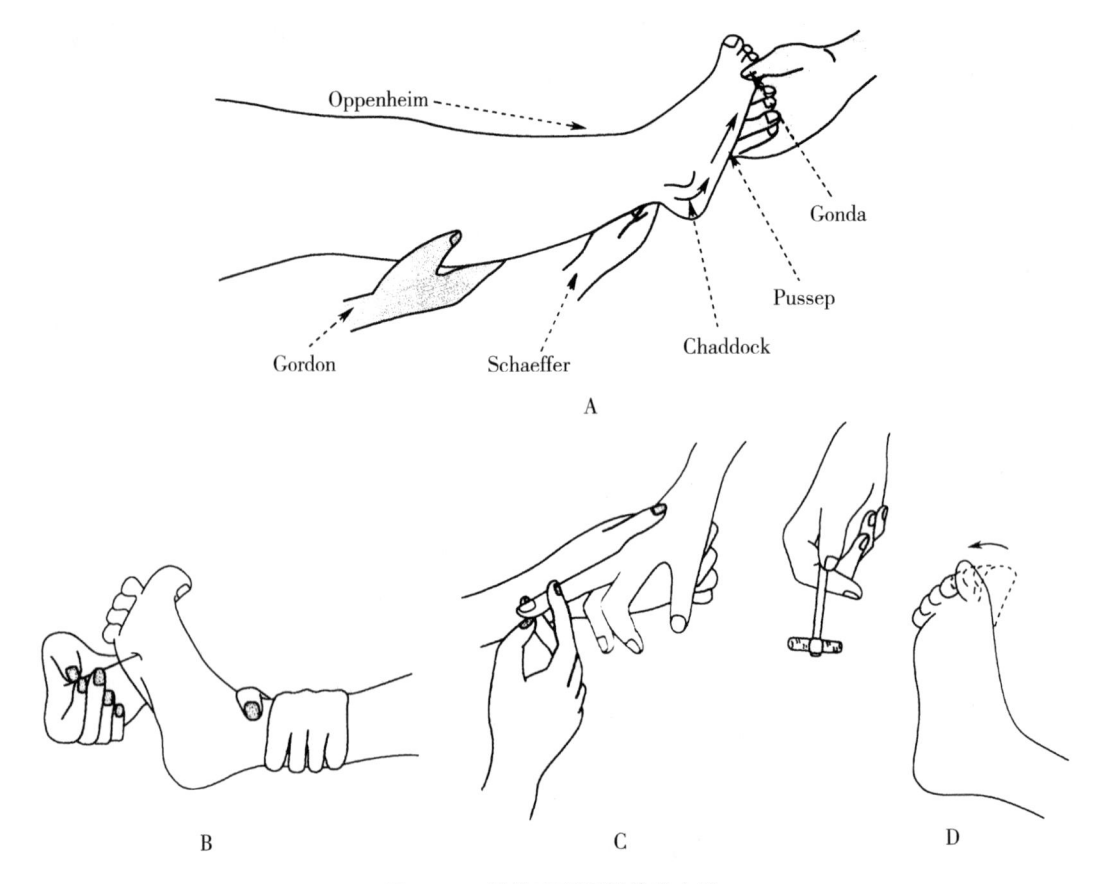

图 1-15　肢体病理反射检查方法

A. Oppenheim 征:向下推压小腿胫骨;Chaddock 征:划外踝外下缘;Pussep 征:划足外侧缘;Schaffer 征:挤压跟腱;Gordon 征:捏握小腿腓肠肌;Gonda 征:向外下牵拉小趾;B. Babinski 征;C. Hoffmann 征;D. Rossolimo 征

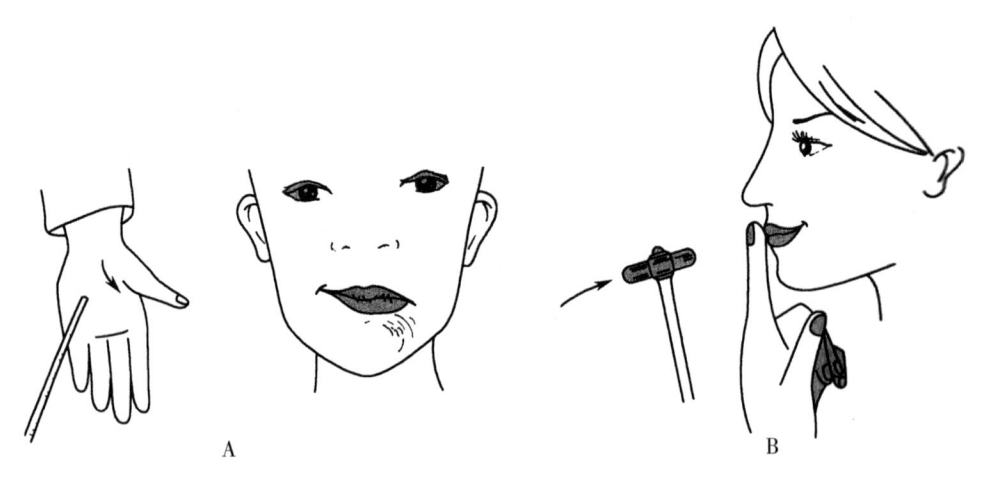

图 1-16　头面部病理反射检查方法

A. 掌颏反射;B. 努嘴反射

— 18 —

四、脑膜刺激征

脑膜刺激征是由于脑膜受累，引发在被动运动时出现的一组异常体征。检查包括：①颈强直（nuchal rigidity），患者仰卧，检查者用手托住患者枕部做屈颈运动，屈颈阻力增大，甚至不能向两侧转头为异常（图1-17A）。②布鲁津斯基（Brudzinski）征，患者仰卧，两腿平伸，检查者用手托住患者枕部做屈颈运动，患者双腿不自主屈曲为阳性（图1-17B）。③凯尔尼格（Kernig）征，患者仰卧，检查者握住患者一侧踝部使其髋关节与膝关节均屈成直角，随后上推小腿，伸直膝关节，出现疼痛或上推阻力增加者为阳性（图1-17C）。

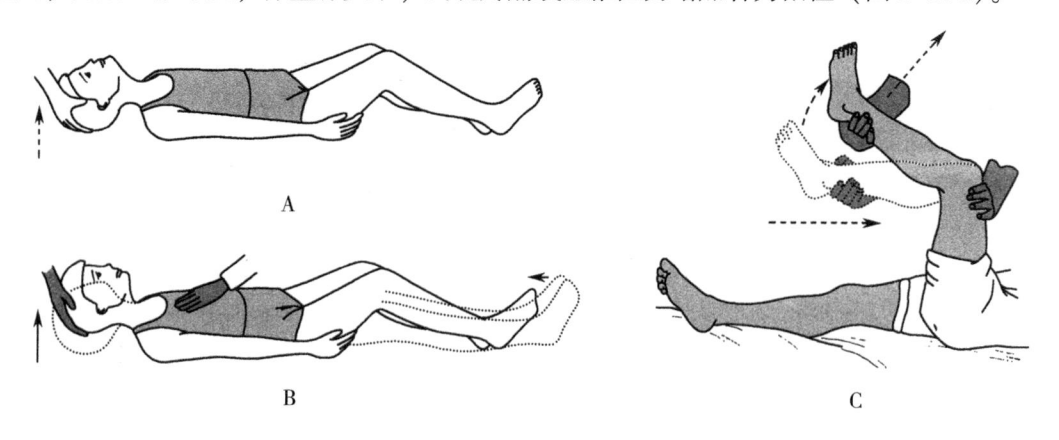

图1-17 脑膜刺激征
A. 颈强直；B. 布鲁津斯基（Brudzinski）征；C. 凯尔尼格（Kernig）征

五、大脑高级功能

人类精神活动以及语言与计算等高级功能均由大脑管控，检查方法包括：①语言，通过与患者对话，令其完成某些指令（如用右手触摸左耳）来判断语言表达与理解能力。表述时用词单调或找词困难是运动性失语；语句丰满，但吐词或发音不清晰属构音障碍；不能听懂或理解复杂或抽象词语为感觉性失语。令患者说出展示物品的名称（如手表、钢笔等），不能完成者为命名性失语。令患者抄写或听写句子，或按文字指令选择物品，或选读一段文字后复述阅读内容是检查文字语言的方法。患者无运动障碍，却丧失书写能力为失写症（agraphia）；无智力障碍及失明，却丧失对视觉符号的认知能力，无法阅读文字、数字或绘画为失读症（dyslexia）。②定向力，通过询问患者就诊日期与时间，就诊地点或家庭住址，以及辨认周围亲属或众所周知人物，判断患者时间、地点和人物定向力。③计算力，令患者在一定时间内完成100依次连续减7的计算，至少观察五个计算结果。④记忆力检查，让患者记住三种熟悉的物品（如电话、手表、手电筒等），并在一定时间后重复这些物品的名称，由此评估患者的瞬间记忆与近记忆；让患者回忆数月或数年前事件，判断其远期记忆。

详细的评估需要进行各种量表的测定。

六、自主神经系统

自主神经系统包括交感神经与副交感神经，广泛分布于内脏、血管、汗腺等处，不受大脑皮质控制。临床简易的检查方法：①皮肤划痕法，用钝器轻划皮肤后，被划处皮肤在10秒内出现白痕并逐渐变红，约半分钟后红痕增宽。白痕持续时间过长提示交感神经兴奋性增强；红痕增宽并隆起为副交感神经兴奋性增强或交感神经功能减退。个体差异大，应在无皮肤过敏条件下进行。②卧立反射试验，分别测量患者安静平卧与站立后的血压与脉搏；站立收缩压下降15mmHg或心率每分钟增加12次以上为阳性。

（邹志斌）

第三节 神经系统疾病的辅助检查

辅助检查技术对神经系统疾病的诊断有重要作用。本章主要介绍临床常用的辅助检查。

一、脑脊液检查

脑脊液（cerebrospinal fluid，CSF）的生理、生化等特性对神经系统疾病的诊断、鉴别诊断、疗效和预后判断具有重要的价值。通过实施腰椎穿刺术获取。

1. 测定颅内压力 正常成人侧卧时CSF的压力为0.785~1.766kPa（80~180mmH$_2$O），高于1.961kPa（200mmH$_2$O）为颅内压增高，低于0.686kPa（70mmH$_2$O）为颅内压降低。

2. 外观及细胞数

（1）外观：正常CSF外观无色透明。若CSF为血性或粉红色，提示颅内或脊髓腔内有出血。可用三管连续接取CSF判断是否为穿刺损伤出血。若CSF混浊呈云雾状，通常是由于白细胞数过高所致。蛋白质含量增加或含有大量细菌、真菌等也可使CSF混浊。

（2）细胞数：CSF白细胞数成人为（0~5）×10^6/L，儿童为（0~10）×10^6/L，超过10×10^6/L为异常。白细胞增多提示中枢神经系统炎症。急性细菌性感染早期，常出现多核白细胞增多；结核或真菌性脑膜炎时出现单核白细胞增多，但在早期也可出现多核白细胞增多。正常CSF不应有红细胞，出现红细胞提示有出血。

3. 生化检查

（1）糖：正常CSF糖含量为2.5~4.4mmol/L，为血糖水平的50%~70%，低于2.25mmol/L为降低。糖明显减少见于化脓性脑膜炎，轻至中度减少见于结核性或真菌性脑膜炎以及脑膜癌病和转移癌。

（2）氯化物：CSF氯化物正常值为120~130mmol/L，较血氯水平高。细菌性和真菌性脑膜炎时，CSF氯化物含量减低，尤以结核性脑膜炎明显。

(3) 蛋白质：CSF 蛋白质正常值为 0.15~0.45g/L。蛋白质增高见于中枢神经系统感染、脑肿瘤、脑出血、椎管梗阻、Guillain-Barre 综合征等疾病。

4. 特殊检查

(1) 病原学及细菌学检查：对各种脑膜炎都应作 CSF 的细菌学检查，包括涂片和培养。疑有真菌性脑膜炎，可作墨汁染色涂片、抗酸染色可查找结核菌。特异性抗原和抗体检测对一些中枢神经系统疾病的诊断有较大的帮助。

(2) 免疫学检查：测定 CSF 寡克隆区带、IgG 指数和 24 小时 IgG 合成率对多发性硬化的诊断具有重要的价值。

二、神经系统影像学检查

1. 头部 X 线片和脊柱平片

(1) 头部 X 线片包括正位和侧位，还可有颅底、内听道、视神经孔、舌下神经孔及蝶鞍像等。主要用于观察颅骨的厚度、密度及各部位结构。

(2) 脊柱平片包括前后位、侧位和斜位。可观察脊柱的生理屈度，椎体有无发育异常、骨质、骨折、脱位、变形和骨质增生等，以及椎弓根的形态、椎间孔和椎间隙的改变，椎板和棘突有无破坏或脊柱裂，椎旁有无软组织阴影等。

2. 血管造影和数字减影血管造影

(1) 脑血管造影：应用含碘显影剂如泛影葡胺注入颈动脉或椎动脉内，然后在动脉期、毛细血管期和静脉期分别摄片。数字减影血管造影（digital subtraction angiography，DSA）技术利用数字化成像方式，应用电子计算机程序将组织图像转变成数字信号输入并储存，注入造影剂后将所获得的第二次图像进行减影处理，使血管图像保留下来，而骨骼、脑组织等影像等均被减影除去，得到清晰的血管影像（图 1-18）。

脑血管造影的方法通常采用股动脉或肱动脉插管法。全脑血管造影可以观察脑血管的走行、有无移位、闭塞和有无异常血管等。用于诊断头颈部血管病变如动脉瘤、血管畸形等。DSA 是血管内介入治疗不可缺少的技术。

(2) 脊髓血管造影（angiography of spinal cord）：将含碘的水溶性造影剂注入脊髓的动脉系统，显示血管分布的情况，有助于诊断脊髓血管畸形和脊髓动静脉瘘等。

3. 电子计算机体层扫描（computerized tomography，CT）　CT 可清晰地显示不同平面的脑实质、脑室和脑池的形态和位置。其原理是利用各种组织对 X 线的不同吸收系数，通过电子计算机处理得到图像。

(1) CT 平扫：常规头部 CT 平扫用于颅内血肿、脑外伤、蛛网膜下腔出血、脑梗死、脑肿瘤、脑积水、脑萎缩、脑炎及脑寄生虫病（如脑囊虫）、脑发育畸形等的诊断。对于急诊怀疑为脑血管病的患者，头部 CT 为最基本检查。颈椎或腰椎 CT 检查可以较 X 线更加清晰地显示骨质改变、椎管狭窄、椎间盘突出等。

（2）增强 CT：通过静脉注射造影剂（甲泛葡胺或泛影葡胺）后进行 CT 检查，如果存在血-脑屏障的破坏，病变组织区域呈现高信号的增强效应，可以更清晰地显示病变。

（3）CT 血管造影（computed tomography angiography，CTA）：静脉注射含碘造影剂后，经计算机对图像进行处理，可以三维显示颅内血管系统。CTA 可清楚显示颅内外各主要动脉及其主要分支，对闭塞性血管病变可提供重要的诊断依据。CTA 不需要动脉插管，操作简便，但不能显示小血管分支的病变（图 1-19）。

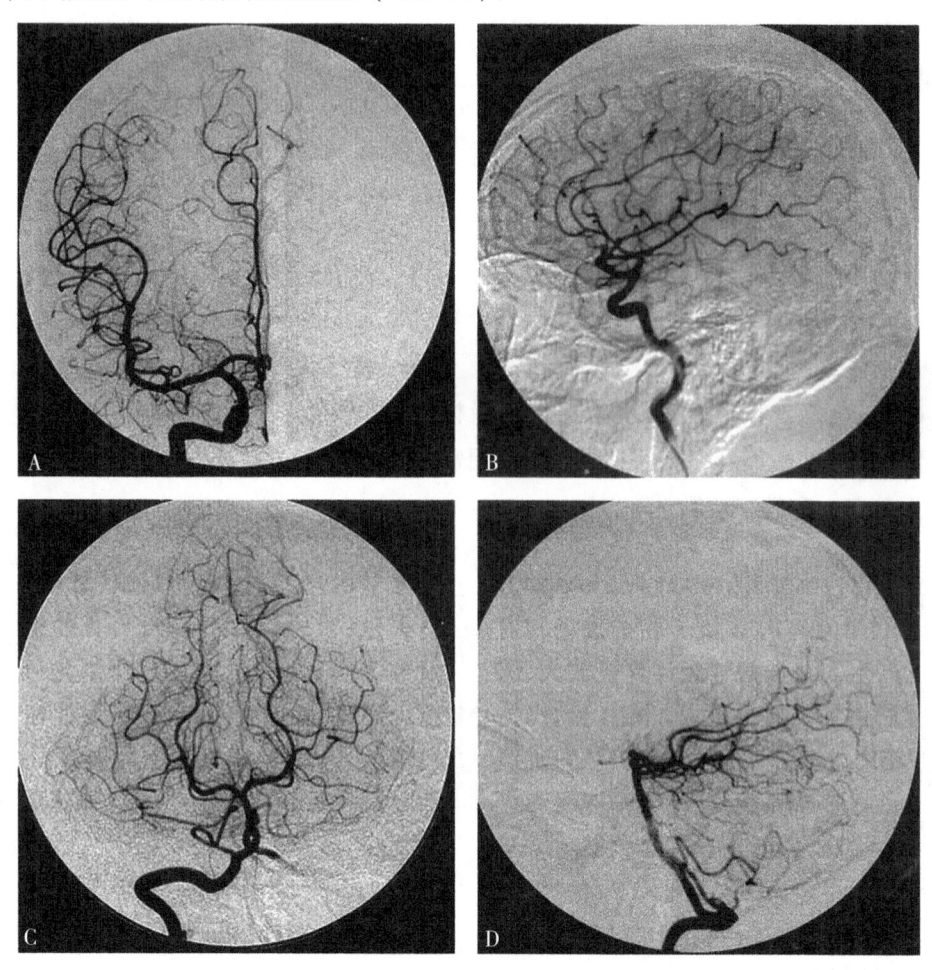

图 1-18 脑血管造影动脉期图像

A. 左侧颈内正位；B. 左侧颈内动脉侧位；C. 左侧椎动脉正位；D. 椎-基底动脉系统侧位

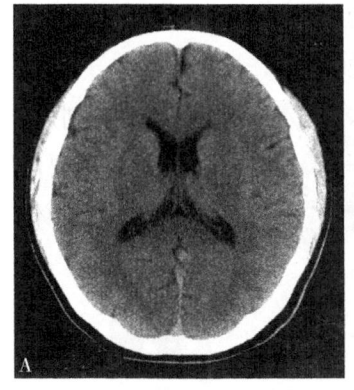

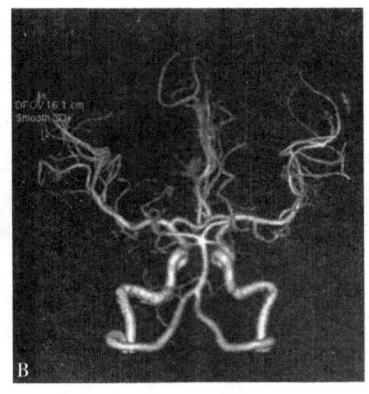

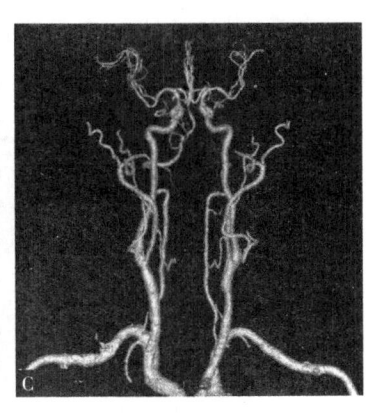

图 1-19 头部 CT 及 CTA
A. 头颅 CT 平扫，轴位；B. 颅内动脉 CTA；C. 头颈动脉 CTA

4. 磁共振成像（magnetic resonance imaging，MRI） MRI 是利用人体内 H 质子在主磁场和射频场中被激发产生的共振信号经计算机放大、图像处理和重建后得到磁共振成像。MRI 检查时，患者被置于磁场中，接受一序列的脉冲后，打乱组织内的质子运动。脉冲停止后，质子的能级和相位恢复到激发前状态，这个过程称为弛豫。弛豫分为纵向弛豫（简称 T_1）和横向弛豫（简称 T_2）。以 T_1 参数成像时，T_1 短的组织（如脂肪）产生强信号呈白色，而 T_1 长的组织（如体液）为低信号呈黑色；反之，T_2 成像时，T_2 长的组织（如体液）信号强呈白色，而 T_2 短的组织信号较弱呈灰黑色。液体、肿瘤、梗死病灶和炎症在 T_1 加权像上呈低信号，在 T_2 加权像上为极易识别的高信号。大血管由于血流极快，使发出脉冲至接收信号时，被激发的血液已从原部位流走，信号不复存在，在 T_1 和 T_2 加权图像上均呈黑色，此现象称流空效应（图 1-20）。

MRI 能提供多方位和多层面的解剖学信息，可清晰地观察到脑干及后颅窝病变及其与周围组织结构的关系，被广泛应用于脑血管疾病、脱髓鞘疾病、脑肿瘤、颅脑先天发育畸形、颅脑外伤、颅内感染及脑变性病的诊断。对脊髓病变的诊断具有明显优势。MRI 的局限性是对于急性颅脑损伤、颅骨骨折、钙化病灶及出血性病变急性期不如 CT 敏感，对危重或不能配合的患者难以进行检查。体内有金属植入物、安装心脏起搏器的患者均不能使用 MRI 检查。

其他磁共振序列包括：

（1）增强磁共振：使用顺磁性造影剂钆（gadolinium-DTPA）作为对比剂，通过改变氢质子的磁性作用，改变其弛豫时间而获得高 MRI 信号。通过增强 MRI 有助于增加对肿瘤和炎症诊断的敏感性，为肿瘤的手术和放射治疗范围的确定提供重要信息。

（2）"液体衰减反转回复"（fluid-attenuated inversion recovery，FLAIR）序列：该技术可抑制自由水（如脑脊液和水肿）的信号，脑组织的信号不受影响。脑脊液由 T_2 加权像上的亮信号变成暗信号，实质性病灶和含结合水的病灶表现为明显的高信号，含自由水的病灶如陈旧性脑梗死、囊肿则表现为低信号。目前已经作为常规测定序列。

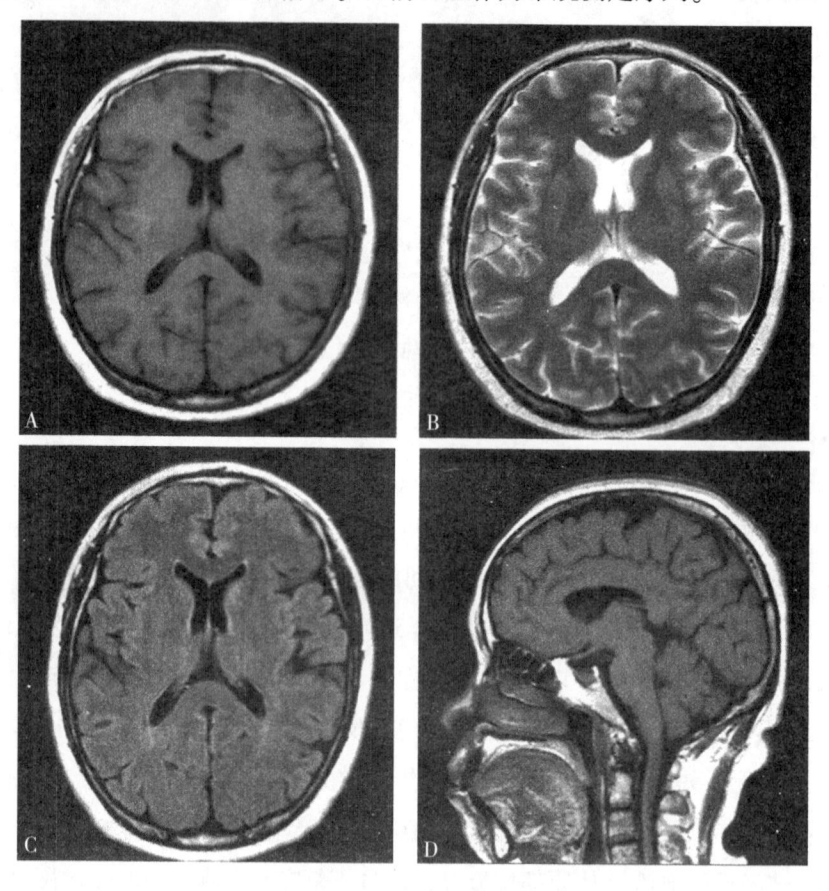

图 1-20 脑磁共振成像

A. T$_1$ 序列，轴位；B. T$_2$ 序列，轴位；C. Flair 序列，轴位；D. T$_1$ 序列，矢状位

(3) 磁共振血管成像（magnetic resonance angiography，MRA）：MRA 是基于 MR 成像平面血液产生的"流空效应"，在不使用对比剂的情况下，通过抑制背景结构信号将血管分离出来，显示成像范围内所有大血管及主要的侧支血管。还可以显示大的静脉和静脉窦，称为磁共振静脉血管成像。主要用于颅内动脉瘤、脑血管畸形、大血管狭窄或闭塞以及静脉窦血栓等的诊断。在颈部血管成像时，静脉注射 Gd-DTPA 后进行检查可改善成像效果（图 1-21）。

MRA 的优点是无放射损伤及无创性，但空间分辨率不及 CTA 和 DSA、易产生伪影、对细小血管显示差。在诊断动脉瘤、血管畸形时用于筛查。

(4) MR 弥散加权成像（diffusion weighted imaging，DWI）：采用回波平面成像技术，通过测量病理状态下水分子布朗运动的特征，可用于缺血性脑血管病的早期诊断，发病 2 小时内即可发现缺血改变，病变区域表现为高信号。弥散加权成像（DWI）可用于辅助区分新旧脑梗死病灶，MS 新旧脱髓鞘病灶、各种原因导致的细胞毒性水肿。

（5）磁共振波谱分析（magnetic resonance spectroscopy，MRS）：MRS 是利用磁共振技术和化学移位作用对体内的组织化学成分进行分析，以波谱的形式表示，可提供病变组织的代谢功能及生化方面的信息。质子 MRS（H-MRS）目前可测定 N-乙酰天门冬氨酸（NA）、肌酸、胆碱和乳酸等脑代谢产物和神经递质的共振峰。用于中枢神经系统代谢性疾病、肿瘤和痴呆等变性疾病的研究。

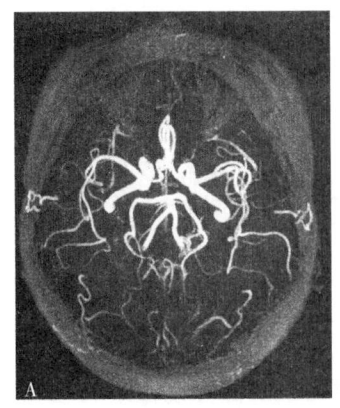

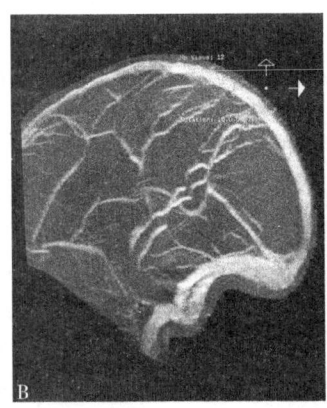

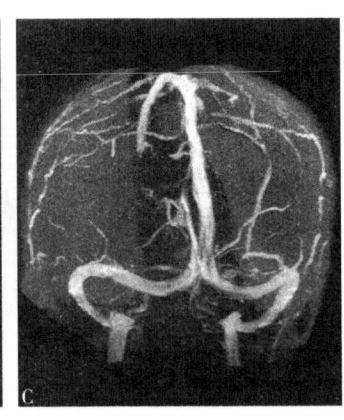

图 1-21　脑血管 MRA 及 MRV 成像

A. 双侧颈内动脉系统和椎-基底动脉系统 MRA，可显示 Willis 动脉环；B. 头 MRV 矢状位成像；C. 头 MRV 轴位成像

三、神经电生理检查

（一）脑电图（electroencephalography，EEG）

脑电图是通过测定自发的、有节律的生物电活动以了解脑功能状态的神经电生理检查技术，是证实癫痫和进行分类的最客观的手段。加做蝶骨电极可明显提高颞叶癫痫脑电图诊断的阳性率。在进行常规 EEG 检查时，还可以通过特殊的诱发试验以提高诊断的阳性率，如过度换气、闪光刺激、睡眠 EEG 等。

正常成人在清醒、安静和闭眼放松状态下，脑电的基本节律为是 8~12Hz 的 α 节律，波幅为 20~100μV，主要分布在枕部和顶部；β 活动的频率为 13~25Hz，波幅为 5~20μV，主要分布在额叶和颞叶；部分正常人在大脑半球前部可见少量 4~7Hz 的 θ 波；频率在 4Hz 以下称为 δ 波，入睡可出现，由浅入深逐渐增多。频率为 8Hz 以下的脑电波称为慢波。儿童 EEG 以慢波为主，随着年龄的增加，慢波逐渐减少，α 波逐渐增多，14~18 岁接近于成人脑电波。

常见的异常 EEG 如下：①弥漫性慢波，可见于各种原因所致的脑病等。②局灶性慢波，是局部脑实质功能障碍所致。③三相波，通常为中至高波幅、频率为 1.3~2.6Hz 的负-正-

负或正-负-正波，主要见于中毒代谢性脑病。④癫痫样放电，包括棘波、尖波、棘-慢波综合、多棘波、尖慢波综合等。多棘波和多棘-慢波综合通常伴有肌阵挛，见于全身性癫痫和光敏感性癫痫。双侧同步对称、每秒3次、重复出现的高波幅棘-慢波综合提示失神小发作（图1-22）。

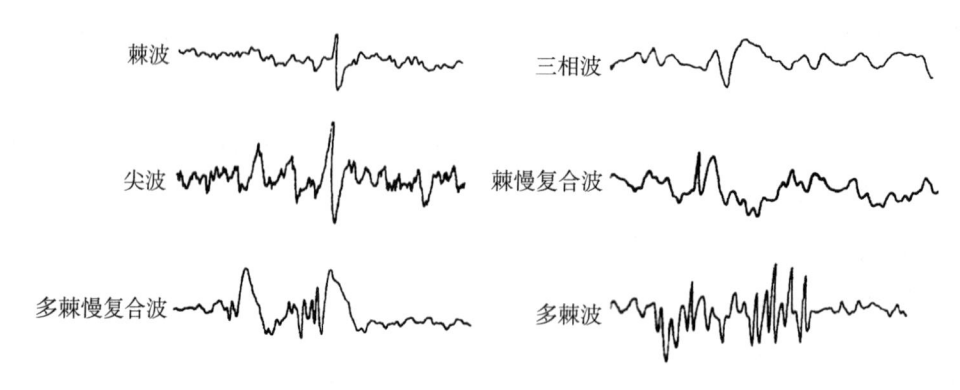

图1-22 常见的异常脑电图波形

EEG检查主要用于癫痫的诊断、分类和病灶的定位，对区别脑部弥漫性或局限性损害的诊断有辅助诊断价值。

（二）脑诱发电位（cerebral evoked potentials，EPs）

脑诱发电位是检测中枢神经系统在感受体内外各种特异性刺激所产生的生物电活动。

躯体感觉诱发电位（somatosensory evoked potentials，SEPs）主要反映周围神经、脊髓后束和有关神经核、脑干、丘脑、丘脑放射及皮层感觉区的功能。临床主要应用于吉兰-巴雷综合征、颈椎病、亚急性联合变性等感觉通路受累的诊断。还可用于脑死亡的判断和脊髓手术的监护等。

视觉诱发电位（visual evoked potential，VEP）用于评估视通路病变，MS患者可提供早期视神经损害的客观依据。

脑干听觉诱发电位（brainstem auditory evoked potential，BAEP）指经耳机传出的声音刺激听神经传导通路在头顶记录的电位。婴幼儿和昏迷患者均可进行测定。BAEP临床主要用于：①客观评价听力。②脑桥小脑肿瘤的评估。肿瘤为内侧型仅有Ⅰ波或Ⅰ波和Ⅱ波。脑干内肿瘤Ⅲ波和Ⅴ波消失，严重者可无任何反应。③多发性硬化（MS）发现临床病灶。④脑死亡的判断。判断脑死亡的主要依据是EEG和SEP、BAEP。⑤手术监护。如桥小脑角肿瘤手术监护BAEP可避免听神经不必要的损害。

（三）肌电图和神经传导速度

肌电图（electromyography，EMG）指同心圆针电极插入肌肉后，记录的肌肉安静状态下和不同程度随意收缩状态下及周围神经受刺激时的电活动的一种技术，主要用于诊断及鉴别诊断神经源性损害和肌源性损害，排除神经肌肉接头病变。结合神经传导速度的结果有助于对脊髓前角细胞、神经根和神经丛病变的定位。

四、经颅多普勒超声和颈动脉彩色多普勒超声检查

（一）经颅多普勒超声（TCD）

TCD可以对颅内各主要血管检测及对微栓子进行监测，用于颅内外血管狭窄或闭塞、动静脉畸形和动静脉瘘供血动脉的判断及手术效果评价、判断蛛网膜下腔出血血管痉挛、脑动脉血流中微栓子的监测、颅内压增高和脑死亡的诊断。

（二）颈动脉彩色多普勒超声

是广泛应用于临床的一项无创性检测手段，可客观检测和评价颈部血管的结构、功能状态或血流动力学。对头颈部血管病变，特别是缺血性脑血管病的诊断具有重要的意义。主要用于诊断颈部血管动脉粥样硬化，计算血管狭窄的程度，判断夹层动脉瘤。

五、正电子发射计算机断层扫描

正电子发射计算机断层扫描（positron emission tomography，PET）是利用 $β^+$ 衰变核素成像的放射性核素断层显像技术。使用回旋或线型加速器产生正电子发射核素 ^{11}C、^{13}N、^{15}O、^{18}F-脱氧葡萄糖和 ^{18}F-多巴，通过血-脑屏障进入脑组织参与代谢并发出 γ 射线。用体外探测仪测定示踪剂的浓度，经显像技术处理后获得脑切面组织的图像，可计算脑血流、氧摄取、葡萄糖利用，反映脑生理和病理代谢活动。

PET检查临床主要用于：①脑肿瘤的分级、预后判断。②手术前原发性癫痫的病灶定位。③帕金森病早期诊断。④各种痴呆的鉴别。⑤脑功能如脑内受体、递质、生化改变及临床药理学研究等。

六、脑活组织检查

脑活组织检查（biopsy of brain tissue）是通过脑的局部组织病理检查达到辅助诊断的目的。脑活检取材途径取决于病变的部位。较浅的、靠近皮层的病变可采用颅骨环钻钻孔后切开脑膜，锥形切取脑组织；也可先用小颅钻钻孔，穿刺采取脑标本。脑深部病变通常是开颅手术切取标本或立体定向穿刺活检。脑活检主要用于经CT或MRI检查证实的占位性病变性质不能肯定者或疑诊为亚急性硬化性全脑炎、Creutzfeld-Jakob病者等。脑活检是一种创伤性检查，特别是脑功能区更应慎重。

七、基因诊断技术

基因诊断（gene diagnosis）是利用现代分子生物学和分子遗传学的方法从DNA/RNA水

平检测分析致病基因的存在、变异和表达状态，直接或间接判断致病基因的存在，从而对疾病进行诊断。目前基因诊断主要用于单基因病诊断，还可用于产前诊断遗传性疾病、病原微生物的检测、预测和早期发现恶性肿瘤等。

（孟庆明）

第二章

神经外科手术基础

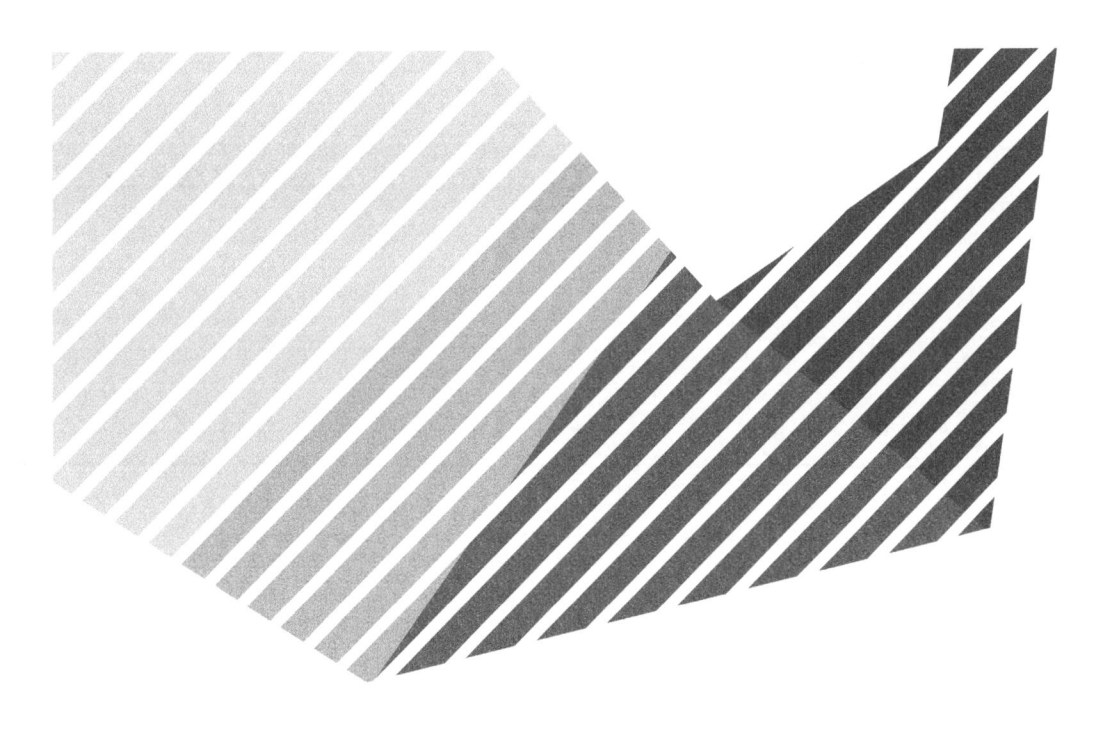

第一节　手术主要器械设备

一、手术基本设备

神经外科手术设备包括可控手术床、头架、双极电凝器、手术显微镜、超声吸引器、手术用激光等。显微神经外科是现代神经外科的基础，显微手术器械包括显微手术剪刀、自动牵开器、显微针持（镊）等。随着高新技术的发展，现代神经外科在诊断和治疗上的方法和手段得到不断更新。

1. 多功能可控手术床　手术时术者最好坐在带扶手的专用手术椅操作，手术床的高度适应术者坐位时的双手高度。患者头被固定，为满足观察到各个角度的术野，需随时调整患者的头、体位。

2. 头架和脑牵开器

（1）头架：有不同类型，其中 Mayfield 头架有三个头钉，位置适宜。

（2）脑自动牵开器：由一组球面关节组成，内由一钢线穿连在一起，长 30~40cm，一端固定不同规格的脑压板，另一端固定在头架或连接杆上。当扭紧钢线时，其臂硬挺，使前方脑板固定在所需位置。手术中牵开脑组织的时间不要过长，每 10~15 分钟后放松脑压板 3~5 分钟，间断抬压脑组织，牵开脑的压力低于 2mmHg 比较安全。

3. 双极电凝器和冲洗器

（1）双极电凝器：是神经外科手术重要的止血基本设备。其长度要求为 8~25cm，尖端直径 0.25~1.5mm。双极电凝镊还是一把良好的分离器，可用作分离组织。一般为枪状，不阻挡视线，增加了术野的可视范围。

（2）显微冲洗器：在电凝和使用高速钻时，需不断地冲生理盐水，以降低钻头温度和防止双极镊的尖端粘连。

4. 高速开颅钻　其动力有电和压缩气体两种，电钻的钻速不如气钻，但电钻可有正反两个方向旋转适用于临床。高速钻的优点是其运转时几乎无力矩。在启动、停止以及改变速度时钻头稳定，可确保手术安全。直径较小的钻头可用于钻孔，穿线固定骨瓣。磨钻头用于磨除蝶骨嵴、前床突、内耳道等部位颅骨。开颅器（铣刀）顶部的剥离端非常精细，可以把硬脑膜自颅骨内板分离，锯下骨瓣。术者应以右手持笔式握钻柄，并将腕部靠在手托上，以求稳定。

5. 吸引器管　手术的全过程都需使用，用于清除术野的积血、冲洗水和脑脊液，也可用来牵开组织及做钝性分离。其顶端必须光滑，以防损伤细小的血管和神经。其柄上有一侧孔，用于调节压力，在大出血的紧急情况下，堵住吸引器侧孔，使吸力最大，及时吸除积血，保证术野清洁，以利止血。手术者手持吸引器的姿势以持笔式为好，拇指或示指位于吸引器孔处，根据需要调节孔开放的大小。

6. 显微手术器械

（1）手术显微镜：主要由照明系统，以及可供升降、前后左右调节的多关节支架和底座三部分组成。除吻合血管外，一般显微神经外科手术，放大 5~10 倍可以满足手术的要求，物距 300~400mm，另有冷光源照明、摄像系统等。

（2）显微镊：由钛合金制作，质量轻，外表光滑，不易腐蚀，不磁化，具备足够弹性。分离组织时，先将镊尖端并拢插入组织，然后靠其弹性自动分开，上述动作反复进行，达到分离组织的作用。

（3）显微剪和蛛网膜刀：显微剪刀应锋利，关闭和开启要灵活自如。用显微刀切开颅底蛛网膜下隙池的蛛网膜、分离神经和血管周围的组织粘连时，其刀尖不应插入刀刃的1/3，免损伤下面组织结构。

（4）显微针持：为吻合血管和神经持针用，以直柄针持常用。针持应用应熟练准确，必须在实验室反复地练习。在小的、深部术野中完成缝合、打结等操作。显微手术外科使用的缝合线为6-0至10-0尼龙线。颅内大血管可用7-0至8-0尼龙线，小的血管可用9-0线。

（5）显微分离器：除双极电凝镊外，专用的显微分离器（也称剥离器）有铲式和球面式不同形状。镊尖端并拢插入被分离组织，依靠其自身弹性分开镊尖端，反复动作即可达到分离组织的作用。

二、显微神经外科设备与技术

显微神经外科技术从 20 世纪 50 年代以来逐渐成熟。随着神经影像学突破性的发展，显微神经解剖和显微手术器械及手术技巧的提高，神经外科手术范围日益扩大。在显微神经解剖及特殊器械的辅助下使手术的精细程度达到新的高度。患者术后生存质量显著提高。显微神经外科是由大体神经外科向微侵袭神经外科发展的主线，它的方法和理论为微侵袭神经外科奠定了一定基础。在当前和可预见的将来仍然是治疗疾病的主要手段。在给患者带来巨大好处的同时，也延长了神经外科医师的手术生命。

显微神经外科理论认为：蛛网膜为间皮成分，这些结缔组织在脑池形成纤维及小梁，它们成为蛛网膜的支架并与蛛网膜下隙中血管外膜相连。显微镜提供了观察接近生理状况活体蛛网膜下隙的机会，同时可以观察神经血管的细致结构。蛛网膜对于神经外科手术的重要性在显微镜使用后被进一步认识，尤其是分离动脉瘤、动静脉畸形（ateriovenousmalformation，AVM）和肿瘤的过程中蛛网膜及脑池的应用。

显微神经外科要求术者的手、眼在显微镜条件下建立反射，动作协调，具有特殊的操作技巧及难度，因此，对显微神经外科医师必须要有一定时间严格的实验室训练。

显微技术要求医师利用脑池的自然间隙解剖及暴露病变，手术过程要爱惜组织，尽其所能减少不必要的脑组织暴露和损伤。其操作原则：①保持身体稳定，坐位手术，身体和术区保持自然的相对位置是减少疲劳保持操作稳定准确的最简单的办法，尽量减少或不参与外科操作肌肉群的活动，使其保持松弛，减少疲劳和颤抖、节省术者体力。②保持手的稳定性，手托的应用对保证手术精细操作的准确性非常重要，手托应尽可能靠近术野，术者手臂肩膀和后背肌肉放松。③移动视线，手眼协调，能通过自身本体觉和眼的余光来判断手和器械的位置。④减轻疲劳，术前避免剧烈活动。

三、神经内镜设备

神经内镜也被称为脑室镜，作为微创神经外科的重要技术手段，可明显减少手术创伤，改善深部术野照明，放大术野解剖结构图像，扩大视角以减少手术盲区。在神经外科各个领域得到广泛应用。

早在1910年Lespinase即用膀胱镜电灼侧脑室内的脉络丛以治疗脑积水，但由于设备简陋，死亡率高，故很难推广应用。1986年，Giffith提出了"内镜神经外科"概念，得益于照明系统、实时摄像监视、激光技术、硬和软的内镜、各种手术器械以及微球囊等的改进和应用，内镜在神经外科得到了广泛应用。神经内镜按质地分为硬质和软质（可屈曲性）两大类。按结构和功能又可分为两类：一类为具有操作孔道的内镜，可以通过其孔道对病灶进行切割、钳夹、烧灼和止血等操作，这类大多为硬质内镜；另一类为无操作孔道的内镜，可通过特殊设计的外加导管而实现前者的功能，常单纯地用于对脑深部病变的观察或进行治疗，该类内镜有硬质或软质的。由于手术全过程都在直径<8mm的内镜下操作，所以手术创伤极小，恢复快。内镜手术可用于止血、活检和肿瘤切除等。

单纯神经内镜术方面，已常用于脑积水、颅内囊性病变和脑室系统病变等。应用内镜定向穿刺进入侧脑室，再经室间孔进入第三脑室，用射频或激光在第三脑室底部开窗，再用球囊导管将其扩大而形成造瘘，脑脊液通过瘘口流入大脑脚间池，进入正常的脑脊液循环和吸收，形成内分流术，克服了以往脑室-腹腔（心房）分流术后常见分流管堵塞和感染的弊端；将颅内囊性病变（蛛网膜囊肿、脑实质内囊肿和透明隔囊肿等）与邻近的脑池或脑室穿通，使原来封闭的囊腔与蛛网膜下隙或脑室相通；对于脑室系统病变，囊性瘤可引流清除，实质性肿瘤也可活检和直接切除，如可完整摘除窄蒂的脉络丛乳头状瘤，可仅经钻孔穿刺达到清除和引流脑内血肿目的。

内镜辅助的显微外科手术方面，利用内镜的光源及监视系统，可对显微镜直视术野以外的区域进行观察，不但能增加术野的暴露，避免病灶的遗漏，同时亦减轻了正常脑组织牵拉的程度，从而降低手术并发症和减轻术后反应。用于动脉瘤夹闭术、三叉神经血管减压术、经鼻-蝶入路脑垂体瘤切除术等；对囊性脑瘤可行肿瘤活检、抽吸囊液减压，并可行肿瘤的内放射治疗；直视下用CO_2或YAG激光是治疗脑深部中线结构病变及脑室内、基底核、丘脑和脑干等部位肿瘤的良好方法。还可在立体定向指引下，用内镜直视下进行颅内占位病变的活检，可克服单纯立体定向活检的盲目性，尤其是大大降低了对位于颅底和颅内中线部位肿瘤进行活检的风险。

神经内镜可用于椎管内病变的检查和治疗。对脊髓空洞症患者，分离粘连与分离膜性间隔，并进行空洞分流术，可避免对脊髓的损伤并取得良好的疗效。还可用于对脊髓血管畸形、肿瘤以及脊膜膨出等的诊断与治疗。

内镜手术亦存在一定的局限性：①受管径限制，视野狭小，难以观察手术部位全貌，若对周围组织的毗邻关系了解有限，易导致误判或操作上的失误。②需有一定空间才能观察和操作，在脑实质内无间隙可供操作，且图像显示不清，无法判断内镜所达到的位置，易误伤血管及脑组织，镜头接触血液等易致视野模糊。③目前可配套使用的手术器械有限，手术操作有一定困难。④内镜各种连接装置、配件多，操作过程中不易保持无菌条件，易致术后感染。

四、当代神经外科手术辅助设备

1. 超声吸引器　近年来，随着切割式超声手术刀的问世，超声外科吸引（CUSA）和超声驱动手术刀（UAS）已成为现代手术的新工具。CUSA原理是利用超声高频机械振荡所产生的能量作用于软组织，使病变组织产生空化作用，将其碎裂成糊状或溶胶状，随即以负压吸引进行清除，从而逐渐地消除病变组织或除去多余的组织（如脂肪）等，而且不易破坏血管，在手术中可明显地减少出血，又无过热等缺点。因此，CUSA是目前医学界公认的一种较为理想的外科手术切割器械。但因显微手术术野小，为防止视野的死角，需要弯柄超声吸引器，振动功率降低，影响对质地硬的病变的切除。

2. 氩氦刀　也称氩氦超导手术系统，是近年来研制成功的治疗脑肿瘤等病变的高精度仪器，属于目前唯一经皮冷冻治疗的设备。氩氦刀并非真正的手术刀，它采用计算机全程监控，对病变进行准确定位，并直接或经皮穿刺的微创方法治疗病变。应用于脑肿瘤（尤其是恶性肿瘤）的手术，可于短时间内损毁瘤细胞，又可让冷冻的瘤体以手术方式被切除，在切除脑动静脉畸形中应用也可很好地控制出血。

3. 手术用激光　Rosomoff于1966年首先将激光引入脑肿瘤的手术切除。激光与手术显微镜、立体定向技术及神经内镜的有机结合，为神经系统肿瘤的治疗提供了更多的方法。激光是激光器产生的一种电磁波光电辐射，它既具有波的性质，有一定的波长和频率，又具备光子流现象，有一定的能量。在谐振腔，工作物质与激励源相结合，形成了激光辐射，对照射组织在数毫秒内可产生数百甚至上千摄氏度的高温，从而引起生物组织的蛋白质变性、凝固性坏死，甚至出现炭化或汽化等物理性改变。激光集中能量瞬间作用，对肿瘤周围正常组织影响极少，距激光焦点1mm以外的组织细胞都不会造成损伤。二氧化碳激光主要用于切除颅底脑膜瘤、神经纤维肿瘤、颅咽管瘤、椎管内脊髓外瘤和中枢神经系统脂肪瘤。还可用于切开蛛网膜。氩激光和二氧化碳激光适用神经切断性手术，如脊髓侧索切断术、后根神经节损毁术。氧激光等适于治疗血运丰富的肿瘤和中枢神经系统血管性疾病。

（孟庆明）

第二节　术前准备与术前评估

手术既是一个治疗过程，又是一个创伤过程。因此，手术前的准备，就是要采取各种措施，尽量使患者接近生理状态，以便使患者更好地耐受手术。

一、术前准备

术前准备工作主要包括两个方面：①心理方面的准备。②提高手术耐受力的准备。

一般性术前准备同普通外科。对神经外科比较特殊的术前准备，应注意：①若颅内压增高显著，应先行脱水治疗并尽早手术，若为第三脑室或颅后窝占位，头痛加剧，出现频繁呕吐或意识不清者，提示有严重颅内压增高，应行脑室穿刺外引流或脑室分流术，以缓解梗阻性脑积水，改善患者的病情，然后尽快手术。②脑疝患者除急行脱水利尿外，有脑积水者，应立即行脑室穿刺引流，使脑疝复位，缓解病情。如果效果不明显，而病变部位已明确，应考虑急诊开颅手术，解除危及生命的病变。③有些颅内血管性疾病，如颈动脉海绵窦段、颈内动脉床突上段动脉瘤，要在术前2~3周开始做颈内动脉压迫训练，以促进侧支循环的建立。对于鞍区病变，特别垂体功能低下者，术前2~3天开始应用肾上腺皮质激素类药物，以减少或防止术后发生垂体危象。

二、术前评估

（一）全身情况

1. 精神状态
（1）是否紧张和焦虑，估计合作程度。
（2）了解患者对手术及麻醉的要求与顾虑。
（3）精神症状者，应请精神科会诊。
2. 体温上升或低于正常，表示代谢紊乱，情况不佳，对麻醉耐受差。
3. 血压升高，明确原因、性质、波动范围，同时了解治疗及疗效，是否累及心、脑、肾等器官，是否要进行处理再行手术。
4. Hb<80g/L 或 >160g/L，麻醉时患者易发生休克，栓塞等危险，需在术前给纠正。
5. 血细胞比容以保持在 30%~35%，有利于 O_2 释放。
6. 中性粒细胞增高及 ESR 增快，提示体内存在急性炎症，越严重麻醉耐受越差，术前需纠正。
7. 血小板<$60×10^9$/L、凝血异常者，术前给予诊断和纠正。
8. 尿糖阳性，应考虑有无糖尿病，需进一步检查。
9. 尿蛋白阳性，应考虑有无肾实质病变，产科结合血压，考虑是否有妊娠期高血压。

10. 少尿、尿闭，应考虑有严重肾衰竭，麻醉耐受极差，因很多药物需肾排出，术后易出现急性肾衰竭。

11. 基础代谢高，麻醉药用量大，氧耗大，麻醉不易平稳，反之，麻醉药用量小，麻醉耐受差，基础代谢率（%）＝0.75×（脉率+0.74×脉压）−72，正常范围为−10%～10%。

12. 凡全身情况异常或主要器官障碍，术前、中、后均可请相关学科会诊。

（二）呼吸系统

术前有呼吸系统感染较无感染者发生呼吸系统并发症的概率高出4倍。

1. 急性呼吸系统感染（包括感冒），禁忌择期手术，一般感染得到充分控制1～2周后施行，临床上常以患者不发热、肺部无炎症而行手术，如急症手术，加强抗感染。

2. 肺结核（特别是空洞型）、慢性肺脓肿、重症支气管扩张症，应警惕在麻醉中感染，沿支气管系统在肺内扩散或造成健侧支气管堵塞，或出现大出血而起窒息，麻醉时一般用双腔支气管插管分隔双肺。

3. 手术患者并存呼吸系统慢性感染和肺通气功能不全并不罕见，其中以哮喘和慢性支气管炎并存肺气肿为常见，为减少并发症，术前应充分准备：①肺功能试验。②戒烟2周以上。③应用抗生素，治疗肺部感染。④控制气管和支气管痉挛，如拟交感药及甲基黄嘌呤或应用色甘酸钠治疗哮喘及肾上腺皮质激素的应用，还应准备处理可能出现的危象。⑤胸部叩击和体位引流，雾化吸入，促使痰液排出。⑥纠正营养不良，逐步增加运动，提高肺的代偿能力。⑦治疗肺源性心脏病。

4. 术前一般需做肺功能试验的有：①每天吸烟＞1包。②慢性咳嗽，不论有痰无痰。③肥胖。④支气管哮喘。⑤支气管炎或肺气肿。⑥神经或肌肉疾病。⑦累及肋骨或胸椎的关节炎或骨骼畸形。⑧所有需要进行胸或腹部手术的患者，包括累及腹壁肌肉的手术，如腹壁或腹股沟的修补术。

（三）心血管系统

心脏病患者能否耐受手术，主要取决于心血管病变的严重度和患者的代偿能力，以及其他器官受累情况和需手术治疗的疾病等，术前应具有完整的病史，如体格检查、相应的特殊检查及心功能检查记录，同为心脏病，其严重程度不同，对麻醉和手术的耐受也各异（表2-1）。如房间隔缺损或室间隔缺损未伴肺动脉高压，心功能较好（Ⅰ、Ⅱ级）者，其对麻醉和手术的耐受与无心脏病者并无明显差别。有些心脏病患者，难以耐受血流动力学的波动，非心脏手术，则须先行心脏手术，情况改善后再行非心脏手术为宜，如重度二尖瓣狭窄。

表 2-1　心功能分级及其意义

心功能	屏气试验	临床表现	临床意义	麻醉耐受力
Ⅰ级	>30秒	普通体力劳动负重，快速步行，上下坡无心慌、气急	心功能正常	良好
Ⅱ级	20~30秒	能胜任正常活动，但不能跑步或做较用力的工作，否则出现心慌、气急	心功能较差	处理如果正确恰当，耐受力仍较好
Ⅲ级	10~20秒	需静坐或卧床休息，轻度体力活动后即出现心慌、气急	心功能不全	麻醉前充分准备，术中避免增加心脏负担
Ⅳ级	10秒	不能平卧、端坐呼吸，肺底可闻及啰音，任何轻微活动即出现心慌、气急	心功能衰竭	耐受力极差，手术须推迟

目前，临床上常用的一些主要指标都是反映左心功能的，如心指数（cardiac index，CI），左室射血分数（left ventricular ejection fraction，LVEF）和左室舒张末期压（left ventricular end-diastolic pressure，LVEDP）。

1. 心律失常

（1）窦性心律不齐：多见于儿童，一般无临床重要性，窦性心律不齐是由于自主神经对窦房结节奏点的张力强弱不匀所致。迷走神经张力较强时易出现心律不齐，当心律增速时，不齐则多转为规律。但如见于老年人可能与冠心病有关，或提示患者可能有冠心病。

（2）窦性心动过缓：注意有无药物（如β受体阻滞药、强心苷类药）影响。一般多见于迷走神经张力过高，如无症状，多不需处理。如为病态窦房结所致，则宜做好应用异丙肾上腺素和心脏起搏的准备。窦性心动过缓时出现室性期前收缩可在心率增快后消失，不需针对室性期前收缩进行处理。有主动脉关闭不全的患者如出现心动过缓则可增加血液反流量而加重心脏负担，宜保持窦性心律于适当水平。

（3）窦性心动过速：其临床意见决定于病因，如精神紧张、激动、体位改变、体温升高、血容量不足、体力活动、药物影响、心脏病变等，分析原因后评估和处理。对发热、血容量不足、药物和心脏病变引起者，主要应治疗病因，有明确指征时才采用降低心率的措施。

（4）室上性心动过速：多见于非器质性心脏病，亦可见于器质性心脏病、甲状腺功能亢进和药物毒性反应。对症状严重或有器质性心脏病或发作频繁者，除病因治疗外，在麻醉前控制其急性发作，控制后定时服药预防其发作。

（5）期前收缩：一过性或偶发性房性期前收缩或室性期前收缩不一定是病理，但如发生40岁以上的患者，尤其是发生和消失与体力活动量有密切关系者，则患者很可能有器质性心脏病，应注意对原发病的治疗，一般不影响麻醉的实施。室性期前收缩系频发（>5次/分钟）或呈二联律、三联律或成对出现，或系多源性，或室性期前收缩提前出现落在前一心搏的 T 波上（R-on-T）易演变成室性心动过速和室颤，需对其进行治疗，择期手术宜推迟。

（6）阵发性室性心动过速：一般为病理性质，常伴有器质性心脏病。如发作频繁且药物治疗不佳，手术需有电复律和电除颤准备。

（7）心房颤动：最常见于风湿性心脏病、冠心病、高血压性心脏病、肺源性心脏病等可致严重血流动力学紊乱、心绞痛、晕厥、体循环栓塞和心悸不适。如果不宜进行或尚未进行药物复律或电复律治疗，麻醉前宜将心室率控制在 80 次/分钟左右，至少不宜>100 次/分钟。

（8）传导阻滞：①右束支传导阻滞多属良性，一般无心肌病，手术与麻醉可无顾虑。②左束支传导阻滞多提示有心肌损害，常见于动脉硬化高血压、冠心病患者，一般不致产生血流动力学紊乱。③双分支阻滞包括右束传导阻滞合并左前分支或左后分支阻滞、左束支传导阻滞，多为前者。左前分支较易阻滞，左后分支较粗，有双重血供，如出现阻滞多示病变重。双分支阻滞有可能出现三分支阻滞或发展为完全性房室传导阻滞。对这类患者宜有心脏起搏准备，不宜单纯依靠药物。④Ⅰ度房室传导阻滞一般不增加麻醉与手术的困难。⑤Ⅱ度房室传导阻滞Ⅰ型（莫氏Ⅰ型）HR<50 次/分，宜有心脏起搏的准备，Ⅱ度房室传导阻滞Ⅱ型（莫氏Ⅱ型），几乎属于器质性病变，易引起血流动力学紊乱和阿-斯综合征。宜有心脏起搏的准备。⑥Ⅲ度房室传导阻滞施行手术，应考虑安装起搏器或作心脏起搏的准备。

2. 先天性心脏病的术前估计和准备

（1）房缺、室缺但心功能Ⅰ、Ⅱ级或无心力衰竭史，一般手术麻醉无特殊。

（2）房缺、室缺伴肺动脉高压、死亡率高，除急症手术外，一般手术应推迟。

（3）房缺、室缺并存主动脉缩窄或动脉导管未闭，应先治疗畸形，再择期手术。

（4）房缺、室缺、伴轻度肺动脉狭窄，不是择期手术的禁忌，但重度者术中易发生急性右心衰竭，禁忌择期手术。

（5）法洛四联症，择期手术危险性极大，禁忌择期手术。

3. 缺血性心脏病患者　若围术期发作心肌梗死，其死亡率高，故术前应明确。

（1）是否存在心绞痛及严重程度

1）病史中如有下列情况应高度怀疑并存缺血性心脏病：糖尿病、高血压病、肥胖、嗜烟、高血脂、左室肥厚（心电图示）、周围动脉硬化，以及不明原因的心动过速和疲劳。

2）缺血心脏病的典型征象：紧束性胸痛，并向臂内侧或颈部放射，运动、寒冷、排便或饮餐后出现呼吸困难、端坐呼吸、阵发性夜间呼吸困难、周围性水肿，家族中有冠状动脉病变史，有心肌梗死史和心脏扩大。

3）对临床上高度怀疑有缺血性心脏病的患者，术前应根据患者具体情况做运动耐量试验超声心动图检查，或行冠状动脉造影等。

(2) 是否发生心肌梗死，若有应明确最近一次的发作时间。

1) 心肌梗死后 3 个月手术者再梗死发生率为 27%，6 个月内手术为 11%，而 6 个月后手术为4%~5%。

2) 对有心肌梗死的患者，择期手术应推迟到发生梗死 6 个月以后再进行。同时在麻醉前应尽可能做到：①心绞痛症状已消失。②充血性心力衰竭的症状已基本控制。③心电图无房性期前收缩或每分钟>5 次的室性期前收缩。④尿素氮<17.8mmol/L，血钾>3mmol/L。

(3) 心脏功能评级及代偿功能状况：随着疾病治疗水平的提高，并考虑到不同患者心肌梗死范围和对心功能影响不一，现认为不宜硬性规定一律间隔 6 个月。术前主要评价患者的心肌缺血和心功能情况，处理时要注意心功能的维护，尽可能保持氧供需平衡。

4. 对近期（2 个月内）有充血性心力衰竭以及正处于心衰中的患者 不宜行择期手术，急症手术当属例外，有的急症手术本身即是为了改善患者的心衰而进行（如对有心衰的妊娠期高血压患者施行剖宫产手术）。

5. 心脏瓣膜患者的麻醉 危险主要取决于病变的性质及其心功能的损害程度。

(1) 尽可能识别是以狭窄为主，还是以关闭不全为主，还是两者皆有，一般以狭窄为主的病变发展较关闭不全者迅速。

(2) 重症主动脉瓣狭窄或二尖瓣狭窄极易并发严重心肌缺血、心律失常（房扑或房颤）和左心衰，易发生心腔血栓形成和栓子脱落，危险性极高，禁忌施行择期手术。

(3) 心瓣膜关闭不全，对麻醉手术耐受力尚可，但易继发细菌性心内膜炎或缺血性心肌改变，且可能猝死。

(4) 对各类心脏瓣膜患者术前常规用抗生素，以预防细菌性心内膜炎。

(5) 心脏瓣膜病患者术前应给予抗凝治疗，以预防心脏内血栓脱落等并发症。如属急诊术前需用鱼精蛋白终止抗凝。

6. 高血压 高血压手术麻醉安危取决于是否并存继发性重要脏器损害及程度，包括大脑功能、冠状动脉供血、心肌功能和肾功能。如心、脑、肾等重要器官无受累的表现，功能良好，则手术与麻醉风险与一般人无异。高血压择期手术一般应血压得到控制后施行，现认为收缩压比舒张压升高危害更大，故更重视对收缩压的控制。对于多年的高血压，不要很快降至正常，应缓慢平稳降压，舒张压力大于 110mmHg 应延期手术；一般高血压患者，治疗目标为<140/90mmHg，糖尿病或肾病者应<130/80mmHg，未经治疗的高血压，术中血压不稳，波动大，急剧增高时可致卒中，伴左心室肥大的高血压患者本身已存在心肌缺血的基础，严重低血压易致心肌梗死。抗高血压药物，一般用至手术当日清晨。

（四）内分泌系统疾病

1. 糖尿病 若术前适当治疗，所有轻型和多数重型患者都可以控制血糖 纠正代谢紊乱，改善或消除并发症，使麻醉和手术顺利进行。

择期手术术前控制标准：①无酮血病，尿酮阴性。②空腹血糖 8.3mmol/L 以下，以 6.1~7.2mmol/L 为准，最高勿超过 11.1mmol/L。③尿糖为阳性或弱阳性。④纠正代谢紊乱，无"三多一少"。⑤合并酮症酸中毒患者绝对禁止麻醉手术，需紧急处理，待病情稳定数月后再行手术。⑥手术日晨不应使用口服降糖药，最好使用胰岛素将血糖维持至最佳水平。

急症手术术前控制标准：①尿酮消失。②空腹血糖控制和维持在 8.3~11.1mmol/L。③酸中毒纠正。

紧急手术术前检查、准备、治疗和麻醉手术同时进行。

术前胰岛素治疗指征：①除不影响进食的小手术，轻型糖尿病患者均应术前 2~3 天开始合理使用。②对术前使用长效或中效胰岛素的患者，术前 1~3 天应改用胰岛素。③酮症酸中毒患者。

2. 妇女月经期　不宜此时行择期手术。

（五）肝功能

1. 肝功能影响　多数麻醉药物对肝功能都有暂时性影响，手术创伤和失血，低血压和低氧血症，长时间使用缩血管药等，均使肝血流量减少和供氧不足，严重可引起肝细胞功能损害，尤其对原已有肝病的患者其影响更加明显。

2. 肝功能不全评估分级　见表 2-2。

表 2-2　肝功能不全评估分级

项目	肝功能不全		
	轻度	中度	重度
血清胆红素（mmol/L）	25	25~40	40
血清蛋白（g/L）	35	28~35	28
凝血酶原时间（秒）	1~4	4~6	6
脑病分级	无	1~2	3~4
每项危险估计	小	中	大

（1）1~3 分为轻度肝功能不全，4~8 分为中度肝功能不全，9~12 分为重度肝功能不全。

（2）肝病合并出血，或有出血倾向时，提示有多种凝血因子缺乏或不足。

（3）当凝血酶原时间延长，凝血酶时间延长，部分凝血活酶时间显著延长，纤维蛋白原和血小板明显减少提示弥散性血管内凝血（DIC），禁忌任何手术。

3. 肝病患者的麻醉手术耐受力估计

（1）轻度肝功能不全，影响不大。

（2）中度肝功能不全，耐受力减退，术中后易出现严重并发症，择期需作较长期的严格准备。

（3）重度肝功能不全，如肝硬化（晚期），常并存严重营养不良、消瘦、贫血、低蛋白血症、大量腹水、凝血功能障碍、全身出血或肝性脑病，危险性极高，禁忌任何手术。

（4）急性肝炎，除紧急抢救手术外，禁忌施行手术。

4. 保肝治疗

（1）选择高碳水化合物、高蛋白饮食，以增加糖原储备和改善全身情况。

（2）间断给予清蛋白，以纠正低蛋白血症。

（3）小量多次输新鲜全血，纠正贫血和提供凝血因子。

（4）给予大剂量维生素 B、C、K。

（5）改善肺通气。

（6）限制钠盐，利尿或放出腹水，注意水、电解质平衡。

（六）肾功能

1. 对急、慢性肾病而言，任何麻醉药、手术创伤和失血、低血压、输血反应、脱水、感染和使用抗生素等因素，都可以导致肾血流明显减少，产生肾毒性物质，加重肾功能损害。

2. 慢性肾衰竭或急性肾病，禁忌行任何择期手术，慢性肾衰竭人工肾透后，可以手术，但对于麻醉手术的耐受仍差。

3. 慢性肾病并发其他疾病，术前应尽可能给予正确判断和治疗，如高血压或动脉硬化、心包炎或心脏压塞、贫血、凝血机制异常、代谢和内分泌紊乱。

4. 术前准备：原则是维持正常肾血流量和肾小球滤过率。具体如下：①补足血容量，防止低血容量性低血压引起的肾缺血。②避免用缩血管药，必要时可选多巴胺。③保持充分尿量，术前均需静脉补液，必要时并用利尿剂。④纠正酸碱电解质平衡紊乱。⑤避免用对肾有明显毒害的药物。⑥避免用通过肾排泄的药物。⑦有尿感，术前须控制。⑧有尿毒症，术前人工肾或腹膜透析，在术前最后一次透析后应行一次全面的血液和尿液检查。

（七）水、电解质和酸碱平衡

术前需了解水、电解质和酸碱平衡状态，如异常应适应纠正。

（八）特殊患者术前估计与准备

1. 慢性酒精中毒

（1）对疑有慢性酒精中毒者，手术推迟。

（2）对酒精中毒者，需全面了解重要器官的损害度，对正出现的戒断综合征及其疗效进行评估。

（3）在戒酒期间禁行择期手术。

（4）急诊手术前，可给予安定类药物，其是目前治疗震颤谵妄的最佳药物，同时给予大量维生素 B 和补充营养。

（5）对偶然大量饮酒致急性酒精中毒患者，如急诊手术，对各种麻药的耐受性并不增加特异性，但对麻药的需要量可能明显减少。

2. 饱胃患者

（1）急诊手术，6小时内摄入食物的成人不可进行麻醉，这是最低限度的时间。

（2）在紧急下（如威胁生命、肢体或器官的情况），若延缓手术的劝告不被患者接受，此时手术医师应在病史上注明其后果。

（3）只有很少的紧急情况需要立即手术，可以不考虑患者这一情况，其中包括气道梗阻、出血不能控制、颅内压迅速增高、主动脉瘤破裂和心脏压塞等。

（赵俊山）

第三节 神经外科麻醉

一、神经外科手术常用麻醉

（一）麻醉方法

1. 全身麻醉 气管内插管全身麻醉是神经外科手术首选的麻醉方法，麻醉诱导和气管插管期是关键步骤，要求诱导平稳无呛咳、插管应激反应小，避免颅内压增高和影响脑血流。麻醉维持期常采用静吸复合麻醉，间断给予非去极化肌肉松弛药，术中持续适度过度通气，维持 $PaCO_2$ 为 30~35mmHg。静脉容量治疗要求达到血流动力学和脑灌注压稳定目的，根据术中具体情况和实验室检查判断是否需要输血治疗。麻醉苏醒期要求做到快速平稳苏醒，以便于对手术患者神经功能进行早期评估。需拔除气管导管时注意避免剧烈呛咳以免引起颅内出血，保留气管导管的患者也需要避免呛咳和躁动，可以给予适度镇静治疗。

2. 局部麻醉 在患者合作情况下，单纯局部麻醉可以用于钻孔引流术、简单颅脑外科手术、神经放射介入治疗、立体定向功能神经外科手术等。头皮的局部浸润麻醉是关键，目前推荐使用长效酰胺类局部麻醉药盐酸罗哌卡因，常用0.5%罗哌卡因20~40mL，起效时间1~3分钟，达峰值血浆浓度时间为13~15分钟，感觉阻滞时间达4~6小时，具有对心脏毒性和神经毒性低、镇痛效果确切和作用时间长的特点。

（二）麻醉药物

1. 静脉麻醉药

（1）咪达唑仑：具有抗焦虑、催眠、抗惊厥和顺行性遗忘等作用，常用于镇静或全麻诱导。全麻诱导经静脉给药，剂量为0.1~0.4mg/kg，呼吸暂停发生率为10%~77%，需引起重视。临床剂量咪达唑仑可降低脑氧耗量、脑血流和颅内压，对脑缺氧具有保护作用，不影响脑血流自动调节功能，可有效预防和控制癫痫大发作。咪达唑仑对脑电图也呈剂量相关性抑制。

(2) 依托咪酯：为非巴比妥类静脉镇静药，具有中枢镇静催眠和遗忘作用，可以降低脑代谢率、脑血流量和颅内压，具有脑保护作用，由于其心血管效应小、血流动力学稳定，因此脑灌注压维持良好，尤其适用于心血管功能不全的神经外科手术患者。依托咪酯用于全麻诱导剂量为 0.15~0.3mg/kg。长时间输注可抑制肾上腺皮质功能，故不宜连续静脉输注。

(3) 丙泊酚：为一种高脂溶性的静脉麻醉药，具有起效快、代谢快、苏醒迅速完全、不良反应少、持续输注后无蓄积作用等特点，用于全麻诱导和中到重度镇静维持。单次静脉诱导剂量为 2~2.5mg/kg（复合其他镇静药、老年、体弱或颅内高压患者应减量），初始分布半衰期（2~8分钟）非常短。麻醉维持需联合阿片类药物，一般采用静脉泵注 4~12mg/(kg·h) 或靶控输注 3~6μg/mL。临床剂量的丙泊酚可降低颅内压、脑血流量和脑需氧量，增加脑缺血的耐受和减轻脑缺血再灌注脂质过氧化反应。同时丙泊酚具有明显的抗惊厥特性，可以用于癫痫患者控制癫痫发作。丙泊酚对脑电图也呈剂量相关性抑制，大剂量使脑电图呈等电位。

(4) 右美托咪定：高选择性 α_2 肾上腺素能受体激动剂，具有中枢性抗交感作用，一定的镇痛、利尿和抗焦虑、抗唾液腺分泌作用，能产生近似自然睡眠的镇静作用，最大特点是临床剂量对呼吸无抑制，具有脑保护作用，可用于围术期麻醉合并用药，尤其是术中唤醒麻醉。麻醉维持剂量为 0.2~0.4μg/(kg·h)。

2. 吸入麻醉药　所有吸入麻醉药呈浓度相关性脑血流量增加和脑氧消耗降低，由于毒性和麻醉效能原因，安氟醚现已不再应用。

(1) 异氟烷：对脑血流动力的影响呈剂量-效应相关，当浓度大于 1MAC（最低肺泡有效浓度）时，异氟烷增加脑血流量和颅内压，这种作用可被过度通气抑制，但异氟烷能减少脑氧消耗，尤其在脑缺血时可提供一定程度的脑保护作用。

(2) 七氟烷：具有起效快、清醒快和对呼吸道无刺激的优点，可用于儿童和成人快速吸入诱导。七氟烷对脑血流的影响与异氟烷相似，吸入 0.5~1.0MAC 使脑血流和颅内压轻度增加，在大于 1.5MAC 时会出现暴发性抑制、影响脑血流自动调节功能。临床剂量的七氟烷未见引起异常的癫痫样脑电的报道。

(3) 地氟烷：具有血气分配系数低、起效时间短和药效缓和的特点，可以直接扩张脑血管，增加脑血流量及颅内压，降低脑氧代谢率。吸入大于 2MAC 地氟烷时，脑血管自身调节功能消失。

3. 麻醉性镇痛药

(1) 芬太尼：临床最常用的麻醉性镇痛药，对脑血流、脑代谢率和颅内压影响较小。反复注射或大剂量注射易在用药后 3~4 小时发生延迟性呼吸抑制，不利于术后早期拔除气管导管。

(2) 舒芬太尼：镇痛作用是芬太尼的 5~10 倍，作用时间是芬太尼的 2 倍。可使颅内压增高，作用影响强于芬太尼，机制可能是其降低血压反射性扩张脑血管，增加脑血流而增高颅内压。

（3）瑞芬太尼：超短效阿片类药，注射后起效迅速、代谢消除快，无蓄积，经体内非特异性酯酶水解，停药后没有镇痛效应。

4. 肌肉松弛药　绝大多数非去极化肌肉松弛药对脑组织没有直接作用，可以在神经外科手术应用，但高血压和组胺释放引起脑血管扩张可增高颅内压，而低血压（组胺释放和神经节阻滞）可降低脑灌注压。麻醉诱导时可选用罗库溴铵，起效快适于气管插管。维库溴铵和顺阿曲库铵组胺释放作用小，可优先考虑术中应用。有条件建议应用肌松监测仪指导肌松剂应用，但对于一些特殊神经外科手术以慎用或不用肌松药为佳。

（三）麻醉监测

神经外科手术常规监测与其他外科手术相同，但由于其自身疾病和手术的特殊性，术中有时需要做一些特殊监测。

1. 颅内压的监测　围术期监测颅内压有助于对颅内高压的发现和及时处理，通常由神经外科医生在术前行腰穿脑脊液测压或脑室脑脊液压，后者由于操作简单、监测可靠、更能被大多数患者选用，因此被视为颅内压监测的"金标准"。另外还有研究通过植入压力传感器测定颅内压，包括硬膜外压力、硬膜下压力、脑室压力和脑组织压力。

2. 尿量和水、电解质的监测　神经外科手术经常使用渗透性脱水剂和利尿剂降低颅内高压，手术时间较长，术前需置入尿管，术中应每半小时或一小时测定一次尿量，了解出量指导补液，同时掌握电解质的变化，维持内环境的平衡。

3. 神经电生理监测　神经电生理监测应用于神经外科手术可以及时发现手术对神经组织的影响，实时反馈手术信息，指导手术进程，提高患者术后生存质量。目前应用于临床的神经电生理监测技术有脑电图（electroencephalogram，EEG）、肌电图（electromyography，EMG）、躯体感觉诱发电位（somatosensor evoked potential，SEP）、运动诱发电位（motor evoked potential，MEP）、脑干听觉诱发电位（brainstem auditory evoked potential，BAEP）、视觉诱发电位（visual evoked potential，VEP）等。术中应用神经电生理监测技术不影响手术操作，受外界干扰小，通过术中监测并且可以预测、判断手术后神经功能，对于大脑功能区手术、颅后窝手术、脊髓手术、脑血管手术及微创神经外科手术有着重要意义，但影响因素较多，需要多方密切配合。

4. 近红外光谱脑氧监测　脑组织对缺氧缺血耐受性很差，长时间缺氧将导致神经系统并发症，导致患者生存质量下降。因此在神经外科手术有必要实时监测脑组织的氧合状况，以达到脑保护、防治脑缺氧的目的。近红外光谱（near infraredspectroscopy，NIRS）是近年发展起来的一种检测方法，可以直接实时无损地得到患者脑组织的氧饱和度（$rScO_2$），目前鉴于其具有一定技术要求还未能作为常规监测实施。

二、术前麻醉评估

1. 全身情况　麻醉医师术前应访视患者，了解患者的全身情况，结合病史资料、体格检查和实验室检查结果，综合评估患者的全身情况和麻醉风险。根据美国麻醉医师协会（American Society of Anesthesiologists，ASA）分级，将患者全身状况分为6级，即目前临床常用的ASA分级。

ASA分级：

Ⅰ级　正常健康。除局部病变外，无系统性疾病。

Ⅱ级　轻度系统性疾病，无功能受限。

Ⅲ级　重度系统性疾病，日常活动受限，但未丧失工作能力。

Ⅳ级　重度系统性疾病，随时存在生命危险（丧失生活能力）。

Ⅴ级　病情危重，生命难以维持的濒死患者。

Ⅵ级　确证为脑死亡，其器官拟用于器官移植手术。

Ⅰ、Ⅱ级患者一般可以较好耐受手术麻醉，Ⅲ级及以上的患者麻醉风险大，应谨慎评估，综合全身情况和手术指征，判断手术时机。

2. 颅内压　颅内高压的定义为颅内压力（intracranial pressure，ICP）持续大于15mmHg，临床表现为头痛、恶心、呕吐、视神经盘水肿、神志意识状态改变等，严重时导致患者神经系统功能损伤和形成疝，危及生命。CT和MRI检查表现中线移位、脑室大小改变和脑水肿。临床上引起颅内高压的原因有很多，如脑脊液回流不畅、脑血流量增加、脑组织体积增大、体液增多、血-脑脊液屏障破坏（血管源性脑水肿）等。

3. 神经精神系统功能　神经外科手术患者术前评估还需记录患者的精神意识状态，记录是否呈嗜睡、昏迷或伴有癫痫状态；同时注意是否伴有缺氧、呼吸道是否通畅；术前体格检查应注意神经系统功能评估，是否伴有特定的神经功能减退，是否伴有偏瘫失语，是否伴有感觉运动障碍。

4. 术前用药评估　对伴有颅内高压患者术前多应用脱水、利尿治疗，应注意体液和电解质平衡紊乱；中枢介导的内分泌紊乱疾病如垂体瘤应注意有无因应用皮质激素引起的血糖增高。对癫痫状态者术前要使用抗癫痫药或镇静药控制发作，注意监测抗癫痫药的血药浓度。神经外科手术患者术前怀疑或已存在颅内高压避免应用术前用药，以免引起呼吸抑制，导致高碳酸血症，增高颅内压危及生命。而对于颅内动脉瘤、动静脉畸形的特殊患者术前需要镇静，有时需要持续镇静至麻醉诱导前。

三、常见疾病的麻醉管理

（一）颅内占位手术的麻醉管理

颅内占位病变的原因是多种性的，病变部位可位于颞部、额部、顶枕部等，临床表现主要取决于病变的位置、生长速度和颅内压变化,多表现为头痛、抽搐、认知功能减退、部分神经功能减退。

1. 术前处理及用药　术前访视患者重点评估是否有颅内高压及神经系统病变,颅内压正常患者可给予苯二氮䓬类药物(口服或肌内注射咪达唑仑)。特殊用药如皮质激素或抗癫痫药应持续至术前。

2. 术中监测　除一般气管内插管全身麻醉常规监测外,必要时应监测有创动脉血压和中心静脉压,便于动态观察血压变化、采集动脉血样做血气分析指导调节 $PaCO_2$,以及通过中心静脉通路输注液体,必要时泵注血管活性药物。位于特殊部位的占位应进行神经电生理监测,精确切除病变部位,减少手术造成的中枢损伤,如巨大垂体瘤切除应监测视觉诱发电位,可以有效避免视神经损伤。

3. 麻醉特点　颅内占位手术的麻醉重点在于调控脑血流量、预防低氧血症,维持脑功能,麻醉用药选择不升高颅内压的药物。

(1)避免颅内压进一步升高进而影响脑血流,尤其在麻醉诱导和气管插管阶段。诱导前可以应用渗透性利尿剂、激素或脑室穿刺,引流脑脊液,改变颅内顺应性,诱导时可以配合适当的过度通气来降低颅内压,保持一定的麻醉深度,减少应激反应,可以选用丙泊酚、芬太尼配合非去极化肌松剂插管,对于循环不稳定患者可以应用依托咪酯替代丙泊酚。

(2)维持适当的动脉血压,血压过高使脑血流增加,加重脑水肿,导致颅内压增高;血压过低也会影响脑灌注压,进而造成脑功能受损。

(3)根据血气分析结果指导 $PaCO_2$,维持 $PaCO_2$ 在 30~35mmHg。过低的 $PaCO_2$ 可能引起脑缺血和血红蛋白释放氧气障碍。

(4)严重脑水肿和颅内高压的患者术中液体入量应控制,避免应用含糖溶液造成脑缺血损害。术中应用了渗透性利尿剂、高渗性脱水药的患者注意电解质的变化,根据术中实际出血情况决定是否输血。

(5)根据手术进程合理选择停药时机,没有发生神经系统并发症的患者清醒、自主呼吸恢复良好可以拔除气管导管,避免呛咳引起颅内出血或脑水肿。保留气管导管患者注意给予镇静避免躁动。

(二)颅内血管疾病手术的麻醉管理

1. 动静脉畸形　颅内动静脉畸形是先天性血管异常,临床出现症状时往往是在畸形血管破裂后,表现为蛛网膜下隙出血或颅内血肿,严重的伴有脑水肿、颅内高压甚至脑疝。疾病的严重程度取决于血管破裂后出血量、血肿部位、脑疝程度以及抢救是否及时。目前治疗方式有血管内栓塞治疗、放射治疗以及手术切除畸形血管。

麻醉多选用气管内插管全身麻醉,由于术中手术时间较长、出血量较多,麻醉管理比较复杂,重点在于循环管理和脑保护。

（1）术前建立多条大静脉通路，对血管畸形范围大、病变程度严重的手术患者术前需准备血液制品和术中应用血液回收机，还可以术前先行栓塞治疗以减少术中出血，这类患者术中要求建立中心静脉通路和有创动脉血压监测，动态观察血压变化，利于及时处理血压波动。

（2）术中根据手术进程和需要施行中度控制性降压，降低畸形血管壁张力和脑血流，减少术中出血。常用药物有钙通道阻滞剂尼莫地平、血管扩张剂硝酸甘油或硝普钠等，应用控制性降压时需注意降压幅度不宜超过基础血压30%，降压时间不宜过长，尽量在短时间将血压降至所需水平，恢复正常血压后要观察防止颅内压反跳升高、脑出血和脑水肿。

（3）避免颅内压进一步升高，术中给予甘露醇和行适当的过度通气，维持$PaCO_2$在25~30mmHg，有利于减轻脑水肿、降低颅内压，过度地降低$PaCO_2$会进一步加重畸形血管周围脑组织缺氧，加重脑损害。

（4）病变范围大、手术时间长注意施行脑保护措施，必要时给予低温治疗。

2. 动脉瘤　颅内动脉瘤多发生在大脑Willis动脉环的前部，临床上大多数患者因为发生动脉瘤破裂，出现急性蛛网膜下隙出血而发现，典型的症状表现为突发头痛伴有恶心、呕吐，容易致残或死亡，治疗后也有发生再次出血和血管痉挛的可能，再次出血破裂的死亡率高达60%。

（1）术前处理及用药：术前评估重点是了解患者动脉瘤是否破裂、是否伴有颅内高压，根据临床症状及CT扫描结果可以做出判断。没有颅内高压而神志正常的患者，在避免抑制呼吸循环的前提下，为了消除患者紧张情绪，防止发生动脉瘤破裂或再出血，可以给予镇静至麻醉诱导前，常用口服或肌内注射咪达唑仑。

（2）术中监测：动脉瘤手术中可能发生动脉瘤破裂或再出血，使血液丢失过多，因此术中需备血液回收机及开放多条粗大静脉通道，建立中心静脉压监测和有创动脉血压监测，指导液体入量和动态观察血压变化，视手术需要做控制性降压处理减少出血，维持适当低的平均动脉压或收缩压，但平均动脉压不应低于50mmHg避免脑灌注压过低发生脑功能障碍。术中$PaCO_2$维持在25~30mmHg，过度通气引起颅内压过度降低会增加动脉瘤的跨壁压和壁应力，增高瘤体破裂风险。

（3）麻醉特点：动脉瘤手术麻醉重点在于避免瘤体破裂或再出血、避免加重脑缺血或脑血管痉挛。

1）麻醉诱导过程应平稳，在不过度降低血压的同时适当加深麻醉深度，避免发生呛咳、体动等气管插管反应，必要时可联合应用小剂量的β受体阻滞剂或钙通道阻滞剂。

2）麻醉维持过程中，在分离瘤体时行控制性降压是有益的，可以减少出血、良好暴露手术野，利于夹闭动脉瘤。可以通过加深麻醉深度、应用血管扩张剂如硝普钠、钙通道阻滞剂如佩尔地平等做控制性降压，维持适当较低的平均动脉压。注意低血压时间不宜过长，避免发生脑功能障碍，期间可以给予轻度低温措施（冰袋、冰帽）保护脑功能。

3）术前应备好血液回收机及血液制品，术中根据中心静脉压、出血量和尿量指导液体入量，为防止脑血管痉挛，适当扩充容量，保持中心静脉压（central venous pressure，CVP）大于5cmH$_2$O、血细胞比容（haematocrit，HCT）约30%～35%。避免输注葡萄糖溶液，其代谢产生水分引起脑水肿。可以选用平衡盐溶液和代血浆制品。

4）做好控制性呼吸管理，适当地降低PaCO$_2$有利于降低颅内压，术中维持在25～30mmHg，一旦发生脑血管痉挛就不必做过度通气。

5）术中一旦发生动脉瘤破裂，主动施行控制性降压，利于及时阻断供血动脉或暴露瘤颈夹闭，同时积极快速输血、输液，维持血容量，维持基本生命体征平稳，必要时给予血管活性药物处理。

6）手术结束根据患者神经功能状况决定是否拔除气管导管，拔除气管导管时注意保持患者安静、不躁动，避免再出血。

（三）颅后窝手术的麻醉管理

颅后窝手术具有特殊性，常累及脑干、延髓，手术可能损伤脑干生命中枢，同时支配颅面的周围神经集中于此，因此手术较为复杂。常见的颅后窝疾病包括小脑半球肿瘤、小脑蚓部肿瘤、第四脑室肿瘤、脑桥小脑角肿瘤及脑干肿瘤。手术需要特殊体位，多为侧卧位或俯卧位，部分采用坐位，坐位对颅后窝双侧病变手术有突出优势，但给麻醉管理和监测带来困难，增加了气颅、静脉空气栓塞发生的风险。

1. 术前处理　术前访视患者重点在于评估全身情况，尤其是发病以来的循环和呼吸功能状况，同时应注意有无强迫头位及颈部活动受累，这些评估对选择手术入路和手术体位具有重要意义，另外还需了解病变的位置、大小及对周围组织的压迫情况。术前循环、呼吸功能不稳定、脑脊液梗阻、颅内高压等情况需重视，患者处于危象，麻醉风险较大需做特殊处理。

2. 术中监测　除常规标准监测外，有创动脉压和中心静脉压的监测对术中发生并发症的判断和处理具有重要意义。另外PaCO$_2$的变化对监测静脉空气栓塞的发生也具有重要价值，术中维持适当的过度通气，维持PaCO$_2$在30～35mmHg。术中应用脑神经监测技术，可以最大程度地切除病变，同时保护神经功能，降低神经病理学损害。

3. 麻醉特点

（1）麻醉诱导要求平稳，避免血压波动过大、呛咳及屏气等影响颅内压和脑灌注压不良因素，选择丙泊酚等具有脑保护作用的麻醉药物；插管过程中不宜过度后仰头部，避免延髓过度受压。

（2）麻醉深度维持适当，保持血流动力学稳定，选择麻醉效能好、易于调控及具有降低脑代谢的麻醉药物，避免进一步增加颅内压，可以应用丙泊酚联合七氟烷平衡麻醉方法。

(3) 术中液体入量根据中心静脉压、尿量指导，适当补液，首选平衡盐溶液，也可输注代血浆制品，维持尿量 2mL/（kg·h）。

(4) 手术体位不论是侧卧位、俯卧位或坐位，要注意体位摆放不当对患者造成损伤，尽量保持患者舒适，术前应在患者清醒状态下施行体位试验，取得患者配合。

(5) 颅后窝手术发生空气栓塞的风险较大，尤其是坐位手术发生概率增加，由于头高于心脏水平，重力作用使开放的静脉压力低于大气压，空气易从损伤的静脉口、静脉血窦进入静脉系统形成气栓，严重者可引起急性肺动脉气体栓塞症甚至肺动脉梗死、死亡。全身麻醉下，往往首先表现为 $PaCO_2$ 急速降低，但也可伴血流动力学改变症状，如突然的低血压、心率增快、心律失常等。一般只有较大量气体进入静脉才会有明显临床表现。一旦判断发生空气栓塞，应及时处理，维持血流动力学稳定，及早关闭颅腔、中断气源，通过中心静脉通路回抽出进入的空气，如果持续的循环停止应立即将患者置于平卧位进行高级生命支持步骤复苏。

（四）垂体腺瘤手术的麻醉管理

垂体腺瘤多具有分泌激素功能，临床表现依据肿瘤压迫正常垂体组织产生进行性不同内分泌功能紊乱，常见的分泌激素的垂体腺瘤有 ACTH 腺瘤、TSH 腺瘤、GH 腺瘤、PRL 腺瘤等。直径在 10mm 以下的肿瘤通常在显微镜下经蝶骨入路手术，这类手术方式常见；直径大于 20mm 的肿瘤通常行双额开颅手术。

1. 术前处理及用药　术前访视注意不同患者内分泌功能变化，详查激素水平，功能低下者应注意补充，这类患者手术麻醉耐受差，而腺垂体功能亢进者如肢端肥大症等具有特殊面容，可能有困难插管，术前应做好评估。术前用药没有特殊要求，可以给予咪达唑仑稳定患者情绪，减小心理应激。

2. 术中监测　常规气管内插管全身麻醉监测，根据血气分析结果调节麻醉机参数，尽量保持患者呼吸参数符合正常生理水平；特殊患者围术期需进行激素水平动态监测，如 ACTH 和皮质醇水平，当肿瘤切除后可能发生 ACTH 水平降低，应及时补充。合并糖代谢紊乱的患者注意监测血糖和尿糖变化，及时纠正。

3. 麻醉特点　经颅手术入路同一般开颅手术，经蝶入路微创手术具有手术时间短、刺激强度大的特点，因此麻醉用药以选择短效、镇痛强度大的药物为宜。

(1) 术前评估患者是否有插管困难，判断有插管困难患者可以应用纤支镜插管或表面麻醉加清醒插管。

(2) 气管导管选用"U"形异型导管或加强型气管导管，避开患者口唇及其上方空间，配合显微外科手术特点，创造良好手术条件；气管导管需带有气囊，防止围术期各种分泌物流入口腔后进入气道，保障呼吸道管理安全。

(3) 麻醉应用全凭静脉麻醉方法，选用丙泊酚联合瑞芬太尼，麻醉可控性强，术毕患者清醒快、恢复质量高，利于早期拔管。拔除气管导管前需吸引干净口腔内分泌物。为预防术后恶心呕吐，可给予止吐药。

（五）脊柱手术的麻醉管理

施行脊柱手术的疾病原因有多种，常见的有先天性畸形如脊柱侧弯、创伤、退行性病变引起的神经根或脊髓压迫症、肿瘤及感染等，通过脊柱手术可以解除畸形、解除脊髓压迫以及切除肿瘤或引流脓肿、血肿等。

1. 术前处理及用药　术前访视患者重点在于评估是否存在心肺功能障碍和通气障碍，伴有高位截瘫的患者首先评估生命体征，记录神经功能障碍情况。了解手术方式，术中需要做唤醒麻醉的手术如脊柱侧弯矫形手术术前需与患者进行良好沟通；创伤患者明确诊断后与外科医生沟通手术时机，尽可能恢复神经功能；仔细评估患者的头颈部情况，做好特殊插管准备。术前诊断为退行性病变的患者多有明显疼痛，术前用药可以考虑给予阿片类镇痛药，但术前伴有通气障碍或困难气道的患者应避免给予阿片类药物。

2. 术中监测　除了常规监测外，对一些特殊手术需要做特殊监测，如有创动脉血压监测和中心静脉压监测等，需要做控制性降压处理时利于动态观察血压和容量变化。术中需要做唤醒麻醉的患者，麻醉方法选择短效药物为主的全凭静脉麻醉，为避免术中知晓发生及更好调节麻醉深度，应做麻醉深度监测，如脑电双频指数监测或熵指数监测等。术中如果需要监测脊髓功能，可行躯体感觉诱发电位和运动诱发电位监测，避免手术损伤和功能测定。

3. 麻醉特点　脊柱手术多在俯卧位下手术，手术涉及脊柱多个节段，手术方式复杂、风险较大，对麻醉管理要求较高。

（1）麻醉诱导前评估好患者的气道情况和麻醉耐受性，做好困难插管的准备，采取必要的特殊插管方式。

（2）术中需要俯卧位的手术患者，在摆放体位之前注意气管导管妥善固定，建议选择加强型气管导管，避免导管受压、滑脱。俯卧位时应保护患者头面部、胸部、生殖器等部位压迫性坏死，应用软垫等支撑装置尽量使患者舒适，同时避免关节过度外展造成神经损伤。俯卧位下眼睛受压引起眼压增高以及术中低血压发生时间过长会造成视网膜缺血而失明。

（3）预计术中血液丢失过多，术前需准备血液回收装置及备血液制品，术中根据患者情况和手术需要做控制性降压处理减少手术出血，将平均动脉压控制在 55～65mmHg 范围内，掌握好控制性降压指征和明确风险，避免重要脏器灌注不良和失明。

（4）术中出血过多、创面渗血严重时，应注意凝血功能纠正，必要时输注血小板、新鲜冰冻血浆和冷沉淀物。

（5）了解手术方式，术前与术者和患者沟通，术中需要做脊髓功能监测及采用唤醒麻醉方式的手术，麻醉维持用药选择短效麻醉药物，尽可能减少麻醉药物对脊髓功能监测影响及令患者术中按需清醒配合指令性动作，判断脊髓功能状况。

（六）脑外伤手术的麻醉管理

脑外伤可分为开放性和闭合性两类，外伤的严重性与受伤时神经损伤的不可逆程度以及有无继发性损伤有关。常见的脑外伤有颅骨骨折、硬膜下硬膜外血肿、脑挫裂伤、穿通伤等，多数为急症手术，伴有不同程度意识障碍甚至昏迷，若合并其他脏器损伤增加死亡率。一般采取手术治疗，术前CT检查可以明确诊断。

1. 术前处理及急救　迅速评估患者呼吸及气道情况、循环状态、神经系统状态，了解有无复合伤及既往慢性病史，对这类外伤患者尤其是重型颅脑损伤患者，应采取有效措施控制呼吸道、保证有效的通气和氧合、及时纠正低血压。

2. 麻醉管理

（1）所有患者应按饱食状态处理，麻醉诱导前尽可能安置胃管，抽出胃内容物，气管插管前正压通气时压迫环状软骨。诱导用药选用起效迅速药物，如丙泊酚、罗库溴铵，伴有循环不稳定患者减少丙泊酚用量或改用依托咪酯。

（2）严重脑外伤患者尽快建立有创动脉血压监测和中心静脉通路，积极纠正低血压，动脉血压过低影响脑灌注压继发脑功能损伤，动脉血压应维持在正常水平，过高血压加剧脑出血而且升高颅内压，处理上可以通过加深麻醉或者给予抗高血压药物。

（3）避免颅内压进一步增高，取头高位15°，适当地过度通气，维持$PaCO_2$在30~35mmHg，去骨瓣前快速给予甘露醇控制脑水肿、降低颅内压。

（4）术中根据中心静脉压指导液体入量，适当限制液体入量避免加重术后脑水肿的发生。但伴有大出血、低血压时应积极输液输血。脑外伤患者多伴有血糖升高，可进一步加重脑损害，因此，术中需监测血糖，对于高血糖者，可以给予胰岛素治疗。

（5）严重脑外伤患者可能伴有凝血功能异常，对这类患者凝血功能进行及时监测和维持也是成功治疗该类患者的关键环节，应监测国际标准化比值、激活凝血酶原时间、血小板计数等，凝血功能异常发生与脑损伤程度相关，可以通过输注血小板、新鲜冰冻血浆和冷沉淀物甚至重组激活Ⅶ因子治疗。

（6）手术结束根据患者神经系统功能情况、术前外伤严重程度、是否有复合伤等判断能否拔除气管导管。术前意识清楚、手术顺利的患者应清醒尽快拔管，尽早评估神经系统功能；严重脑外伤、持续颅内高压患者术后需保留气管导管，镇静带机。

四、术中唤醒麻醉

术中唤醒麻醉指在手术过程中的某个阶段要求患者在清醒状态下配合完成某些神经测试及指令动作的麻醉技术，主要包括局部麻醉联合镇静或真正的术中唤醒全麻（asleep-awake-asleep）技术。通过唤醒麻醉的实施，可以保持患者在唤醒状态下进行脑组织定位和脑功能监测，尽可能合理切除脑功能区病变，同时最大范围保留正常脑组织，减少术后并发症，提高患者生活质量。

唤醒麻醉技术目前广泛应用于脑功能区手术，其具体实施的过程包括麻醉-清醒-麻醉三个阶段，要求麻醉医生根据手术不同阶段做出不同麻醉深度调节，确保患者在唤醒时达到完全清醒配合脑功能区监测，避免术中发生麻醉相关并发症。

1. 术前访视　麻醉医师术前访视时首先要注意患者的合作程度，通过与患者良好的谈话沟通，消除患者的紧张、焦虑情绪，详细解释麻醉具体过程以及可能产生的不适，取得患者的理解配合。同时还应注意患者的神经功能状态以及在此期间的用药情况。术前避免应用镇静药，减少对皮层脑电描记的影响。

术中唤醒麻醉的禁忌证包括术前意识不清、精神障碍、交流理解困难、术前严重颅内高压、低位枕部肿瘤、与硬脑膜有明显粘连的病灶及无经验的神经外科和麻醉科医师。

2. 麻醉方法与麻醉药物选择　术中唤醒麻醉目前多选用局部浸润麻醉联合全身麻醉，局麻药物采用长效酰胺类药物盐酸罗哌卡因，心脏毒性和中枢神经系统毒性小，以0.5%罗哌卡因用于头皮切口20mL和颅钉处浸润5mL；还可以根据不同切口部位通过做选择性三叉神经感觉支阻滞，包括耳颞神经、颞浅神经、眶上神经、滑车神经、枕大神经、枕小神经，做头皮局部麻醉，每支神经0.5%罗哌卡因2~5mL，效果更好。神经外科医师局部麻醉技术是关键，完善良好的局部麻醉效果可以减少全身麻醉用药、控制血流动力学稳定，唤醒阶段患者没有疼痛刺激，可减少躁动发生。

全身麻醉方法多选用全凭静脉麻醉，短效麻醉药物可控性更好，丙泊酚和瑞芬太尼是常用选择，多采用静脉泵注或靶控输注模式。近年来右美托咪定（Dex）的临床应用得到关注，由于其没有呼吸抑制不良反应，提高了在唤醒手术中应用的安全性。

3. 术中麻醉管理　术中唤醒手术体位多为仰卧位或侧卧位，应注意在麻醉前给予患者体位固定，尽量保持患者舒适，在腋下、背部、双腿等放置垫枕，四肢留有一定活动空间，避免唤醒阶段患者因体位不适发生躁动。

术中常规监测生命体征，应有呼气末二氧化碳分压（$PetCO_2$）监测，视手术需要决定是否给予有创动脉监测，癫痫患者的有创动脉置管需在发作肢体的对侧。术中联合与麻醉深度密切相关的脑电生理监测指标，如脑电双频指数（BIS）、听觉诱发电位（AEPi）、麻醉熵、麻醉意识深度指数（CSI）等，可以指导麻醉深度的判断和麻醉药物的输注，有助于提高唤醒的可控性。

头皮和头钉处的长效局麻药做局部浸润麻醉可以减少全身麻醉药物用量，在唤醒期间兼具有镇痛作用减轻患者的疼痛和不适。常用0.5%罗哌卡因，起效1~3分钟，感觉阻滞时间可达4~6小时。全身麻醉药物采用靶控输注丙泊酚和瑞芬太尼，在开、关颅期间疼痛刺激较大，可适当加大麻醉深度，一般给予丙泊酚3~6μg/mL、瑞芬太尼4~6ng/mL，在临近唤醒期间逐渐减浅麻醉深度，适当给予镇痛药如曲马朵2mg/kg避免唤醒期间疼痛刺激。唤醒期间以丙泊酚 0.8~1.0μg/mL、瑞芬太尼 1ng/mL 维持。术中应给予格雷司琼或苯海拉明等止吐药，避免因恶心呕吐给患者带来不适发生躁动、颅内压升高。右美托咪定由于具有镇静、镇痛作用且没有呼吸抑制不良反应，可以联合瑞芬太尼和（或）丙泊酚进行术中唤醒麻醉，常用右美托嘧啶 0.1~0.3μg/（kg·h）输注。

唤醒麻醉术中气道管理是难点和关键。早期应用面罩、口咽/鼻咽通气道等保持患者自主呼吸，术中易出现脉搏血氧饱和度下降、高碳酸血症。以后应用气管内插管，但由于气管导管对呼吸道的刺激较强，在唤醒阶段患者难以忍受气管导管的刺激容易发生躁动、呛咳，升高颅内压。目前多推荐应用喉罩，喉罩是介于气管内插管和面罩之间的通气工具，可以保持患者自主呼吸，也可实施机械通气。尤其是第三代双管喉罩即食管引流型喉罩（PLMA）具有较大的杯罩和双罩囊，与咽部更加匹配，与呼吸道的密封性更好，其呼吸道密封压比传统的喉罩高 8~11cmH$_2$O，在设计上增加了食管引流管，沿引流管放入胃管，及时排出胃内容，防止误吸的发生。喉罩的应用加强了呼吸道的管理，但在使用 PLMA 时应密切观察置入后气道压力的变化，避免位置不当、过浅过深、弯曲打折，影响通气效果。

4. 术中及术后并发症　术中唤醒麻醉为脑功能区手术定位提供了良好的条件，一方面保持术中合适麻醉深度、血流动力学稳定，另一方面通过患者清醒状态配合完成神经功能评估，为手术成功提供了保障，但术中唤醒麻醉仍然可能出现一些并发症，危害性巨大，包括呼吸抑制、癫痫发作、疼痛、烦躁不安、呼吸道梗阻、恶心呕吐、颅内压增高、低血压或高血压、低温寒战、空气栓塞等，其中呼吸系统并发症最为常见，虽然应用喉罩有效地管理了气道，仍应警惕喉痉挛的发生，整个围术期间应注意保持呼吸道的通畅，减少分泌物。对于癫痫发作的患者仅是短暂轻微发作可暂不处理，发生惊厥或全身性发作必须立即处理，包括保持呼吸道通畅、镇静、避免刺激、维持生命功能，可以给予丙泊酚静脉注射或地西泮控制惊厥。术中预防性应用止吐药可以有效减少唤醒期间和术后恶心呕吐，避免因尿潴留、尿管刺激等不良刺激和疼痛导致患者烦躁不安，提倡完善的镇痛、适度保温以及稳定血流动力学，尽量减少术中术后并发症。同时要注重患者的心理状态，避免导致唤醒手术后引起严重的创伤后心理障碍（posttraumatic stress disorder，PTSD），术前良好的沟通、术后情绪调节、认知行为治疗等有利于这类手术患者的心理治疗。

五、术后麻醉管理

神经外科手术患者术后早清醒、早拔管有利于患者神经系统功能早期评估和恢复，这类手术患者术后麻醉管理重点在于合理选择气管导管拔除时机和相关并发症的预防和处理。

1. 气管导管拔除　神经外科手术患者气管导管拔除时机一般选择在较深麻醉状态（意识未完全清醒）、生命体征平稳、自主呼吸恢复良好、吸入空气 5 分钟脉搏血氧饱和度（SPO$_2$）≥95%时，拔管前仔细清理呼吸道分泌物，同时准备好口咽、鼻咽通气道及插管器具，以备再次插管。但对于术前评估气道困难的患者，以及行经鼻蝶垂体腺瘤切除手术的患者，要求患者必须意识恢复清楚再拔除气管导管。拔除气管导管动作轻柔，避免患者发生剧烈呛咳引起颅内出血、颅内压增高，可以静脉给予小剂量丙泊酚 20～30mg 或利多卡因 1.5mg/kg。

2. 神经外科手术麻醉后常见并发症及处理

（1）呼吸道梗阻、低氧血症：分泌物增多、舌后坠、声门水肿等是常见的呼吸道梗阻原因，严重呼吸道梗阻可以引起急性肺水肿，通过充分吸引分泌物、托下颌、放置口咽或鼻咽通气道可以改善呼吸道通畅。低氧血症发生多见于麻醉药和肌肉松弛剂蓄积、残余作用以及循环不稳定的患者。处理上予以吸氧、呼吸通气支持，适当给予催醒药物、肌肉松弛剂拮抗药物。如果是因为循环不稳定原因，应同时改善循环支持，必要时给予输液输血或血管活性药物。

（2）高血压或低血压：术后高血压多见于患者术前有高血压病史、疼痛、尿管刺激不适、缺氧、二氧化碳蓄积等，应仔细分析判断原因，对因治疗处理。如术前即有高血压并正规服药降压患者，可以给予其术前同类降压静脉制剂予以降压处理；因疼痛刺激引起血压增高，可以给予阿片类药物镇痛处理。术后低血压警惕手术部位出血、术中体液丢失容量不足，注意观察引流管中引流物的颜色和引流量。

（3）躁动：术后躁动多由于各种有害刺激诱发或加重，常见原因包括疼痛、气管导管刺激、导尿管刺激等，处理上可给予镇痛药物舒芬太尼、芬太尼或小剂量镇静药物咪达唑仑、丙泊酚等，但要警惕药物过量引起的呼吸、循环抑制。

（4）恶心、呕吐：神经外科手术后恶心、呕吐发生较常见，可静脉给予止吐药物 5-羟色胺受体阻滞剂如恩丹司琼、格雷司琼等，也可联合应用地塞米松、氟哌利多增强止吐效果。

（5）寒战：神经外科手术一般时间较长，术中室温较低、失血失液、大量未加温液体输注引起体温降低、寒战发生。可以通过加强保温措施、减少体热丢失及静脉给予曲马朵 1～2mg/kg 缓解寒战发生。

（赵俊山）

第四节　神经外科体表定位标志

人体表面常因骨或肌的某些组分形成可以看到或触及的凹凸、孔缝，称为体表标志。临床上常利用这些标志作为确定深部器官位置、判断血管和神经走向以及穿刺定位的依据。神经外科相关的一些体表定位标志，对于手术切口的设计、入路的选择具有重要意义。

一、体表标志

额结节：额骨两侧的隆起称额结节，深面分别正对同侧大脑半球额中回。

眉弓：系眶上缘上方弓形隆起，眉弓适对额叶下缘，其深面有额窦。双眉弓内侧之间的平坦部为眉间。

眶上孔：位于眶上缘的前中 1/3 交界处，也称眶上切迹。眶上血管和神经由此穿过。压眶反射即为按压该处。

颧弓：由颧骨的颞突和颞骨颧突构成的骨弓，其上缘相当于大脑半球颞叶前端下缘，深层为颞肌。颧弓将颅骨侧面分为上方的颞窝和下方的颞下窝。

颞线：顶骨表面的中部的稍下方，自前向后的两条弓状骨线，为上颞线和下颞线，下者略显著。是颞肌的附着点。

顶结节：颞线中央的最隆凸处，称为顶结节。其深面为缘上回；下方 2cm 适对大脑半球外侧沟的后支末端。两侧顶结节的连线长度是头部的最宽处。某些哺乳动物，顶结节是生长犄角的地方。

翼点：位于颧弓中点上方两横指（约 3.5~4cm）、额骨角突后方 3.5cm 处，为额、顶、颞、蝶 4 骨相接处形成的"H"形骨缝。此处骨质菲薄，内面有脑膜中动脉额支通过。

乳突：位于耳的后下方，其根部的前内方有茎乳孔，面神经由此出颅。乳突后部的颅底内面有乙状窦沟。

星点：枕、顶和颞骨乳突部汇合处，即顶乳缝与颞鳞缝的相交点。相当于人字缝下端，位于乳突尖后缘向上 5mm 处，正对乳突上嵴的尾端，其深面为横窦与乙状窦交汇点。

枕外隆凸：位于项后皮肤纵沟的上端，是后枕部中线处突出的骨结。其内面为窦汇。枕外隆凸（枕外隆凸）向两侧的弓形骨嵴称上项线；其下方有与上项线平行的下项线。

颅缝：主要有冠状缝、矢状缝和人字缝。额骨与两侧顶骨连接构成冠状缝，可于两侧翼点之间扪及。两侧顶骨连接为矢状缝，呈矢状位走行，其深面为上矢状窦和大脑纵裂。矢状缝多不位于正中，而是稍微偏右。后接人字缝。人字缝系两侧顶骨与枕骨链接成的骨缝，呈"人"字状。由人字缝和矢状缝交汇的人字点走向两侧乳突基部。

颞鳞缝：前起翼点、后至星点，介于颞骨、额骨与顶骨之间的骨缝。

枕乳缝：枕骨与乳突后缘间的骨缝，属人字缝向枕骨的延伸。

顶乳缝：顶骨与乳突基部的骨缝，属人字缝向顶骨方向的延伸。

颅囟：新生儿颅骨尚未发育完全时，被纤维组织膜充填，称颅囟。前囟最大，位于矢状缝前端与冠状缝相接处，呈菱形，生后 1~2 岁闭合。后囟在矢状缝与人字缝相接处。出生后约 3 个月左右即闭合。此外还有蝶骨大翼尖端处的蝶囟，顶骨后下角处的乳突囟，它们都在生后不久闭合。

二、体表投影

采用 Kronlein 颅脑定位法，确定图示 6 条标志线，以描述脑膜中动脉和大脑半球背外侧面主要沟、回的位置及体表投影（图 2-1）。

脑膜中动脉：动脉干经过④与①交点，前支通过④与②的交点，后支则经过⑥与②交点。

中央沟：投影在④与②交点与⑥和③交点的连线上，介于⑤与⑥间的一段。

中央前、后回：分别投影于中央沟投影线前、后各1.5cm宽的范围内。

外侧裂：其后支在②与中央沟所成夹角的等分线上，此线由④斜向⑥，其中份为颞横回。

Broca区（运动性语言中枢）：在优势半球侧④与②交点前上方。

角回：耳郭上方，在优势半球是Wernicke区的一部分。

角回动脉：位于外耳道上方6cm。

大脑下缘：由鼻根中点上方1.25cm处向外，沿眶上缘向下后，再经颧弓上缘向后，经外耳门上缘连线至枕外隆凸。

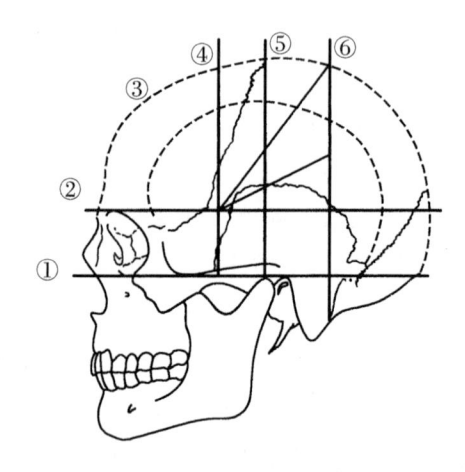

图2-1 颅脑结构表面定位的标志线

①下水平线：通过眶下缘与外耳门上缘的线。②上水平线：经过眶上缘，与下水平线平行的线。③矢状线：是从鼻根沿颅顶正中线到枕外隆凸的弧线。④前垂直线：通过颧弓中点的垂线。⑤中垂直线：经髁突中点的垂线。⑥后垂直线：经过乳突根部后缘的垂线。这些垂直线向上延伸，与矢状线相交。

三、脊柱的表面标志

舌骨上缘：平第3颈椎（C_3）棘突。

甲状软骨上缘：在第4、5颈椎（C_4、C_5）椎体之间。

环状软骨：平第7颈椎（C_7）椎体。

隆椎：第7颈椎（C_7）棘突，头前屈时此棘突最为后突。

两侧肩胛冈连线：平第三胸椎（T_3）棘突。

肩胛下角：平第七胸椎（T_7）横突。

脐：平第三腰椎（L_3）横突。

两侧髂嵴最高点的连线：正对第 4 腰椎棘突或第三、第四腰椎（L_3、L_4）棘突间隙。

两侧髂后上棘连线：平第二骶椎（S_2）棘突。

（仝兆锋）

第五节 体位与手术入路

一、开颅手术一般原则

1. 术前准备及用药

（1）术前晚上淋浴和洗头：如需要，同时剃头。手术消毒前可用甲紫在头部标画出中线、切口和邻近重要结构的体表位置。

（2）肿瘤患者如果术前应用激素治疗，术前 6 小时增加 50% 剂量。术前未用者，术前 6 小时地塞米松 10mg 静脉滴注。

（3）如已经服用抗癫痫药，继续同样剂量。如术前未用抗癫痫药且手术涉及脑组织者，给予抗癫痫药，如苯妥英钠 300mg，每 4 小时口服 1 次（早晨用少量水服下），连用 3 次。

（4）感染性手术，应在手术前给予抗生素。如为无菌手术，术中可预防性应用抗生素。

（5）推荐使用充气压力靴或长筒弹力袜，避免下肢静脉血栓。

2. 麻醉 对于一些相对简单的手术，如头皮肿物、颅骨骨瘤、慢性硬膜下血肿钻孔引流可采用局部麻醉，同时静脉给药镇痛。绝大多数神经外科手术需要全身麻醉。

3. 体位 依手术部位而定，选取体位的原则是争取手术野的良好暴露，有利于术操作，长时间体位摆放不应造成患者身体损害，头部不宜过低过高，避免出血过多或气栓。具体如下：①仰卧位。适用于额、颞和鞍区病变，头部可偏向手术对侧。②侧卧位。适用于颞、顶、枕、颅后窝和脊髓手术，可增加侧卧角度以利暴露。③俯卧位。少用，适用于枕部、颅后窝和脊髓的手术。④坐位。少用，适用于颅后窝和高段颈髓的手术。

4. 手术切口选择 一般原则是选择入路距离近，同时避开重要结构和功能区，又可获得最佳手术视野（图 2-2，图 2-3）。在神经导航设备、内镜等辅助下，可以选择小切口小骨瓣锁孔入路（keyhole）。幕上开颅皮瓣基底应朝向供血动脉方向，基底宽度一般不<5cm，皮瓣不宜过高，横与高比不宜超过 1∶1.25。

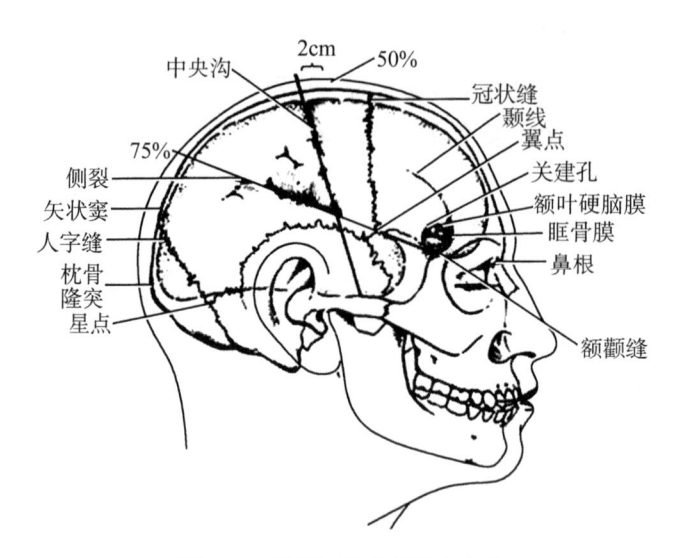

图 2-2 脑重要结构的体表定位

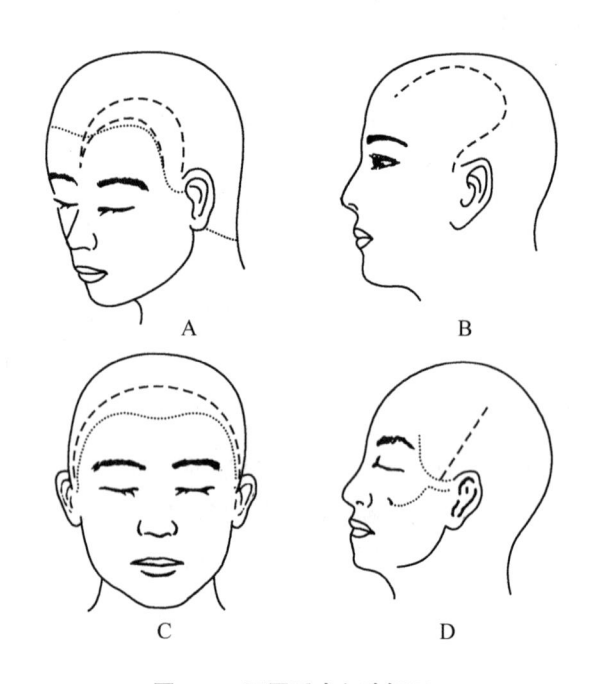

图 2-3 不同手术入路切口
A. 额颞瓣入路；B. 改良翼点入路；C. 双侧额颞瓣（冠瓣）入路；D. 骨窗开颅手术入路

二、标准开颅术

1. 头皮切开　头部局部麻醉后，术者和助手每人用一只手，手指并拢用纱布压在切口两旁，一次切开皮肤长度不应超过手指范围，深度到达帽状腱膜下，头皮夹止血，手术刀锐性或钝性分开帽状腱膜下至皮瓣基底。皮瓣下填纱布卷翻向下方，盐水纱布覆盖。

— 58 —

2. 骨瓣成形　如骨瓣游离，可切开和仔细推开骨膜或肌肉筋膜。如保留肌蒂和骨膜，可切开远侧骨膜，分别打孔。一般打孔4~5个，如应用铣刀，骨孔可适当减少。不易出血部位先钻孔，近静脉窦和脑膜中动脉处最后钻孔。如怀疑颅内压高，应在钻孔前静脉输注20%甘露醇250mL，降低颅压。在相邻两个骨孔穿入线锯导板，带入线锯锯开骨瓣。肌蒂处可在保护肌蒂下锯开，也可两侧咬骨钳咬开。骨瓣取下后，骨窗边缘涂骨蜡止血。

3. 硬脑膜切开　切开硬膜前，应将术野冲洗干净，骨缘四周悬吊硬膜，避免硬膜塌陷出现硬膜外血肿。骨缘四周铺湿棉条，手术者洗净或更换手套。硬膜可十字切开，颅后窝为"Y"形切开，"U"形切开硬膜时基底应在静脉或静脉窦方向。切开中如血管出血，可用银夹止血，尽量避免电凝。造成硬膜回缩，关颅时缝合困难。如硬膜张力高时，可穿刺脑室或肿瘤囊腔，降低颅压，避免切开过程中损伤脑组织。翻开的硬膜应悬吊，用湿棉条覆盖。

4. 脑切开　脑组织切开部位应选择在非重要功能区和距离病变最近的部位。尽量利用脑沟、裂切开脑组织，减少脑组织的损伤。囊性肿瘤或脑内血肿可尝试用脑室穿刺针穿刺病灶，吸除部分内容，达到减压效果，但不要抽空所有内容，抽空所有内容以后寻找病灶时比较困难。穿刺针可以留置以引导病灶的定位，如果穿刺的隧道可以找到，也可拔除。

5. 缝合伤口　手术结束后，应用生理盐水冲洗至清亮为止。并询问血压，不宜在血压低时缝合伤口，以免术后出血；减压性手术，可不缝合硬膜。尽可能严密缝合硬膜，避免皮下积液，如硬膜缺损，可应用骨膜、筋膜或人造硬膜进行修补。游离骨瓣可用粗缝线、钢丝或钛夹固定。带蒂骨瓣可缝合肌肉筋膜和骨膜固定。缝合肌肉、帽状腱膜和皮肤，每隔1cm缝合一针，分层缝合。如留置外引流管，须在切口外引出，外接引流袋。

术中气栓：当板障静脉或硬脑膜静脉窦暴露于空气时，手术都有潜在形成气栓的致命危险。血管内是负压时（头位高于心脏位置）空气可被血管内血液带走，积存于右心房内，静脉回流减少引起低血压，也可引起心律失常。特殊的气栓可发生在卵圆孔未闭或肺动静脉瘘，可产生缺血性脑梗死。头的位置越高，负压越明显，气栓的发生率越高。气栓可发生于任何头部高于心脏的手术。检测方法不同，发生率差距很大，用多普勒检测估计坐位手术的气栓发生率约为2.5%~7%。有明显气栓危险手术，如坐位手术时，要求心前区多普勒监测并在右心房放置中心静脉导管。①气栓诊断：发生气栓时，最早表现是末梢血PCO_2下降。心前多普勒也可提示气栓。血压可呈进行性低血压。②气栓的治疗：发现并闭塞空气进入位置，快速用湿海绵盖住伤口，用骨蜡抹骨缘；尽可能降低患者的头（30°或水平面下）；压迫颈静脉（最好压迫双侧）；使患者左侧卧位（空气积于右心房）；经中心静脉导管从右心房抽吸空气；给患者吸入纯氧；麻醉中不能继续使用一氧化氮（会加重气栓）；使用升压和扩容药维持血压。

(仝兆锋)

第六节 颅底手术入路基本原则

颅底外科是跨神经外科、耳鼻咽喉-头颈外科和口腔颌面外科、整形外科的交叉学科。颅底病变位置深在，解剖关系复杂，毗邻重要的脑神经与颅底血管，又与眶、鼻和鼻窦等邻近器官关系密切，术中常涉及多器官的处理与保护，手术难度很大。因此，颅底手术入路的设计原则是：即能充分显露和切除病变，同时又能有效地保护好毗邻重要的结构，并且要注意量化和个体化设计。

一、颅底手术入路的设计原则

根据病灶的位置选择最佳的手术入路。颅底骨质凸凹不平，神经血管相互交错，构成了颅底解剖的复杂性。颅底外科手术可供操作的空间狭小，通常需要充分打开蛛网膜下隙（池），在神经、血管之间分离和切除肿瘤。脑神经和重要动脉、静脉的损伤都会给患者带来严重的术后并发症，术后生活质量下降，甚至造成患者术后死亡。应该强调的是，颅底外科医师制订手术计划时，应正确做出颅底肿瘤术前的评估，要针对每个病例的特点做出个体化的设计方案。除认真选择手术入路外，还要充分估计术中可能发生的意外，并制定出预防和处理的措施。设计颅底手术入路一般遵循以下三个基本原则：

1. 选择尽可能短的手术路径，以缩小操作距离，同时避开重要功能的解剖区域。
2. 充分利用已有的或潜在的自然空隙作为手术通道，如颅底池、硬膜下腔及可牵开的肌肉间隙。
3. 颅骨骨窗的大小、位置合理有效，尽量减少对脑组织的牵拉。采用磨除颅底骨质的方法，来达到减少脑组织牵拉的目的。术中能避免损伤神经、血管，同时入路要求简便、创伤小，易推广，并注重外观和便于颅底重建。在应用新的颅底手术入路前，应先进行解剖研究和设计，并反复验证。为满足上述原则的要求，不仅应熟悉和掌握手术区域各个解剖层次的重要结构，而且必须对这些结构间的相互关系有着非常清楚的认识。

二、颅底外科手术入路应用原则

实施颅底显微手术前，需先明确以下几个主要问题：
1. 术前正确估计肿瘤的大小、性质、侵袭方向。
2. 对神经影像提示肿瘤周围的改变有正确认识，如要辨认清楚肿瘤的边界、肿瘤与周围组织粘连程度。
3. 皮瓣和骨瓣的设计原则　选择手术入路时，应选择距离病灶近、避开重要结构和功能区、能获得最佳视野的手术入路，同时还要考虑到皮瓣的血液供应和美容问题，幕上开颅多采用基底朝向供血动脉方向的弧形切口或问号形切口，皮瓣基底宽度不应小于55cm，皮瓣基底与高径的比例最好超过1∶1.25,切勿采用呈倒烧瓶状皮瓣,以防术后皮瓣边缘缺血坏死。幕下多采用弧形、直线或拐杖形切口。各部位的开颅方法略有不同,如颞部手术多采用瓣前翻、肌骨瓣翻向颞侧,而硬脑膜翻向中线。而额部切口常为皮瓣、肌瓣、骨瓣一同翻向额下方。

4. 术中对肿瘤边界的标志要有正确的辨认,术前要准确评估肿瘤的切除程度,术中避免过度切除,并制定预防损伤周围正常组织的措施。对这些问题的得当处理将明显增加肿瘤全切率,减少术中的副损伤,提高手术疗效。颅底外科手术应遵循以下原则:

(1) 完善的术前计划:在处理颅底病变前,必须了解病变与其毗邻结构的解剖关系,包括相关的颅骨解剖、病变与脑神经、硬膜和血管的关系。神经外科医师应在实验室学习颅底三维解剖,这是每一位颅底显微外科医师必须具备的基本知识。

(2) 良好的手术显露:采用最短的手术路径和获得良好的手术显露是手术成功的关键步骤。依据颅底解剖特征,选择路径最短和显露最充分的入路进行肿瘤切除,术中避开重要的神经和血管结构。这要求术者必须具备扎实的显微神经外科技术和熟悉颅底显微解剖知识。选择合适的颅底手术入路和适当的颅底骨质切除,这要求开颅的骨窗缘必须达颅底,以减少视野死角,才能达到良好的手术显露,有效地显露病变,这样既可安全地切除病变,又可最大限度地保护神经血管结构。

(3) 正确有效的止血术:开颅时各种出血的止血方法见表2-3。颅骨出血,包括颅骨板障和颅骨导静脉出血可采用骨蜡封闭止血。在出血处均匀涂一薄层骨蜡,然后用纱布和棉片压实,再检查是否还有出血。不要认为厚厚贴上一块可确保"万无一失",过厚的骨蜡不但相对容易脱落而且易产生异物排斥反应。对于鞍区肿瘤,尤其是脑干及其周围区域的肿瘤切除,尽量做到少用双极电凝,一般的小渗血用明胶海绵压迫即可达到有效的止血。由于脑组织娇嫩,且组织内血管往往很细,脑内血管出血后易发生退缩,需采用吸引器配合将血管吸出来,同时用双极电凝止血。止血时电凝功率要恰当,另外应选择管径恰当的吸引器,以能够吸出血管而不破坏脑组织为宜,电凝血管要与断裂的血管垂直。

表2-3 神经外科术中止血方法

出血部位	止血方法
动脉出血	双极电凝
颅骨出血	骨蜡
硬脑膜出血	银夹、缝扎法、双极电凝止血,以及小纹钳钳夹止血、悬吊止血、吸收性明胶海绵或止血纱布压迫止血
静脉窦出血	吸收性明胶海绵或止血纱布压迫止血,静脉窦的裂伤可以缝合重建静脉窦
皮层静脉出血	电凝或压迫止血

静脉窦损伤的处理原则:控制出血、避免气栓及恢复窦腔。处理这类损伤时,切勿急于探查静脉窦损伤区,应先做好术野的显露,将破裂的静脉窦两端暴露出来,并做好一切止血

和输血的准备工作。适当抬高床头,然后揭除受损窦壁上的骨片、血块或临时止血材料,随即用吸引器吸住出血点,迅速查看破口状况,弄清情况后压迫控制出血,根据静脉窦破损情况选用适当修补方法。①小裂伤:可用肌片或吸收性明胶海绵贴附于裂口上,轻压片刻即可止血,然后行"8"字缝合,固定止血材料,以免松动。②线形撕裂伤:采用缝合法,即以细丝线将裂口对位间断缝合。方法是用脑压板平压在裂口上或于受损窦的远近两端加压控制出血,继而边退边缝,至最后2~3针时暂不打结,以便排放部分血液冲出腔内血块,然后再打结。③窦壁缺损:系指静脉窦破口不规则并有缺损时,无法直接缝合,以肌肉或吸收性明胶海绵覆盖有陷入窦腔造成栓塞之虑,故须采用翻转附近硬脑膜外层掩盖缝合,或以骨膜、筋膜片修补破孔的方法,整复窦壁,再用医用胶加固。④静脉窦横断伤:即静脉窦已断裂为两段,处理极为困难,若属非主要静脉窦则可予以结扎,但若为上矢状窦中后段、右侧横窦或乙状窦,则须予以吻合或修复,以重建窦腔血流。通常可采用大隐静脉、硬脑膜、大脑镰、小脑幕或人工血管材料施行静脉窦成形术。术中适当抬高床头,窦两端暂时断流,要注意防止气栓,必要时需在远近端窦腔放置暂时分流管,保持窦内血液流畅,以免因静脉血回流障碍而发生急性脑膨出。吻合完毕时最后几针不打结,待拔除分流管、排除凝血块之后再打结。

(4)充分利用"自然通道":如潜在的腔隙、颅底骨、脑底池、可牵开的肌肉及颅底肿瘤的潜在间隙,同时注意避免神经和血管损伤。采用磨除颅底骨质的方法,在扩大显露的同时可减少对脑组织的牵拉,这符合现代微创原则。

5. 肿瘤切除的方法和策略 对良性肿瘤原则上应争取全切,且最大限度地保留功能;对恶性肿瘤应在不损伤神经功能的前提下,主张尽可能整块和完全切除肿瘤,避免肿瘤的快速转移,至少要达到充分减压的目的。对有包膜的肿瘤,可先将肿瘤沿表面的包膜向四周分离,然后切开包膜,瘤内分块取瘤。当瘤内张力降低后,瘤壁将自然塌陷,易与周围组织分离,有利于保存神经血管结构。包膜与周围组织粘连紧密,常有下列情况:①粘连区内有血管或神经分支被肿瘤包绕,如果是供瘤血管牵扯,将血管电凝切断后,包膜自然与周围组织分离。②瘤结节嵌入脑组织内,将瘤结节内的肿瘤切除,瘤包膜即松解,易于分离。③肿瘤包膜与大血管或神经粘连紧密,说明肿瘤与神经或血管之间的蛛网膜界面已丧失,切忌盲目分离而损伤血管。④肿瘤有来源于正常的血管参与肿瘤的供血,在重要区域,应采取瘤内取瘤的切瘤方式,逐渐向周围扩大分离切除,注意须在直视下进行操作。

6. 保护神经功能,减少并发症 把保护脑神经和脑组织功能,提高患者术后生活质量作为决定手术的主要依据,不能盲目追求肿瘤的全切除率,而忽视术后并发症。由于颅底病变位置深在,手术操作时间长,因此手术应减少脑组织暴露时间和减少对脑组织的牵拉,可采用相应的保护措施:①用湿吸收性明胶海绵和脑棉片覆盖在暴露的脑组织表面,特别是要贴覆在牵拉部分的脑组织表面。②牵拉用的脑压板应表面平滑,且应与所牵脑组织的形状相适应,最好采用自动牵开器固定脑压板,并定期间隙放松脑压板,避免因牵拉而产生牵拉伤,这对于保护脑组织和神经十分重要。③降低颅内压,减轻脑组织张力,以提高脑组织和神经对牵拉的耐受性。如术前腰穿置管放液、术中充分打开脑池引流脑脊液或术中穿刺脑室、过度换气等。④术中应用脑保护剂,如甘露醇、类固醇激素、钙通道阻滞剂等。

7. 有效控制颅内压　充分释放脑脊液,有效地控制颅内压,可改善手术显露,减轻脑组织损伤。选择最佳的入路,充分利用解剖间隙,必要时采用神经导航技术和内镜辅助技术,以达到有效降低颅内压,使脑组织松弛的目的。术前可采取抬高手术床头和腰穿置管引流脑脊液,术中可采取脑室穿刺和应用甘露醇等脱水降压药等方法控制颅内压。同时,脑组织牵拉必须有保护措施,尽可能避免对有张力的脑组织进行牵拉。

8. 软组织保留和术后重建　术前必须制定颅底硬脑膜重建、颅底骨重建和软组织重建的合理方案;术中颅底脑膜缺损应修复完整,以防止术后脑脊液漏和感染等并发症。手术切口附近的筋膜、骨膜、肌肉和硬膜及与它们有关的血管(如颞浅动脉、枕动脉)应予保留,组织和血管的保留,不仅有利于术后伤口的闭合,也便于术后颅底重建。

三、常见颅底手术入路

颅底手术入路有几十种,各种手术入路均有其适应证,也有其各自不同的优缺点。多数学者认为现代颅底外科手术入路的设计原则是力求术野暴露充分,颅底重要结构得到保护,同时兼顾面容和功能的恢复。常用的颅底手术入路有:扩大经额入路、颅-眶-颧入路、额颞-经颧入路、颞下-经海绵窦入路、颞下-经岩嵴入路、颞枕-经天幕入路、颞下-耳前颞下窝入路、乙状窦前-幕上下联合入路、枕下乙状窦后-经内耳道入路、枕下乙状窦后-经内耳道上入路、枕下远外侧入路、后正中-经小脑裂入路等。根据颅底肿瘤的特点建议选择眶-额入路、眶颧额颞入路、颞下-经岩骨嵴入路、枕下乙状窦后入路及其改良入路、远外侧-经颈静脉结节入路,这几种入路能够最大限度地暴露肿瘤,最小范围牵拉脑组织,达到肿瘤的全切除或次全切,同时又不在颜面部留下切口瘢痕,达到兼顾面容的目的。而且从蛛网膜界面分离神经血管,得以最大限度地保护功能。眶-额入路或眶颧额颞入路由于将眉弓、颧弓取下,与以往的经额入路、翼点相比增大了颅底的显露,从而减轻了对脑组织的牵拉,特别是避免对下丘脑等重要结构的牵拉。

(一) 前颅底手术入路

1. 经鼻蝶窦入路　包括口-鼻-蝶入路、鼻小柱-鼻中隔入路、经单鼻孔-经蝶入路。到达区域有蝶窦、垂体窝、上斜坡和中斜坡。优点是无需开颅,硬膜外操作,无外部切口;缺点是手术进路通道长,海绵窦区视觉差,有发生脑脊液漏的危险。

2. 经口-硬腭入路　可到达中、下斜坡,颅颈关节前面等区域。对口咽、鼻咽、蝶窦、斜坡、$C_1 \sim C_3$、垂体、岩骨内颈内动脉、脑干前面、椎基底动脉、展神经等结构有良好的暴露。优点是硬膜外入路，无需开颅，直接到达斜坡和脑干前面；缺点是为有菌的手术通道、两侧暴露受限、有发生脑脊液漏和颅颈关节不稳定的危险。

3. 经上颌入路　可到达斜坡、颞下窝等区域。暴露的解剖结构有口咽、鼻咽、蝶窦、上颌窦、斜坡、垂体窝、颞下窝、腭窝、双侧海绵窦中段等。优点是同时暴露斜坡、翼腭窝和颞下窝；硬膜外入路无需开颅；缺点是手术通道有菌，术后面部瘢痕和畸形，牙齿脱落，术后并发感染的概率大。

4. 扩大经额入路　该入路可到达颅前窝、额窦和斜坡等区域。对颅前窝、筛窦、蝶窦、视神经管、视交叉、终板、硬膜内颈内动脉、嗅神经、垂体和斜坡等解剖结构有良好的暴露。优点是可显露颅前窝至枕大孔广泛区域；可从硬膜外到达颅前窝、鼻窦和斜坡；缺点是嗅觉丧失，有时需牵拉额叶。

（二）中颅底手术入路

1. 额下入路及其扩展入路　提供对嗅沟、鞍区肿瘤以及 Willis 环前部的动脉瘤、眼动脉瘤的手术途径。经此入路进入蝶窦，称之为经额-蝶窦入路。额下-经蝶入路是额部开颅后将鞍结节及蝶鞍前壁的骨质磨除，使鞍内及蝶窦内的肿瘤被充分显露，使得能够在直视下全切除肿瘤。额下入路有单侧和双侧之分。单侧额下入路又可分作内侧和外侧额下入路两种方式。内侧额下入路，即额底入路；外侧型额下入路，又称为额外侧入路。经额底入路是 Cushing 提出的切除鞍区肿瘤的开颅方法，适用于肿瘤向鞍上发展压迫视神经者。对于鞍内-鞍上型、质地较韧的肿瘤采用额下入路切除肿瘤，其优点是能较充分的显露肿瘤上极与视神经、视交叉及颈内动脉的关系。额下入路的缺点是术中需要牵拉额叶脑组织，易造成对下丘脑及垂体结构的机械性损伤及嗅神经的损伤。

2. 翼点及改良翼点入路　翼点入路也称额颞入路，是进入幕上外侧裂池等脑池的门户，常用来处理鞍区病变。1973 年，Yasargil 首先定义了翼点入路，此入路以最短的路径进入鞍区，比额下入路缩短约 2cm。此入路以翼点为中心，可采用硬膜外、硬膜内及联合入路，能很好地暴露眶上、外侧区、视神经管、眶上裂以及颞前窝。通过咬除蝶骨嵴和分开侧裂显露前、颅中窝交界内侧的视交叉区，可避免过多的牵拉脑组织。

3. 眶颧-额颞下入路　到达区域包括前床突、蝶鞍、鞍旁和鞍背、海绵窦、颅中窝底及上斜坡等。显露结构有视神经、视交叉、垂体柄及垂体、颈内动脉及其分支、终板、下丘脑、脚间窝、基底动脉上段、后床突和鞍背、岩尖及上斜坡等。其优点是入路平中颅底，对鞍旁及颅中窝底显露充分，脑组织牵拉轻，到达蝶鞍和鞍旁的手术距离短；缺点是蝶窦视觉效果差。

4. 额颞硬膜外经海绵窦入路　到达区域和显露结构同额颞硬膜内经海绵窦入路。优点是硬膜外入路对额颞叶损伤小，并发症少；缺点是手术进程可能会受棘手的海绵窦出血限制。

5. 额颞硬膜内经海绵窦入路　到达区域包括海绵窦、蝶鞍和一侧鞍旁。显露结构有视神经管、视神经和视交叉、颞骨岩部、海绵窦内结构。优点是手术距离短，易与颞下入路联合；缺点是增加对颞叶的牵拉，有时需牺牲颞极桥静脉。

（三）后颅底手术入路

1. 幕上下联合经岩骨入路　主要到达区域有岩斜区和桥小脑角区，显露的结构包括脑桥和中脑侧方、单侧Ⅲ~Ⅻ脑神经、椎基底动脉、后海绵窦。该入路的优点是广泛显露岩斜区，减少脑牵拉；缺点是操作复杂，有损伤静脉窦的危险。

2. 经迷路入路　可显露的区域主要是桥小脑角。显露的结构包括桥小脑区的神经和血管，包括单侧脑桥、单侧Ⅴ~Ⅺ脑神经、小脑前下动脉。优点是无需牵拉脑组织；缺点是损失听力。

3. 经迷路后入路　是为了显露桥小脑角，对迷路、面听神经有良好的显露。优点是减少脑组织牵拉；缺点是术野小，有听力丧失的危险。

4. 乙状窦后入路　主要是处理桥小脑角区病变。显露的结构也主要是桥小脑角区内的神经和血管及脑桥外侧等。优点是保留骨迷路；缺点是牵拉小脑，脑干前方受限。

（四）侧颅底手术入路

侧颅底是指与颅中窝相对的颅底下方，由眶下裂、岩枕裂、鼻咽顶所构成的三角形区域，包含了蝶骨体、蝶骨大翼、颞骨岩部及穿行其中的血管和神经。

1. 硬膜外经岩骨前入路　到达区域包括岩斜区、CPA中央、后海绵窦，可显露的解剖结构有颞骨岩部颈内动脉、内耳道、脑桥和基底动脉、三叉神经、展神经和面听神经。其优点是硬膜外岩尖切除，颞叶牵拉轻，保留听力和平衡功能；缺点是技术复杂，有丧失听力的危险。

2. 颞下窝入路　该入路可到达颞下窝、颅中窝等区域，显露的解剖结构包括面神经、颞下颌关节、上颌动脉、颈内动脉、脑膜中动脉、三叉神经、颧弓、翼腭窝和斜坡。该入路的优点是硬膜外入路，颞叶牵拉轻，无需面神经前移；缺点是面神经麻痹和颞下颌关节障碍的危险，向后暴露受限。

（五）颅颈交界区手术入路

1. 经颈入路　可到达的区域包括颈动脉三角、下颌后区、岩骨底、斜坡下1/2，该入路可显露的解剖结构有颈动脉、颈内静脉、面神经、舌咽神经、迷走神经、副神经、舌下神经、椎动脉、上颈椎和岩骨底等。其优点是硬膜外入路，感染机会少；缺点是手术野深，主要用于硬膜外病变的处理。

2. 远侧入路　以切除部分或全部枕骨及寰椎的髁突为手段，增加枕骨大孔及脑桥延髓腹侧面的显露，主要是处理延髓腹侧面和颅颈交界处中线部位病变。该入路充分利用解剖自然间隙，在充分牵开软组织最大限度地磨除阻挡视野骨质的情况下，形成由背外侧指向腹内侧的圆锥形操作空间，减轻了对脑干和神经血管的牵拉。还可以先期控制病变侧的椎动脉，早期切断肿瘤的血供。

（何裕超）

第七节 神经外科术后并发症防治

神经外科术后并发症对患者的预后有一定影响，严重者可导致患者预后不良，故对术后并发症的判断和处理尤为重要。常见术后并发症有颅内出血、颅内压增高、尿崩症、术后癫痫、术后感染、脑脊液漏、深静脉血栓等。

一、颅内出血

主要原因为止血不彻底，也可因颅内压降低过快或硬膜与颅骨剥离或头架金属钉穿透颅骨引起术区邻近部位或远隔部位颅内出血。临床经验发现，出血以术野及其邻近部位最多见，其次为同侧颅腔或对侧颅腔。有瘤床出血、脑内出血、脑室出血、硬膜外血肿、硬膜下血肿等。少见为术野远隔部位出血。如右侧听神经瘤手术，可并发右侧幕上硬膜外血肿，甚至左侧幕上硬膜外血肿。表现为术中原因不明的脑膨出或术后不能马上苏醒，或苏醒后意识状态再度恶化，出现神经功能缺失、颅高压症等生命体征改变。术中应细心止血，注意硬膜悬吊。缝合硬膜前，应将收缩压升高至140mmHg。

术后预防：

1. 术后密切监护生命体征和临床表现，如出现病情变化，应及时作头颅CT检查。

2. 防止高碳酸血症和缺氧，以免二氧化碳在体内蓄积引起脑血管扩张，增加再出血机会。

3. 术后早期避免过度脱水，以免造成低颅压，诱发或增加颅内出血量。

4. 保持血压在正常水平并保持稳定，避免突然升高或下降。

5. 对有轻度凝血障碍或出血倾向的患者给予针对性的病因治疗。术后处理：术后局部会有渗血，一般给予止血药物治疗3天，如注射用凝血酶1~2U，肌内注射或静注/静滴，1~2次/天；氨甲苯酸0.2g，加入250mL生理盐水或5%葡萄糖注射液，静脉滴注1次/天。术后血肿是颅脑手术后主要死亡原因之一。若出现血肿表现时，要保持呼吸道通畅、维持生命体征平稳，降颅压处理，并及时复查头颅CT，根据其出血量、中线偏移情况，以及意识恶化程度与速度等情况来判断是否需要手术治疗。符合手术适应证时，应及时再次开颅清除血肿。由于神经外科手术术后一般都会出现脑水肿，为控制脑水肿，术后需要抬高头部15°~30°。

此外，还要考虑到患者可能会出现继发性深静脉血栓形成，尤其是下肢。急性期血栓可能会脱落造成肺栓塞，此时需要抗凝治疗，如低分子肝素、华法林、阿司匹林等。抗凝治疗又可能导致手术区出血,因此需要遵循个体化原则权衡术后出血与抗凝治疗的利弊来决定治疗方案;术后可以通过中心静脉压监测来判定是否存在低血容量。需要注意的是适当的低血容量对患者并无大碍,保证灌注压即可。

二、颅内压增高

(一) 病因

1. 术后继发性脑水肿:最多见,一般在术后 48 小时达到高峰,维持 5~7 天,逐渐消退,20~30 天可恢复正常。也可能进行性加重,危及生命。
2. 脑积水:脑室系统手术后较为多见,脑内外脑脊液通路因局部脑组织肿胀、脑室出血或残留病灶而阻塞或因脑脊液吸收障碍。
3. 颅内出血。
4. 颅内感染。
5. 静脉窦栓塞,引起静脉回流受阻。

(二) 临床表现

1. 生命体征改变 术后出现头痛、呕吐等颅高压症状,严重者出现血压升高,心率、呼吸减慢或节律紊乱。
2. 意识改变 出现不同程度的意识改变,术后清醒、术后 1~2 天出现意识水平进行性下降,如烦躁、淡漠、迟钝、嗜睡甚至昏迷。
3. 术后癫痫 高颅压可影响脑供血,导致缺血、缺氧。

(三) 辅助检查

1. 头颅 CT 平扫可见脑积水或脑水肿表现。
2. 头颅 MRI 冠状 MRI 有助于发现矢状窦阻塞。
3. 颅内压监测,如术后行脑室外引流,可作颅内压监测,了解颅内压动态变化。压力在 15~20mmHg 者,为轻度增高;压力在 21~40mmHg 为中度增高;压力>40mmHg 为重度增高。
4. 脑脊液检查。

(四) 处理

1. 一般处理 抬高头部 15°~30°,保持颅内静脉通畅和良好的脑血供。保持呼吸道通畅,包括吸痰,必要时气管切开。
2. 脱水治疗 可用甘露醇、呋塞米或甘油果糖降颅压治疗。
3. 病因治疗 应根据不同病因,积极给予相应处理。
4. 手术治疗 可采取脑脊液外引流、脑室腹腔分流、颞肌下减压、去骨瓣减压及内减压手术等。

三、尿崩症

(一) 病因

1. 中枢性尿崩　下视丘-垂体轴异常。

2. 肾性尿崩　肾脏对正常或高于正常值的抗利尿激素（ADH）耐受性增高，导致过多水及电解质自肾脏丢失。神经外科临床常见中枢性尿崩，通常当临床症状出现时，约85%ADH分泌功能已经丧失。

(二) 临床表现

中枢性尿崩可见于以下情况：

1. 经蝶垂体瘤术后　常为暂时性，由于损伤神经垂体或垂体柄，可出现以下几种类型的尿崩症：①一过性尿崩，尿量高于正常并伴有烦渴，术后12~36小时趋于正常。②迁延性尿崩，尿量高于正常且持续一段时间，从数月至1年，甚至少数可为永久性。③"三相反应"尿崩，第一期，术后即出现尿崩，由垂体损害致ADH水平下降所致，历时4~5天。第二期，短暂性尿量恢复正常，甚至有类似ADH分泌失常所致水潴留，历时也达4~5天。此由细胞死亡、释放ADH所致。如临床上未能发现从多尿期转入此期，仍继续使用血管升压素，可导致严重后果。第三期，由于ADH分泌减少或缺乏，出现一过性尿崩或迁延性尿崩。

2. 脑死亡后。

3. 鞍区生殖细胞瘤、颅咽管瘤、前交通动脉瘤等。

4. 脑外伤尤其伴有颅底骨折。

5. 脑炎或脑膜炎。

6. 药物引起　酒精和苯妥英钠能抑制ADH释放、肾上腺功能不足者补充激素后可引起尿崩。

(三) 诊断

有上述病因，并出现以下相应临床表现时，应考虑尿崩症：

1. 尿渗透压50~150mmol/L，或尿密度在1.001~1.005。

2. 尿量>250mL/h。

3. 血清钠正常或偏高。

4. 肾上腺功能正常　肾上腺功能不足者不会引起尿崩，因肾脏分泌尿液时需少量盐皮质激素，肾上腺功能不足者补充激素后可引起尿崩。鉴别中枢性尿崩及肾性尿崩：患者皮下注射垂体后叶素5U，若为中枢性尿崩，1~2小时内尿渗透压加倍。

5. 必要时可做限水试验。

（四）治疗

1. 一般处理　适用于轻度尿崩者。由于患者生理口渴中枢功能正常，可指导患者仅在口渴时饮水，这样一般能弥补损失，不会过度摄入水分。

2. 药物治疗　适用于重度尿崩者，患者无法摄入足够水分。

（1）醋酸去氨加压素（弥凝）：鼻腔喷雾剂，初始 10μg，睡前喷鼻，并根据尿量调整用量。维持用药 10~40μg（成人）或 5~30μg（儿童），分 1~2 次喷鼻。片剂，每次 100~200μg，每天 3 次，每天总剂量 200μg~1 200μg。

（2）ADH 增强剂（对慢性部分性 ADH 缺乏有效，完全性 ADH 丧失无效）：①氯贝丁酯，500mg，口服，每天 4 次。②氯磺丙脲，100mg，每天 3 次。③氢氯噻嗪（双氢克尿塞），25mg，每天 3 次。④卡马西平，0.1g，每天 3 次。

3. 静脉补液　基本补液用 5% 葡萄糖盐水。按 75~100mL/h 静脉滴注，并补充 K^+，另外，在原有补液基础上，根据尿量增补相应液体，常采用 0.45% 盐水。

（五）注意事项

1. 术后患者，如术中已用足够液体，术后相应会出现多尿。此时应在原有补液基础上补充约 2/3 尿量的液体，并采用 0.45% 盐水。

2. 如静脉补液（或鼻胃管）仍无法弥补液体丧失（通常此时尿量>300mL/h），可选用下列药物治疗，并根据尿量调整用药剂量、速度。

（1）精氨酸血管升压素 5U（水剂），静脉、肌内或皮下注射，每 4~6 小时 1 次。应避免使用鞣酸血管升压素（油剂），因其吸收和作用时间不稳定。

（2）血管升压素：开始 0.2U/min，静脉滴注（最大用量为 0.9U/min）。

（3）醋酸去氨加压素静脉注射，根据尿量调整。通常成人剂量为 1~4μg/次，>1 岁者 0.4~1μg/次，≤1 岁者 0.2~0.4μg/次，每日 1~2 次。

3. 口渴机制不完善者，有脱水或水潴留危险者，可采用。

（1）每日记尿量及体重，采用 ADH 刺激剂，以保持出入水量平衡及正常尿量。

（2）每周或隔日随访有关实验室检查，包括：血钠、血尿素氮。

4. 卧床、昏迷、木僵或脑死亡患者，可采用。

（1）每小时测出入水量，每 4 小时测尿密度。如尿量≥250mL/h 应随时测尿密度。

（2）实验室检查：每 6 小时测肾功能及尿渗透压。

四、术后癫痫

癫痫发作是神经外科颅脑手术后常见的并发症之一，可能对手术的成功率、术后神经功能的恢复产生不良影响。在临床上，如何有效地防治术后癫痫发作是一个值得关注的问题。

(一) 颅脑手术后癫痫的临床特征

颅脑手术后癫痫的定义及分类有多种。按首次抽搐发生的时间分类：①速发抽搐，外科手术后24小时内发生的抽搐。②早发抽搐，手术后1周内发生的抽搐。③晚发抽搐，手术后1周或是更长时间发生的抽搐。速发抽搐和早期手术后出现抽搐多为神经系统对颅脑损伤的迅速反应，临床上所指的手术后癫痫发作，一般指手术后晚发抽搐，可以是术后一次发作，也可以多次发作，但是只有术后反复出现的晚期发作才能代表术后癫痫发作的全部特征。

颅脑手术，特别是幕上开颅手术，有20%~50%的患者术后至少发生过一次抽搐，术后发生抽搐的风险相当高。根据病变的性质、部位、术前病情、手术入路等不同因素，颅脑手术后癫痫的发生率文献报道为8%~17%。从神经外科颅脑手术后癫痫的发病情况来看，手术创伤与手术后癫痫发病无疑是相关联的。

1. 术后癫痫发作与基础疾病　颅脑手术后癫痫发作与患者的基础疾病有密切的联系。Foy等随访了1103例颅脑手术患者，提示神经外科幕上手术患者术后5年内癫痫发病率为17%。大部分手术后癫痫（60%~83%）在术后6~12个月内出现，并达到术后癫痫的发病高峰。因颅内病变的病理类型及手术方式不同，术后癫痫的发病率各异。手术后癫痫发生率较高的病种有脑脓肿（92%）、脑胶质瘤（36%）、脑膜瘤（29%）、幕上动脉瘤（14%）、脑外伤术后（14%），其他颅脑手术后较少发生术后癫痫。在颅内血管性疾病中常见术后癫痫的疾病是动静脉畸形（50%）、大脑中动脉动脉瘤（38%）、脑出血（20%）。

2. 术后癫痫发作类型与部位　术后癫痫约1/4的患者表现为部分发作，约1/2的患者为全身强直-阵挛发作，约1/4的患者表现为部分发作进展至或并发全身性发作。施行颅脑手术，是对脑组织的损伤性操作，可导致脑组织的结构性改变，是术后癫痫发作的原因之一。颅脑术后癫痫的发作与手术损伤部位相关，通过观察术后癫痫的临床发作特征能有助定位并识别致痫病灶。脑部损伤所致癫痫，以大脑皮质运动区、邻近中央沟的顶叶损伤发生率较高。颞叶损伤，尤其是海马和杏仁核损伤也常发生癫痫，且潜伏期也短。开放性脑外伤后癫痫平均潜伏期为6个月，闭合性损伤后癫痫平均潜伏期为10个月。额叶损伤多表现为全身性发作，顶叶损伤多发生局灶性运动发作，颞叶多为精神运动性发作。左侧脑损伤为主者意识障碍出现较早，表现为强直-阵挛发作、右侧肢体抽搐、尿失禁、头眼偏转、失神、失语、强迫症状、思维感觉障碍，甚至连续发作。右侧脑损伤为主者多表现为意识丧失、左侧肢体及面部抽搐、头眼偏转、精神障碍、幻觉、猝倒或全身强直发作。

3. 术后癫痫的危险因素与发病机制　颅脑手术后癫痫属于症状性癫痫，其抽搐发作只是脑部疾病的全身症状之一。脑脓肿、颅脑肿瘤、颅内动脉瘤、脑外伤术后癫痫的发病率较高。其危险因素与患者年龄、性别、病变病理类型、病变体积、格拉斯哥昏迷评分、世界神经外科协会联盟评分、硬脑膜损伤程度、手术及病变部位有关。Suri等对511例颅后窝开颅手术方式者进行术后发作研究发现，手术体位也是导致术后发作的重要因素之一。坐位手术引发术后癫痫要比俯卧位及平卧位要高，可能与术中容易形成静脉气体栓塞或颅内积气有关。脑室分流术的术后癫痫发生率为2%~47%，如果并发脑室系统感染术后癫痫发病率更高。颅内肿瘤术后癫痫发生率约25%，术前有癫痫发作史的患者术后发生癫痫的概率远比术前无癫痫发作史者要高。结合患者的基础疾病、高危因素评估颅脑手术后癫痫发生可能性，有助于及时处理危险因素，预防术后癫痫的发生。

目前对于颅脑手术后癫痫的确切机制尚未明确，颅脑手术后癫痫发作的可能机制包括以下几个方面：术后颅内血管损伤渗出的血液成分或坏死组织所产生的自由基等各种病理因素导致的神经细胞电生理学改变；术后血液循环变化造成大脑局部缺血缺氧引起脑组织及细胞破坏或变性，慢性供血不足造成癫痫病灶；手术侵入性操作引起的脑部结构性改变，如神经纤维束断裂、血管破裂、小胶质细胞增生与瘢痕形成、血-脑脊液屏障变化等。

4. 术后癫痫的脑电图改变　手术前后脑电图可以出现异常改变，但缺乏特异性。正常脑电图者约占30%，异常脑电图为70%。其中局限异常占异常脑电图的40%（包括局限性棘波、棘慢复合波、局限性慢波），广泛性异常占60%（广泛性慢波占40%，阵发性慢波占20%）。颅脑术后异常脑电图对预后的预测意义目前各家仍有争议。Annegers等认为脑外伤术后出现局限异常或是痫样放电，提示出现晚发癫痫的可能性比较大。如果长期存在发作间期的棘波、棘慢波、棘慢复合波，预示癫痫存在或将要发生。但半数以上的脑外伤性癫痫在10年内会停止发作，这时脑电图也逐渐恢复正常；DiGennar等研究指出，难治性癫痫外科治疗手术后脑电图出现发作间期痫样放电者与术后发生癫痫发作有很强的相关性。也有相反的观点，认为术后脑电图改变对预测术后晚发癫痫作用不大；Jennett等跟踪研究722例颅脑创伤术后高危患者，虽然创伤后癫痫患者常见脑电图异常，但20%的晚发癫痫患者创伤后3个月的内脑电图是正常的。而部分脑电图异常的患者却从未见有术后癫痫发作，因此认为早期术后的脑电图对预测术后癫痫作用不大。

（二）颅脑术后癫痫药物治疗策略

目前尚无颅脑术后癫痫发作的治疗指南，使用药物控制手术后癫痫仍是最常用的处理措施。对于抗癫痫药物各家存在争议，如施行颅脑手术前是否应该预防性使用抗癫痫药物、预防性用药的时间问题以及术后发生一次抽搐后，是否该马上进行抗癫痫药物治疗等。

1. 预防性用药　在施行颅脑手术后患者会有相当高的癫痫发作的风险，颅脑手术前是否应该预防性使用抗癫痫药物，对预防使用抗癫痫药物各家有不同的争议。早期临床研究认为，颅脑手术前预防性使用1~2种抗癫痫药物（苯妥英或苯巴比妥）可以降低术后晚期癫痫的发生率，并鼓励对术后有高发作风险的患者术前长时间应用抗癫痫药物预防术后发作。但是这些早期的研究缺乏随机、合适的对照病例设计、对长期治疗效果的跟踪随访，并不能证实术前长期使用抗癫痫药物（单药或多药使用）对患者的保护效应。Temkin研究提示，预防性给予传统的抗癫痫药物组与安慰剂组或未予干预治疗组对比能减少40%~50%颅脑手术后术后1周内的早期抽搐发作，但是任何一种抗癫痫药物都不能够证实能够有效减少术后1周以后的晚期抽搐发作。苯妥英虽能有效预防颅脑手术后1周内的早期抽搐发生，但不应常规应用作为手术1周后晚期抽搐发作的预防用药。与上述观点相似，美国神经病协会质量标准分委会建议对于重度颅脑创伤的患者应尽早使用4倍于普通起始剂量的苯妥英来预防颅脑创伤后7天内的抽搐发作，而不建议常规应用苯妥英、卡马西平或丙戊酸预防术后晚发抽搐。

2. 颅脑术后单次抽搐发作治疗策略　目前传统的神经科观点认为，单次的抽搐发作不应马上进行抗癫痫药物治疗，而应该进行必要的检查评估。抗癫痫药物治疗方案应该在至少发生2次或以上抽搐后才启动，并长期维持抗癫痫药物治疗。这样做的目的是避免误诊和不必要的抗癫痫治疗带来的不良反应。如果由于急性病变导致的可疑的症状性癫痫不必立即使用抗癫痫药物治疗即能短期内自行缓解。但是临床上患者的情况远比想象中的复杂。在施行颅脑手术后患者会有相当高的癫痫发作的风险，在患者出现第1次抽搐发生后就应立即给予抗癫痫药物治疗，从而获得最优治疗效果。Marson等跟踪研究了1 443例新发抽搐患者，随机给予立即抗癫痫治疗方案或延迟使用抗癫痫治疗方案处理。新发抽搐患者立即予抗癫痫药物治疗组确实能够减少1~2年内抽搐复发的概率，但两种方案对更长时期（3~5年）抽搐缓解效果无明显差异。如卒中、感染、痴呆、肿瘤、脑外伤以及颅脑手术的患者出现抽搐症状后，有相当高的再发风险。目前观点认为如果临床医师能在上述患者第1次抽搐发生后，特别是给颅脑手术后1周内出现抽搐的患者立即使用抗癫痫药物治疗，患者将从中受益，并能提高手术的成功率、减少术后并发症发生、改善术后神经功能的恢复。

综上所述，颅脑手术后癫痫发作是常见的术后并发症之一。手术后癫痫发作与患者基础疾病相关。可以根据患者颅脑病变病理类型、格拉斯哥昏迷评分、世界神经外科协会联盟评分、硬脑膜损伤程度、手术及病变部位评估术后癫痫发生的危险，正确把握抗癫痫药物的使用策略。预防性给予抗癫痫药能有效预防颅脑手术后1周内的早期抽搐发生，但是不应该作为常规用于预防术后晚发抽搐。颅脑术后新发抽搐立即给予抗癫痫药物治疗能使患者从中受益。目前对于神经外科颅脑手术后癫痫治疗的认识尚未完全阐明，随着对癫痫的发病机制的研究深入，必会推动更合理的预防及治疗用药方案的确定。

五、手术部位感染

手术部位感染（surgical site infection，SSI）是神经外科术后严重并发症之一，尤其是颅内感染与围术期死亡率直接相关，严重影响患者的预后。

（一）定义与发病率

1. 定义　神经外科手术部位感染是指围术期（个别情况在围术期以后）发生在切口或手术深部器官或腔隙的感染（如切口感染、脑脓肿、脑膜炎）。手术后30天内发生的感染以及体内植入人工材料（或装置）的手术后1年内发生的感染，都属于SSI。神经外科手术根据部位分为颅脑手术、脊柱手术、周围神经手术，其中颅脑手术SSI发生率相对最高。

2. 我国颅脑手术后颅内感染发生率为2.6%，病死率高达21%。与国外数据略有差异（北美发生率为2.2%，在欧洲发生率则高达5.7%）。

3. 神经外科手术按照切口污染程度可分为4类：①感染手术：包括脑脓肿、硬脑膜下脓肿、骨髓炎等手术，手术后感染发生率为30%~80%。②污染手术：包括伴有开放性颅骨骨折、头皮裂伤的脑外伤或头皮裂伤超过4小时的手术，感染发生率为10%~25%；③清洁-污染手术：包括进入鼻窦或乳突的手术，修补颅骨骨折或无菌技术有明显缺陷者，感染发生率为6.8%~15%。④清洁手术：为选择性非急症手术，手术感染率为2.6%~5%。

（二）神经外科手术部位感染的诊断

外科手术部位感染分为切口浅部组织感染、切口深部组织感染、器官/腔隙感染。

1. 切口浅部组织感染　指手术后30天以内发生的仅累及切口皮肤或者皮下组织的感染，并符合下列条件之一：①切口浅部组织有化脓性液体。②从切口浅部组织的液体或者组织中培养出病原体。③具有感染的症状或者体征，包括局部发红、肿胀、发热、疼痛和触痛。

2. 切口深部组织感染　指无植入物者手术后30天以内、有植入物者手术后1年以内发生的累及深部软组织（如筋膜和肌层）的感染，并符合下列条件之一：①从切口深部引流或穿刺出脓液，但脓液不是来自器官/腔隙部分。②切口深部组织自行裂开或者由外科医师开放的切口。同时，患者具有感染的症状或者体征，包括局部发热、肿胀及疼痛。③经直接检查、再次手术探查、病理学或者影像学检查，发现切口深部组织脓肿或者其他感染证据。

同时累及切口浅部组织和深部组织的感染归为切口深部组织感染；经切口引流所致器官/腔隙感染，无需再次手术归为深部组织感染。

3. 器官/腔隙感染　指无植入物者手术后30天以内、有植入物者手术后1年以内发生的累及术中解剖部位（如器官或者腔隙）的感染，并符合下列条件之一：①器官或者腔隙穿刺引流或穿刺出脓液。②从器官或者腔隙的分泌物或组织中培养分离出致病菌。③经直接检查、再次手术、病理学或者影像学检查，发现器官或者腔隙脓肿或者其他器官或者腔隙感染的证据。

在神经外科，切口浅部组织感染主要指皮肤或皮下组织感染，切口深部组织感染则包括帽状腱膜下、颅骨骨膜或脊膜等组织感染。早期症状多不明显，数日后头皮出现红肿。如头皮下积脓，患者会出现发热、白细胞计数增高。需行穿刺抽吸放出脓（积）液并行细菌培养，一般不需切开引流。致病革兰阳性菌来源于术者和患者皮肤，特别是术者手或面部及患者皮肤脱屑，在手术过程中污染致病。革兰阴性菌来源于各种冲洗液或引流系统。

神经外科器官/腔隙感染主要是颅内感染，包括脑膜炎、脑室炎、脑脓肿、硬膜下和硬膜外脓肿等，临床表现为发热、乏力等毒血症症状，脑膜刺激征阳性。细菌性脑膜炎患者的脑脊液细胞学和生化检查出现变化：如白细胞总数升高（多在 10^9/L，多形核中性粒细胞≥80%，甚至可达99%），氯化物、糖定量可降低，蛋白量增高。在腰椎穿刺前使用过抗菌药物的患者，脑脊液细胞数改变可类似病毒性脑膜炎。脑脊液的细菌涂片约10%呈假阳性，使用过抗菌药物者40%呈假阴性。通过脑脊液细菌培养90%可获明确诊断，但国内脑脊液培养确诊率还达不到类似比例。血培养则阳性率低，对诊断帮助不大。

（三）神经外科手术部位感染危险因素

神经外科手术部位感染危险因素包括：脑脊液鼻漏、耳漏及切口漏；术后切口外引流；手术放置异物（如分流管、颅骨修补材料、人工脑膜、电极板等）；手术切口污染；手术持续时间长（>4小时）；再次手术者；伴有其他部位感染（呼吸道、泌尿道等感染）。

（四）神经外科手术部位感染常见病原菌分布及药敏状况

神经外科手术部位感染中，颅内感染的病原菌以革兰阳性菌为主，以葡萄球菌属最为常见，手术切口感染病原菌主要为金黄色葡萄球菌和凝固酶阴性葡萄球菌。Mohnarin监测数据显示，外科患者脑脊液常见分离菌依次为凝固酶阴性葡萄球菌（28%）、金黄色葡萄球菌（21.5%）、不动杆菌属（14%）、肺炎克雷白杆菌（5.6%）、大肠埃希菌（5.6%）、铜绿假单胞菌（4.7%）。中国CHINET耐药监测数据显示的脑脊液常见分离菌依次为：凝固酶阴性葡萄球菌（42.5%）、不动杆菌属（11.9%）、肠球菌属（8.7%）、铜绿假单胞菌（6.1%）、金黄色葡萄球菌（6.0%）、大肠埃希菌（5.3%）、肺炎克雷白杆菌（5.1%）等。两项监测结果显示脑脊液常见分离菌分布基本相似（表2-4）。

表2-4 近年来全国各监测网的脑脊液分离菌耐药性监测数据

细菌	耐药率
凝固酶阴性葡萄球菌	对万古霉素、利奈唑胺耐药率为0%，对替考拉宁耐药率为0.5%
耐甲氧西林凝固酶阴性葡萄球菌（MRCNS）	对利奈唑胺耐药率为0%，对万古霉素耐药率为0%，对替考拉宁耐药率为0.4%~0.7%
金黄色葡萄球菌	对万古霉素、利奈唑胺耐药率为0%，对替考拉宁耐药率为0.4%~1.5%
耐甲氧西林金黄色葡萄球菌（MRSA）	对万古霉素、利奈唑胺、替考拉宁耐药率为0%
肺炎球菌	对利福平、左氧氟沙星、莫西沙星、万古霉素、利奈唑胺的耐药率为0%
粪肠球菌	对利奈唑胺、替考拉宁耐药率为0%，对万古霉素耐药率为0%~1.9%
屎肠球菌	对利奈唑胺、替考拉宁耐药率为0%，对万古霉素耐药率为2.9%~4.3%
不动杆菌	对头孢哌酮舒巴坦耐药率为12%~14.8%，对亚胺培南耐药率为24.1%~26.9%，对美罗培南耐药率为29.3%，对头孢吡肟耐药率为59.5%~59.7%，对阿米卡星耐药率为55.7%~68.8%

续 表

细菌	耐药率
	其中鲍曼不动杆菌对多黏菌素耐药率为0%,对米诺环素耐药率为24.0%,对头孢哌酮/舒巴坦耐药率为25.7%,对亚胺培南耐药率为56.4%,对阿米卡星耐药率为57.6%,对美罗培南耐药率为60%,对头孢吡肟耐药率为74.3%
大肠埃希菌	对亚胺培南耐药率为0%~2.9%,对美罗培南耐药率为0%~4.9%,对头孢哌酮/舒巴坦耐药率为2.1%~6%,对阿米卡星耐药率为6%~20.6%,对哌拉西林/他唑巴坦耐药率为2%~10.4%
铜绿假单胞菌	对头孢哌酮/舒巴坦耐药率为20%~31.5%,对亚胺培南耐药率为22.2%~33.9%,对美罗培南耐药率为25.9%~27.3%,对环丙沙星耐药率为26.3%~29.1%,对阿米卡星、头孢吡肟耐药率为28.1%~35%,对头孢他啶耐药率为25%~36.8%

(五) 神经外科手术部位感染抗菌治疗

1. 选择抗菌药物治疗神经外科手术部位感染的治疗原则

(1) 病原检测,明确诊断:细菌性脑膜炎是严重感染,一旦做出临床诊断,应在脑脊液及采血标本送培养后应立即开始抗菌药物经验治疗,再根据革兰染色涂片及病原学培养结果,结合药敏及临床疗效为病原菌目标治疗药物选择提供依据。

(2) 药物应对所怀疑或已经证实的细菌有良好的抗菌活性。

(3) 药物能通过血-脑脊液屏障进入脑脊液:临床选择抗菌药物时,应该考虑到药物通过血-脑脊液屏障的能力。常用抗菌药物根据脑膜通透性可分为3类:①能通过血-脑脊液屏障的抗菌药物:氯霉素、磺胺嘧啶、复方磺胺异噁唑、甲硝唑、利奈唑胺。②大剂量时能部分通过血-脑脊液屏障或能通过炎症脑膜的抗菌药物:青霉素类、头孢菌素类、氨曲南、美罗培南、万古霉素、磷霉素、喹诺酮类;但喹诺酮类可能引起中枢神经系统不良反应。③不能通过血-脑脊液屏障的抗菌药物:氨基糖苷类、多黏菌素、大环内酯类、四环素类和克林霉素。所用药物在脑脊液中的浓度,应比该药物的最小杀菌浓度至少高出数倍。抗菌药物在中枢神经系统的分布与浓度:由于血脑脊液屏障的存在,抗菌药物在脑脊液中的浓度常明显低于血清浓度。然而在脑膜炎症时,由于细菌酸性代谢产物积蓄,导致脑脊液 pH 下降,引起血/脑脊液的 pH 梯度升高,而有利于抗菌药物向脑脊液中移动,故脑膜炎越严重,血/脑脊液 pH 梯度越大,越有利于抗菌药物通过血-脑脊液屏障。有文献报道中枢神经系统感染治疗过程中可应用局部给药方法。

(4) 若联合用药,应选择互相有协同作用的配伍。

2. 经验性治疗 根据细菌流行病学分析,神经外科术后颅内感染主要致病菌中革兰阳性菌以葡萄球菌属为主，革兰阴性菌以不动杆菌、铜绿假单胞菌、肺炎克雷白杆菌等为主。耐药性革兰阳性菌对万古霉素、替考拉宁和利奈唑胺高度敏感；革兰阴性菌对三代、四代头孢菌素，头孢哌酮/舒巴坦、哌拉西林/他唑巴坦敏感率高，肠杆菌科对碳青霉烯类高度敏感。经验治疗应联合使用覆盖革兰阳性菌和革兰阴性菌的药物。

3. 病原菌目标治疗　一旦病原学检查明确，应该根据不同病原菌及药敏选择抗菌药物。

（1）葡萄球菌属：对于MRSA和MRCNS感染，推荐万古霉素或利奈唑胺单用或联合利福平。在非炎性状态下，利奈唑胺透过血-脑脊液屏障能力优于万古霉素。利奈唑胺的药物脑脊液浓度/血浆浓度在非炎症性脑膜炎时为66%~70%，炎症性脑膜炎时可达1.2~2.3，而万古霉素仅为同期血浓度的20%~30%。利奈唑胺对MRSA和MRCNS有高度活性（100%）。对甲氧西林敏感金黄色葡萄球菌可选苯唑西林，如敏感，可考虑替莫西林（TMPC）。

（2）肠球菌属：对氨苄西林敏感的肠球菌属，选用氨苄西林单用或联合庆大霉素；若对氨苄西林耐药，选用万古霉素联合利福平；对万古霉素耐药菌株（VRE），选用利奈唑胺。

（3）肠杆菌科细菌：对于产ESBL的大肠埃希菌和肺炎克雷白杆菌感染，参考药敏可选用碳青霉烯类或β-内酰胺类/β-内酰胺酶抑制剂复合制剂，如头孢哌酮/舒巴坦和哌拉西林/他唑巴坦；非产ESBL菌株，参考药敏可选用第三、四代头孢菌素单用或联合氨基糖苷类，也可选用氨曲南。

（4）铜绿假单胞菌：可用环丙沙星、头孢哌酮/舒巴坦、哌拉西林/他唑巴坦、头孢吡肟、头孢他啶或碳青霉烯类，联合一种氨基糖苷类。

（5）不动杆菌属：不动杆菌属对头孢哌酮/舒巴坦、米诺环素等耐药率低，治疗可以选用头孢哌酮/舒巴坦、米诺环素等。碳青霉烯依然可选，尤其对于MDR或者PDR菌株。

（六）神经外科手术部位感染感染预防及抗菌药物应用

为预防神经外科手术部位感染的发生，需遵循严格的无菌技术、轻柔的手术操作以及一整套相关的外科原则。术后每6小时测量1次患者体温，术后1天和3天检查手术切口，术后7~8天拆线后，再次检查伤口，量体温，做血常规检查，必要时可取CSF样本做生化、镜检和培养。术后1个月最后一次检查手术切口。任何时候患者体温一旦超过38℃，都要再次检查切口是否有感染迹象，如果表现为阴性，需做CSF样本的细胞学检查和细菌培养，每隔1天进行1次外周血常规检查。

在神经外科清洁手术中，围术期应用预防性抗菌药物有减少术后感染的作用。在神经外科，金黄色葡萄球菌和凝固酶阴性葡萄球菌是最易引起手术部位感染的病原菌，预防用抗菌药物应根据本院的细菌耐药状况选择药物。用药时机在切皮前30分钟，应静脉给药，并且在20~30分钟内滴完，以保证在发生污染前血清及组织中的药物已达到有效药物浓度。因某种限制而选用万古霉素、喹诺酮等，应在术前2小时应用。常用头孢菌素半衰期在1~2小时，若手术时间较长或失血量超过1 500mL可在3~4小时后重复给药1次，使有效药物浓度覆盖手术全程。半衰期较长的药物一般无需追加剂量。坚持短程用药原则，一般常规择期手术后不必继续使用预防性抗菌药物。若手术前已有污染发生（如开放性创伤）或患者有感染危险因素，可将用药时间延长到24~48小时。

六、术后脑脊液漏

术后脑脊液漏的发生率为0.7%~27%，由于脑脊液是细菌的良好培养基，颅后窝及颅底易形成无效腔，一旦合并颅内感染难以控制，常常危及患者生命，需密切关注。脑脊液漏的诊断标准：术后2周内切口和（或）同侧鼻腔或外耳道有清亮脑脊液溢漏，临床可表现为切口溢液、鼻漏和耳漏，由于鼓膜的存在，脑脊液耳漏较少见；也有少部分患者表现为单纯枕部皮下积液。所有病例均常规行颅底CT检查，作为脑脊液漏的最终诊断。开颅术后脑脊液漏常见原因有：①硬脑膜未缝合或缝合不严密。②颅内压增高未解除。③切口缝合不严密或愈合不良。④术中侧脑室开放。⑤颅骨骨质破坏。⑥鼻窦封闭不严，涉及的范围有颅后窝-乳突气房、颅前窝-额窦、前床突-蝶窦和各种经眶入路累及的蝶窦及筛窦。这些气窦区域的脑脊液漏识别和治疗常有难度。

脑脊液漏发生的时间差异较大，多数于术后立即出现或于数天内发生，系属急性期脑脊液漏；但也有少数患者迟至数周或数月之后始出现，称为延迟性脑脊液漏。延迟性脑脊液漏一旦出现则常迁延不愈，时停时漏，往往导致颅内继发感染、反复发作性脑膜炎。延迟性脑脊液漏发生的原因，可能与颅脑手术后创口局部出血、脑组织水肿、暂时将硬脑膜破孔封堵有关。待凝血块溶解、吸收，脑水肿消退之后，又可因某些突然升高颅压的因素，如用力咳嗽、喷嚏等而使薄弱的裂口发生漏液，所幸这类患者并发脑膜炎的病死率较一般脑膜炎患者明显为低，估计亦与脑脊液漏的引流作用有关。

（一）确定鼻漏或耳漏液是否为脑脊液漏

1. 下列特点支持脑脊液

（1）漏液像水一样清亮（感染或混有血液除外）。

（2）漏液没有导致鼻内或外表皮脱落。

（3）患者描述鼻漏液有咸味。

（4）收集漏液含糖量高（尽管其中含大量黏液，用尿糖检测条检测仍可阳性），收集后马上检测，以减少发酵。正常脑脊液含糖>30mg/dl（脑膜炎时常降低），而泪水和黏液含糖常<5mg/dl，阴性基本可排除脑脊液（脑脊液糖分过少的患者除外），但假阳性率为45%~75%。

（5）β_2-转铁蛋白：脑脊液中含有，而泪液、唾液、鼻腔分泌物和血清中没有（新生儿和肝病患者除外)。其他只有在眼的玻璃体液中含有 β_2 转铁蛋白。可用蛋白电泳检测，取 0.5mL 漏液放入消毒容器，用干冰包裹，送有条件的实验室检查。

(6) 圆形征：怀疑脑脊液漏而漏液又被血染，让漏液滴在亚麻布（床单或枕套）上，可见一圆形血迹，其周围有更大范围的无色湿痕，则提示为脑脊液（所谓的双圆征或晕圈征），这是一种老的但不可靠的征象。

2. 放射学表现：CT 或 X 线片显示颅内积气。

3. 脑池造影：鞘内注射放射性核素后拍闪烁图，或注射造影剂后行 CT 扫描。

4. 约 5% 脑脊液漏伴有嗅觉丧失。

5. 颅底手术后（尤其是侵及岩大浅神经者）可有假性脑脊液鼻漏，这可能是由于手术侧鼻黏膜自主性调节障碍引起分泌过多，常伴有鼻塞、同侧无泪、偶有面色潮红。

(二) 确定漏口部位

1. 头颅 CT　颅底薄层三维扫描，可显示漏口部位；增强扫描可见漏口邻近的脑实质有异常增强（可能是炎症所致）。

2. 水溶性造影剂 CT 脑池造影（WS-CTC）可以选用，条件如下：①颅底 CT 平扫没发现漏口。②发现多处骨缺损时，为了确定哪一处有活动性脑脊液漏。③头颅 CT 平扫发现骨缺损而其邻近脑组织没有相应的强化。操作技术：将 6~7mL 碘海醇（iohexol）通过腰椎穿刺注入腰部蛛网膜下隙（或 C_1~C_2 穿刺注入 5mL），患者取特伦德伦博格（Trendelenburg）卧位，头低脚高 7°，颈部轻度俯屈 3 分钟，做 CT 时保持俯卧位，头过伸，冠状位扫描 5mm/层，重叠 3mm 再扫（必要时 1.5mm 扫一层）。有时需刺激使脑脊液漏时扫描（冠状位扫描时俯卧位、额部仰起或以能使脑脊液漏出的体位，鞘内注入生理盐水）。观察气窦内有无造影剂。CT 显示明显的骨不连而没有造影剂外渗，说明其可能不是漏口（骨不连为 CT 部分容积效应所致的伪影）。

3. 颅骨 X 线片（阳性率仅 21%）。

4. 放射性核素脑池造影（RNC）可显示漏液太慢或太小而 WS-CTC 不能显示的漏口。已有多种放射性物质用于此行检查，包括：放射性碘标记的人血清蛋白（RIHSA）和 500μCi 的 ^{111}In-DPTA。用棉拭子做上标记塞满鼻腔（鼻腔顶的前部、后部，蝶筛隐窝，中鼻道及鼻腔底部后方），确定其位置，腰穿鞘内注射放射性示踪剂，从侧位、前后及后位进行扫描。注射 ^{111}In-DTPA 后马上扫描一次，4 小时后再扫描一次，并抽 0.5mL 血（检测血清的放射活性），然后取出棉拭子，分别进行放射活性检测，与血清相比，比率≤1.3 为正常，比率>1.3 提示为脑脊液漏。如果没有发现漏口，则重新塞鼻，第二天早晨再次检查。

脑脊液漏入额窦会流入中鼻甲前方的鼻部，这与筛板漏不同。RNC 检查漏口部位阳性率为 50%。注药数小时后，由于放射性物质可吸收入血，聚集在鼻甲黏膜腺体内沾染至棉拭子上，故检测结果有可能产生误导。患者体位改变也有可能使棉拭子受沾染。

5. MRI 对确定漏口部位几乎无帮助，但在排除空蝶鞍方面优于CT。

（三）术后脑脊液漏的治疗

1. 非手术治疗

（1）一般处理：①绝对卧床休息，脑脊液鼻漏者应半坐卧位，脑脊液耳漏应患侧卧位，避免漏出的脑脊液回流入颅内引起逆行颅内感染，且有利于脑脊液漏口愈合。②按无菌伤口处理，头部垫无菌小巾或无菌棉垫，并随时更换。③禁止鼻饲、鼻内滴液和鼻腔吸痰等操作，以免引起颅内感染。鼻漏未停止，不能从鼻腔插各种管道。颅底骨折患者禁止做腰穿，已有颅内感染者除外。④保持耳、鼻的局部清洁，每日用过氧化氢或盐水棉球清洁局部。⑤注意观察有无颅内感染。

（2）减少脑脊液分泌：乙酰唑胺50mg，口服，4次/日。

（3）预防性应用抗生素：有争议。应用抗生素或不用，其脑膜炎发病率无差异，而且用抗生素后可能导致耐药菌群的产生，所以应避免使用。

（4）对术后持续性脑脊液漏，可采用：①腰椎穿刺：1~2次/天（使颅内压降至接近大气压或出现头痛为止）。②持续腰穿引流（CLD）：经皮放导管。床头抬高10°~15°，引流管高度平肩（若仍漏则调低位置）。应在ICU监护，若患者出现病情加重，立即停止引流，将患者放平（或轻度Trendelenburg位），吸100%氧气，做急诊头颅CT或拍床头X线片（以除外因空气进入而形成张力性气颅）。

2. 外科治疗　手术指征：①术后脑脊液漏持续超过2周，保守治疗无效。②术后延迟性脑脊液漏，因其复发率高而需手术治疗。③并发脑膜炎者。

七、深静脉血栓

多见于下肢，上肢较少见。可发生于手术后或长期卧床患者。深静脉血栓形成的急性期血栓有蔓延倾向，也可能脱落，造成肺栓塞，延迟治疗可能致死致残，因此强调早期诊治。

（一）发生率

各家报道不同，在欧美有29%~46%的神经外科手术患者在术后短期内发生深静脉血栓。其中3%~6%可出现临床症状。在我国深静脉血栓发生率似较国外低，但对此不可掉以轻心。在40岁以上的择期手术患者中，术前术后不给予预防性措施，可能约有1/3患者发生深静脉血栓；而约有7%的手术患者出现近端静脉血栓形成，易造成肺栓塞。神经外科手术患者肺栓塞的发生率不清，但有报道，幕上肿瘤手术后肺栓塞的发生率为4%左右。

（二）病因

与其他专科手术相比，神经外科手术后深静脉血栓的发生率无明显差别。但手术时间长，激素、卧床时间长、恶性肿瘤、脱水治疗和脑内致血栓形成物质释放等因素可增加静脉血栓发生的机会。

此外，脑内组织促凝血酶原激酶（tissue thromboplastin）含量最高。颅脑手术可通过释放促凝血酶原激酶激活凝血机制，促发血栓形成。

（三）临床表现

多数深静脉血栓患者可无临床症状或体征，有10%～17%的患者可有临床表现：①起病急骤，主要症状为患肢肿胀、疼痛。②患肢呈指陷性，张力高，周径明显大于对侧。③皮肤暗红，皮温较对侧略高。患肢浅静脉扩张，在下肢可波及下腹壁，在上肢波及肩部及锁骨上下区。④上述症状并非特异性表现。无症状并不表示无血栓形成。

肺栓塞是术后患者猝死的常见原因。文献报道37%发生肺栓塞的患者最终死亡。临床上可出现：①术后呼吸骤停，见于80%肺栓塞患者。②胸膜炎性胸痛，见于3/4的患者中。不常伴咯血，如出现，提示已有梗死。③其他症状，如干咳、出汗、晕厥等。④体检，呼吸急促、心动过速，但无系统感染症候；广泛栓塞时，心脏听诊可闻及奔马律。但发绀不常见，仅见于广泛栓塞引起严重缺氧时。

（四）辅助检查

1. 超声多普勒血流检查　对怀疑深静脉血栓形成的患者，可作为首选检查方法，患肢静脉回流量明显低于对侧。准确性在95%左右。

2. 体积描记法　也有诊断参考价值，敏感性高、特异性差，故出现阴性结果，对排除诊断价值更大。

3. 静脉造影　可明确显示血栓累及范围、侧支开放状态。近心端有无外来压迫而致主干静脉移位或狭窄等改变，是深静脉血栓的确诊手段。

（五）处理

1. 一般处理　抬高患肢促进静脉回流。可给予利尿剂减轻肢体水肿。

2. 药物治疗　抗凝治疗是主要治疗方法，术后深静脉血栓的抗凝治疗可能引起术区出血，导致严重后果。故应慎重权衡手术后出血与抗凝治疗的利弊。常用药物有：

（1）肝素及香豆素类药物：对已形成血栓者无消融作用，但可起防止血栓进一步蔓延作用，并且不增加颅内出血机会。

（2）溶纤治疗：效果优于肝素和华法林，适用于发病后2～3天内的早期患者。常用药物为尿激酶、链激酶等。对处于活动性颅内出血或近2个月内因脑血管病引起颅内出血的患者禁止使用溶纤药物。

（3）其他：右旋糖酐40、阿司匹林等，对预防血栓形成有帮助。

3. 手术治疗　直接清除静脉腔内血栓。手术最佳时机为发病后2～3天。

（六）预防

1. 物理方法　以往防止深静脉血栓的物理方法有早期活动、肢体抬高、穿弹力袜，但研究发现，上述方法对深静脉血栓无预防作用。近来在神经外科手术患者中，开始使用渐进性充气压力袜（sequential pneumatic compression stockings，SPCS）。主张早期使用，术后即刻开始，持续至完全自主活动。使用此袜能增加75%静脉回流量，并使深静脉血栓发生率自20%降至10%。

2. 药物方法

（1）包括使用能阻止血块形成的药物：阿司匹林、双嘧达莫（潘生丁）等，但预防效果不肯定。

（2）小剂量肝素：在预防血栓形成中的作用得到承认，可能通过抑制 X 因子打断内源性和外源性凝血途径发挥作用。血清中 0.05~0.033IU/mL 的肝素浓度即能阻止促凝血酶原激酶的形成，而 0.25~0.5IU/mL 的肝素浓度还能破坏已形成的促凝血酶原激酶，可能增加出血机会。

（3）低相对分子质量肝素：半衰期更长，出血机会减少，生物利用度更高。

（4）右旋糖酐40：可减少红细胞聚集。可于术前静注100mL，术中使用400mL，术后当晚静注500mL，术后第2天再静注500mL。主要不良反应为过敏反应。但颅脑病变伴有血-脑脊液屏障破坏时使用右旋糖酐可加重高颅压和脑水肿。因此对脑外伤和颅内肿瘤的患者应慎用。

（何裕超）

第三章

微创神经外科技术

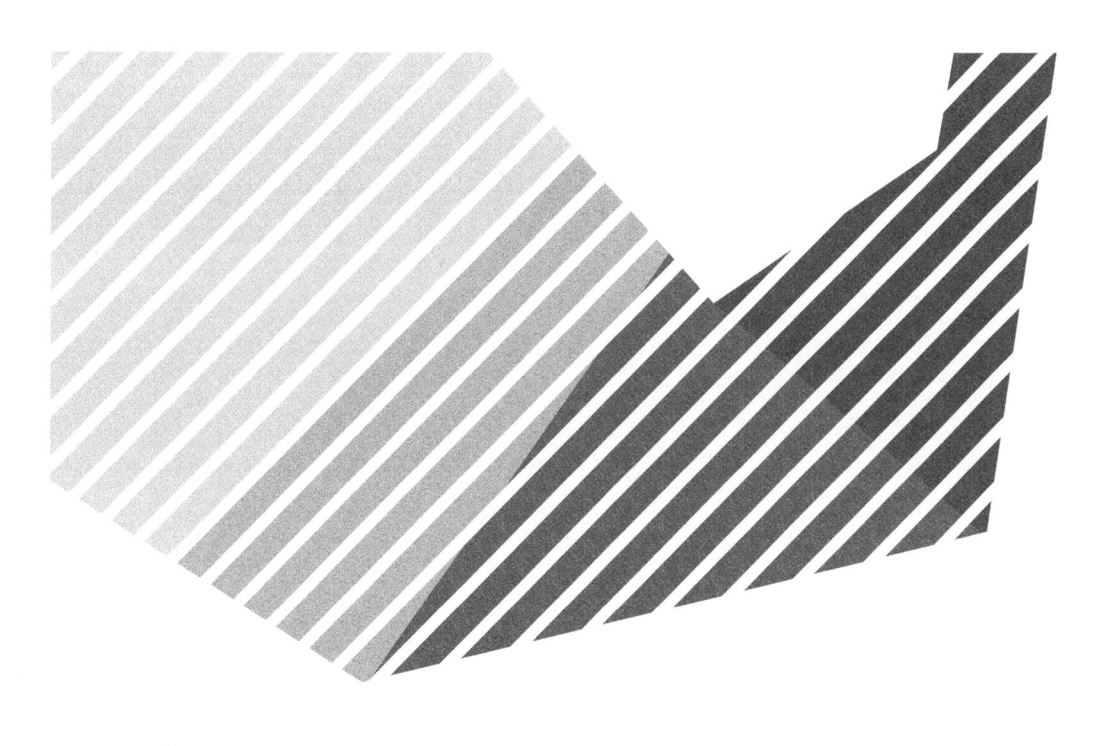

第三章 微创神经外科技术

第一节 神经导航

20世纪90年代神经外科进入微创时代，神经导航是微创神经外科技术重要组成部分。

神经导航系统使神经外科手术定位更准确、能最大限度切除病变并避免损伤正常脑组织。神经导航定位和实时引导为微创神经外科手术提供可靠技术支持，广泛应用于脑血管病、肿瘤、活检、脑内异物取出、脊髓/脊柱病变等手术，日益得到神经外科医师重视，在一些经济发达国家已经成为神经外科常规手术设备。

脑内手术最困难的问题是如何在不（或少）损伤正常脑组织的状态下，探查到脑内病灶。神经导航用途有以下三种：

1. 手术前定位颅脑病灶部位和颅脑重要解剖标志，形成三维模拟图像，设计手术入路和帮助准确、安全开颅。

2. 手术中发现脑内占位病灶，确定切除范围；确定动静脉畸形血管边界、协助判断巨大动脉瘤与源生动脉关系；利用功能磁共振导航确定重要脑功能。

3. 神经导航与多普勒超声技术合作，实时了解病灶切除状态。

一、神经导航发展历史

神经导航又称影像引导神经外科（IGS）或无框架立体定向，是现代立体定向外科技术之一，其发展历经一个世纪。

1906年英国Horsley和Clarke研制出脑立体定向仪，用于动物实验研究。1941年后Specigel和Wycis发明人体脑立体定向仪，并利用脑室造影定位技术，采用前后联合线，以脑室标志为基础，获得人体三维立体定向图谱，并应用立体定向技术，通过毁损苍白球治疗帕金森病。以后，相继出现Leksell、Reichert、Gillingham和Mccaul-Fairman等脑定向仪。有框架立体定向外科又称立体定向外科，用于脑组织活检、帕金森病手术和脑内放射治疗。

早期有框架导航外科，不仅定位欠准确，而且操作复杂，创伤性比较大。另外，采用带框架脑立体定向手术时，患者需佩戴框架，操作较复杂且不能实时导航，长期以来带框架导航外科发展缓慢，临床应用范围比较小。

20世纪80年代，临床医学向微创发展，CT和MRI等数字化影像资料可输入计算机，出现无框架立体定向外科亦称神经导航。

神经导航系统在模拟数字化影像与神经系统实际解剖结构之间建立起动态联系，使医师能够"透视"患者脑内微细结构，设计个体化的设计手术入路；实时了解病变与周围重要结构，如脑干、颈内动脉和脑神经的关系，目前已被广泛应用于颅内肿瘤、脑血管病、血肿清除和活检等手术。神经导航技术改变了神经外科传统的开颅手术方式。

二、神经导航方法

（一）术前准备

1. 贴标　术前1天将6~9枚定位标记尽量分散贴放在不宜移动的部位，如耳上、岩骨乳突、顶结节、枕隆突等处。

2. 获得影像资料　将MRI资料通过网络传入导航工作站。如病变呈等T_1信号，需增强扫描确保三维建模成功。

3. 影像资料处理　将MRI输入导航系统工作站后，进行头皮、病变、血管及脑室等结构三维建模；在工作站注册定位标记；计划手术入路。

（二）开颅前准备

1. 导航设备旁注册　患者全身麻醉后装头架，将头颅参考环安装在头架上，确保头部与参考环位置相对固定。校对照相机的角度及距离，与参考环之间无屏障。连接有线探针，在参考环注册点进行注册。

2. 定位标记联合注册　用有线探针按标记顺序逐一注册头部定位标记，随后工作站自动计算定位误差（机显定位误差），应确保误差<4mm，否则导航程序无法继续运行。同时监视器也可显示导航精确范围，由此评估机显病灶误差，尽量确保<2mm。

（三）设计手术入路

手术前在神经导航工作站可以获得头皮、病灶、血管和脑室结构三维图像，以选择最理想的个体化手术入路，这改变了传统开颅入路模式。

实时导航下用有线探针在患者头部描出病灶投影设计手术入路。选择入路原则：①非功能区。②手术入路最短。③尽量利用脑自然沟、裂，缩小皮瓣面积或采用微骨孔入路，减少脑组织暴露。

注册成功后拆除术野内有菌设备，包括头颅参考环、探针及定位标记。

（四）术中导航

1. 头皮常规消毒铺巾，安装消毒的头颅参考环，用有线或无线探针注册。

2. 翻开骨瓣前在骨窗四周用微钻磨四孔作为精确定位点，探针依次注册。如头部、参考环移位，通过对四点再注册给以纠正。

3. 实时导航探查病灶及毗邻重要解剖结构位置，力争处理病变时脑组织损伤最小。

三、神经导航系统存在问题及对策

脑漂移影响导航效果仍是未完全解决的问题，术中应用超声波扫描提供补偿影像可纠正。有学者采用以下方法减少脑漂移影响：①骨缘进行精确定位点注册后，可纠正因钻孔、体位变化、头架移位等造成的漂移。②侧卧位较仰卧体位脑漂移位轻微。③少用或不用脱水剂，缓慢释放脑脊液。④利用鞍结节、嗅神经、视神经、颈内动脉、内听道等作参考标志。⑤及早发现脑室内及其附近病灶，避免过早开放脑室。⑥脑干、第Ⅳ脑室底深部脑结构相对固定，漂移影响不明显。⑦先切除功能区病灶，尽量避免切除脑组织。此外，动静脉畸形（AVM）和或伴有癫痫的血管病骨窗设计要足够大。

四、神经导航应用

(一) 脑血管病

1. 脑内海绵状血管畸形（CM） 脑内CM是神经导航的绝对适应证。脑CM多位于脑实质深部，甚至在脑干、丘脑等致命部位，有反复出血的病史。多数脑CM经MRI及CT扫描可清楚显示，因此，导航系统可精确的引导手术进程，结合微骨窗入路和脑沟入路能最大限度保护正常脑组织并减少神经功能的损伤。然而值得注意的是，一些非常微小的脑CM在出血后仅残留机化样组织，如果手术距出血时间较长，手术显微镜下很难与周围脑组织区别，因此以MRI作为导航数据时，在术前三日内应该再次为患者进行CT扫描以明确出血吸收情况。

2. 脑AVM 对于位置较深、体积较小、位于运动区、语言区、丘脑及脑干的AVM导航辅助的作用不可或缺。出血在1个月内尚未完全吸收的AVM，应以CT影像作为导航数据；未出血或出血已经完全吸收的病例使用强化MRI作为导航数据，导航经验丰富的医师可在术前重建出主要的供血及引流血管对手术有很大帮助。

3. 动脉瘤 颅内动脉瘤是导航的相对适应证。多数动脉瘤的导航手术，术前计划的意义大于术中影像引导。利用导航系统重建的三维图像，将强化后CT及MRI资料转化为立体血管影像，可直观了解实际手术视野中动脉瘤与周围神经、血管的毗邻关系，分析动脉瘤在与载瘤动脉的角度，选择同侧或对侧开颅，决定翼点或眶上眉弓入路，在最安全的角度显露并夹闭动脉瘤。对位于颈内动脉近段、眼动脉、椎动脉、基底动脉的动脉瘤而言，导航系统辅助下制定详尽的术前计划尤其必要。

一些特殊部位动脉瘤，如大脑前动脉远端、小脑后下动脉（PICA）、小脑前下动脉（AICA）的动脉瘤，应用导航系统更有价值。可以在导航下经纵裂入路可以准确地夹闭前动脉远端的动脉瘤，而不必从A1段近端开始探查，减少了血管痉挛及损伤前动脉的风险。

(二) 颅脑肿瘤

1. 胶质瘤 胶质瘤特别是低恶性度的星形细胞瘤是导航的绝对手术适应证。实性的Ⅰ级星形细胞瘤在显微镜下很难与正常脑实质相鉴别，皮层表面也无明显异常，即使经验丰富的医师也必须在探查中多次取组织进行快速冰冻病理检查以确定切除范围，如果肿瘤位于功能区附近则很容易造成术后神经功能缺失。因这类肿瘤不易在平扫、增强CT及MRI获得肿瘤与脑组织的边界，因此以T_2像MRI数据作为导航资料，在术中根据导航提供的肿瘤位置及范围全切肿瘤，不过多损伤正常组织。对于高恶性度胶质瘤，应以增强 MRI 数据为导航资料，尽可能地完全切除肿瘤。对于囊性胶质瘤而言，应特别注意打开硬脑膜后要先利用导航确定肿瘤位置及范围，一旦释放囊液后出现影像漂移导航的准确性会明显降低。

2. 转移瘤　位于皮层下的脑移瘤是神经导航绝对适应证，其注意事项同恶性胶质瘤。

3. 脑膜瘤　多数脑膜瘤都是神经导航的绝对适应证。窦旁及大脑突面的脑膜瘤导航可以帮助确定手术切口位置及范围，显示受压移位的矢状窦避免开颅误伤引起大出血。脑膜瘤包绕重要血管或神经，如蝶骨嵴内侧或 CPA 脑膜瘤，开启导航前瞻窗口可时刻提醒手术医师肿瘤与血管、神经以及脑干的距离避免损伤。

4. 垂体腺瘤　经蝶（单鼻孔）入路切除垂体腺瘤手术中导航定位是必不可少的。在以往的手术学中经蝶入路手术必须在 C 型 X 线机监测下进行，由于操作不便及放射性污染已经逐渐被安全的神经导航所取代。平扫的 CT 或 MRI 数据均可作为导航资料，术中可明确提示鞍底的位置，避免误穿斜坡骨质导致致命的损伤。

5. 其他肿瘤或病变　颅内淋巴瘤、血管网织细胞瘤、神经鞘瘤、生殖细胞瘤以及炎性肉芽肿等均为神经导航选择性适应证，其中对于位置较深的淋巴瘤、生殖细胞瘤和肉芽肿等，神经导航系统辅助完成手术是非常必要的。可根据肿瘤的影像学特点选择 CT 或 MRI。

（三）穿刺组织检查

穿刺活检是神经导航的绝对适应证，经典神经外科活检利用有框架立体定向仪进行，患者术前需安装金属框架有一定痛苦。现代神经导航系统平均精确度在 2mm 以内，无需安装头颅框架，且系统可提供穿刺过程的多角度动态图像，使得穿刺过程更安全精确。

（戴　晶）

第二节　术中磁共振颅脑手术

一、术中磁共振的发展历史和使用现状

20 世纪 80 年代初 Lunsford 首先使用术中 CT 指导手术，开创了术中影像学的新纪元。但 CT 扫描有许多不足，如放射线的副作用、仅能进行横断面扫描、软组织显像质量差等，限制了术中 CT 的发展。磁共振（MRI）具有无放射损伤，软组织分辨率高，并可提供矢状面、冠状面、横断面图像等优点，因此，术中磁共振便成了神经外科医生的自然诉求。1993 年世界第一台术中磁共振（iMRI）在美国哈佛大学医学院 Brigham 医院投入临床使用，此后，术中磁共振逐渐被认为是神经外科非常重要的影像指导工具。Brigham 医院的术中磁共振系统为垂直双圈的开放磁体系统，又被称为"双甜甜圈"系统。磁体间有 56cm 的间隙，供放置患者头部及手术之用，场强 0.5T。此后，在明尼苏达等地，又有少数此类系统投入

使用。使用此类系统时，手术操作在磁体间进行，因此可以快速更新手术区域的 T_2 扫描图像（约2秒/次），能够得到近似于实时动态的术中磁共振图像。但正因如此，所以要求使用磁共振兼容的手术设备（如显微镜、电凝机等）和手术器械，投资费用很高，而狭小的手术操作空间（56cm）也使手术者手术时的舒适程度大大降低。此外，由于场强较低，此类系统仅能进行术中解剖结构成像，且成像质量较低，无法进行脑功能成像（如纤维束成像等）。

为了降低系统成本，使用常规手术设备和器械，并改善手术者的舒适程度，20世纪90年代中期，德国 Erlangen-Nuernberg 大学医学院神经外科开发了新型的术中磁共振系统。患者在磁体外的手术床上接受手术，因为手术区域此时位于5高斯线（5G）以外，所以可以使用常规手术器械。当需要术中磁共振扫描时，将患者转运至滑动检查床上，并滑动进上下排列的 0.2T 场强开放磁体内进行扫描。类似的系统还有 Odin 公司的 PoleStar 系统，该系统有一个可升降的 0.12T（后升级为 0.15T）开放磁体，当需要进行术中磁共振扫描时，才将磁体升起至手术区域进行扫描。2006 年，我国上海华山医院引进国内第 1 台 0.15T 低场强术中磁共振即为 PoleStar N20 系统。此类系统的优势是，可以使用常规手术器械，降低了整体成本，同时，手术者有足够的操作空间，操作舒适度较好，但存在场强太低，无法进行术中功能成像等缺点。

高质量磁共振图像和脑功能成像要求使用高场强封闭磁体系统，为了解决这一难题，1999 年，Sutherland 等报道了移动磁体的术中磁共振系统，在此系统中，1.5T 磁体被安装在天花板上的特制轨道上。通常情况下，磁体位于手术室外，在需要进行术中磁共振扫描时，将磁体沿轨道滑动至手术室内进行成像。2003 年，德国 Erlangen-Nuernberg 大学医学院神经外科率先使用了旋转床式的高场强（1.5T）术中磁共振系统。在此系统内，手术区域位于 5G 线以外，可以使用常规手术器械。当需要进行术中 MRI 扫描时，将手术床旋转进入磁体内进行扫描。该系统的优点是：磁体场强高，图像质量好，且能进行术中脑功能成像；使用标准手术器械，节省了开支。缺点是：间断进行扫描，不能实时获取图像；由于磁体和手术患者在同一房间内，因此，在手术过程中，即使未进行术中扫描时，其他患者也不能使用该磁共振机，降低了系统的使用效率。

为了提高系统使用效率，同时采用高场强磁体以提高图像质量，两种新的系统被开发出来。这两种系统基本设计都是双房间系统，一间是手术室，一间是诊断室，使用高场强磁体（1.5T 或 3T），因此能在获得良好术中影像的同时，进行脑功能成像。这两种系统的根本区别在于进行扫描时，是移动患者还是移动磁体。

在以比利时 Leuven 大学和日本 Tokai 大学为代表的系统中，磁体固定于诊断室内，在不需要进行术中扫描时，可以进行常规诊断性扫描。当需要进行术中扫描时，将患者包裹无菌巾后，连同手术床、麻醉机和监护仪等，沿地轨或是转运床，运送至诊断室内进行扫描。此类系统的主要问题在于移动患者时，麻醉、监护设备和管道需要和患者一起移动，存在安全隐患。而为了确保安全，又需要多个工作人员陪同患者一起移动，费时费力。

另一种设计为移动磁体，当不需要进行术中扫描时，磁体位于诊断室内，可以进行诊断性扫描。需要进行术中扫描时，将磁体沿轨道滑动至手术室内进行扫描。该系统由于不用移动患者，在很大程度上提高了安全性，只需一人，即可完成移动磁体的工作，省时省力。2008 年，中国人民解放军总医院引进国内第 1 台 1.5T 高场强术中磁共振即为移动磁体的双室系统。

场强是影响磁共振成像质量和成像功能的一个重要因素。高场强术中磁共振多指磁场强度为 1.5T 或以上系统，主要产品有西门子 Magnetom Symphony 系统（1.5T）、Magnetom Espree 系统（1.5T）、GE 公司 Waukesha WI 系统（3T）和 Philips 系统（3T）等。高场强术中磁共振系统术中成像质量很高，而且能进行脑功能成像。高场强系统成像时将患者移入系统内或根据需要将磁体移入、移出手术室，术中仍可使用多数传统手术器械及仪器，节约了器械方面的投资，患者体位和医生操作与常规手术一样不受限制。此外，高场强术中磁共振系统信噪比、空间分辨率提高，成像质量更佳，可完成常规诊断 MRI 的各种功能成像。这些功能使高场强术中磁共振既有诊断功能又有治疗功能。但高场强术中磁共振系统使用成本高，多需专业改建和严密屏蔽的手术室。此类系统更适合具有一定术中磁共振使用经历，需要进行临床研发的较大型医疗机构使用。在术中磁共振问世之初，由于技术和经济条件的限制，多数单位使用低场强术中磁共振系统。近年来，高场强术中磁共振系统因图像清晰且不限制患者体位和医生的操作空间，吸引了许多单位选择使用。

低场强术中磁共振指磁场强度低于 0.5T 的系统，主要产品有 GE 公司 Signa SP（0.5T）、西门子公司 MAGNETOM Open（0.2T）和以色列 Odin 公司 PoleStar N10（0.12T）、PoleStar N20（0.15T）等。低场强 iMR 多为开放式系统。使用成本低，对手术室改建要求不高，手术及麻醉器械要求低磁性，术中成像相对较方便，可以确认肿瘤边界、指导穿刺活检、纠正脑移位。但低场强磁体导致成像时间延长，信噪比低，空间分辨率低，扫描序列单一，且无法进行术中脑功能成像，多数设备限制了患者的体位及医生的操作空间，造成使用效率下降。低场强 iMR 适合刚刚开始采用 iMR 的医疗机构使用。

二、术中磁共振辅助的多模态神经导航

导航辅助下的神经外科手术是微侵袭神经外科技术的重要组成部分之一，是由立体定向手术、数字化扫描技术、计算机软硬件技术和显微外科技术等的最新进展综合发展而来，是一种人工智能化的神经外科手术辅助系统，它使神经外科手术的定位更精准，术中精细测量变得非常简单，误差降低到最小，减少手术时间和侵袭性，能够保证手术的精确定位、最大切除病灶、最小神经功能损伤，使一些神经外科手术禁区得以突破。如果说显微镜是对神经外科的第一次革命性发展，那么神经导航技术无疑是神经外科的第二次革命。

虽然20世纪90年代才逐渐发展起来，但是随着计算机技术日新月异的发展，神经导航技术已经从最早的单纯解剖导航发展成了多模态功能神经导航，即通过图像融合技术，将脑磁图（MEG）、功能磁共振成像（fMRI）、弥散张量成像（DTI）、磁共振波谱成像（MRS）等功能影像资料与CT、磁共振解剖成像等融合在一起并进行三维重建，从而直观地定位病变与功能皮层、传导束及血管之间的空间关系，在术前帮助手术医生制定虚拟手术计划。通过先进的注册配准技术，将影像坐标系统与手术野内的位置动态链接起来，能够提供术中实时持续定位。如果神经导航系统与手术显微镜整合在一起，还可以实现显微镜下导航，术者能够在显微镜下更加直观地看到导航的指示。此外，神经导航系统与术中磁共振系统、术中超声、术中皮层电刺激等结合在一起能够不同程度地纠正术中脑移位造成的导航偏差，其中术中高场强磁共振成像技术能够根据术中成像结果实时更新导航，被认为是目前纠正脑移位的最佳办法。

功能神经导航的技术流程包括术前患者影像学资料的采集、术前手术计划的制订、导航注册、术中实时定位等，如果与显微镜结合使用需要与显微镜进行连接、校准，以实现显微镜下导航，如果与术中影像手段联合使用，则可以在术中更新手术计划，纠正术中脑移位引起的导航误差。

由于神经导航系统采用的影像资料来自术前，随着手术的进行脑组织发生移位，会造成术中导航定位不同程度的误差。影响因素包括病理生理性和物理性因素，其中病理生理因素包括肿瘤性质、部位、体积、脑水肿、麻醉剂、脱水剂的使用、机械性通气等；物理性因素包括重力、脑脊液流失、骨窗范围、患者体位、脑室引流、脑组织牵拉及组织切除等。采集术中影像资料并更新导航数据是纠正术中脑移位误差的主要办法，包括术中超声、术中CT、术中MRI等。术中超声具有使用灵活、简单、安全、相对成本较低等优点，但缺点是分辨力较低，不能发现小的、深在的病灶，不能做出实质性肿瘤的定性诊断，不能明确病灶边界；术中CT组织分辨力较超声高，使用较灵活，缺点是X线剂量较高，增加患者的X线暴露，不适合多次扫描；术中MRI组织分辨力最高，术者能够利用术中扫描的影像资料更新导航计划，重新注册，高场强的术中MRI图像质量与术前几乎相当，术中DTI成像还能够显示手术对传导束的影响，判断残余肿瘤与传导束的关系，缺点是设备昂贵，目前还不能普及应用。术中成像技术能够纠正脑解剖结构的移位，但难以在术中精确定位脑功能皮层。而术中唤醒及皮层电刺激技术虽然能够在术中定位皮层功能区，解决导航下功能区移位的问题，但是术中皮层电刺激有一定风险，手术需要暴露的皮层面积要更大一些，电刺激有可能导致癫痫的发生，此外术中唤醒也有一定的失败率。未来发展方向可能会集中于如何将上述两种技术更好地结合起来，起到相辅相成的作用。

三、术中磁共振及多模态神经导航系统的临床应用

自1986年神经导航系统技术首次应用于临床以来，经过多年的发展和推广，已广泛应

用于临床神经外科。近年来，更增加了术中磁共振、术中 CT、术中 B 超等术中成像手段，应用范围和使用效果有了长足的进步。下面结合一些典型病例，简单介绍一下术中磁共振和多模态神经导航在颅脑肿瘤、脑血管病、脊髓及脊柱病变等领域的临床应用。

（一）术中磁共振及多模态神经导航辅助下颅脑肿瘤外科治疗

1. 胶质瘤　因胶质瘤呈浸润性生长，与周围脑组织没有明确的边界，在显微镜下很难与正常脑实质相鉴别，皮层表面也常常无明显异常，即使经验丰富的手术医师也必须在探查中多次取组织进行快速冰冻病理检查，以确定切除范围。术中借助导航虽可提示当前手术操作的部位与肿瘤边界的关系。然而，由于"脑移位"的发生，导航系统术中有可能发生较大移位，影响肿瘤边界的判断，此时，需要使用术中磁共振在术中更新导航影像，并客观评估肿瘤切除范围。据文献报道，术中磁共振首次术中扫描时，残留肿瘤的发现率高达 30%～60%，这充分说明了单纯使用导航系统评估胶质瘤边界和切除程度的不确定性，并强调了使用术中影像手段实时更新导航的重要性。另外，如果肿瘤位于功能区附近，术前导航计划可以标记处功能区皮层及相邻传导束的空间位置关系，并在术中提供进一步切除病灶的方向，避免伤及周围组织。而术中高场强磁共振系统可以在术中进行脑功能成像，并将病变附近的重要功能结构影像导入神经导航系统指导手术。

2. 垂体腺瘤及鞍区脊索瘤　经蝶垂体腺瘤及鞍区脊索瘤手术中导航有助于定位，内镜下经鼻腔蝶窦入路切除垂体腺瘤已经广泛开展，目前手术并发症的发生率仍较高。甲介型蝶窦患者的蝶窦发育不良，过去是经鼻蝶入路手术的禁忌证，在神经导航辅助下经蝶入颅手术切除甲介型蝶窦垂体微腺瘤能够取得满意的疗效。对于解剖变异及二次手术的患者，术者更加难以判断蝶窦前壁、鞍底、鞍膈、鞍旁及海绵窦等主要结构，利用神经导航系统可以摆脱对骨性标志的依赖，使操作更准确。在术前进行导航计划时，利用 MRA 影像将颈内动脉进行三维重建可以更加直观地了解肿瘤与颈内动脉的关系，并在导航的辅助下防止损伤颈内动脉。

3. 脑膜瘤　对于中央区及窦旁脑膜瘤等，术前导航计划可以利用 fMRI 和 MRV 成像将运动皮层和静脉窦标记出来，导航可确定手术切口的位置及范围，评价受压移位的中央前回、锥体束、矢状窦等，最大限度地利用皮瓣及骨窗，避免开颅误伤引起大出血。

转移瘤、淋巴瘤、血管网织细胞瘤、神经鞘瘤、生殖细胞瘤、炎性肉芽肿等均为导航的选择性适应证，尤其是病灶位置处于重要功能区或位置较深时。

（二）功能神经导航辅助下脑血管病的外科治疗

1. 海绵状血管瘤　常位于脑实质的深部，甚至在脑干、丘脑等致命部位，病灶一般较小，传统的手术治疗方法易造成周围结构的损伤，引起术后不同程度的神经功能障碍。术前导航计划可以标记病变位置及邻近的功能区、传导束等，术中根据导航所确定的皮质切口位置，在导航引导下寻找病灶，能最大可能地减少对周围正常脑组织、神经功能的损伤。如果结合术中磁共振成像技术,可以在术中更新导航计划以纠正脑脊液流失造成的脑漂移。

对于重复出血和有症状的海绵状血管瘤病例,手术是首选的治疗方法。而当病变紧邻功能区时,术前详细的风险评估十分必要。手术病例的选择标准可参考相关文献资料。对于手术来说,由于海绵状血管瘤特殊的病理特点(病变多较小,不包含脑实质,血供不丰富并与静脉系统不交通),均能做到全切但保留相关的静脉异常。传统开颅手术与影像导航下的开颅手术在切除率和术中远期并发症方面没有显著区别。影像导航技术的积极意义在于使得这类病变的手术适应证进一步扩大;与传统开颅手术相比,更小和更深的病变也可以积极进行手术治疗。而功能神经导航技术的引入,使得对于重要功能区和白质纤维束变得可见,更加有利于功能的保护。对于功能区的保护,仍然强调精确显微解剖暴露及细致的手术操作,而功能导航系统的辅助更多体现在手术入路的设计及皮层切开位置的选择。通过在导航系统中显示的病变与各个功能结构的位置关系,从而选择有效避开上述结构的入路。对于皮层下病变,还能够选择避免重要功能区及距离病变位置最近的皮层切开位置。目前影响影像导航技术的一个主要因素是术中脑漂移。脑组织漂移的影响因素很多,从开放硬膜开始,脑组织就可能开始产生漂移,而目前认为其方向和程度无法预测。这一问题带来两个方面的影响:①使得病变位置产生偏差。②使得功能导航标注的功能结构(传导束、皮质功能区)与实际不符。上述问题对深部的小的海绵状瘤来说尤其明显,甚至导致导航指导下仍然无法找到病变。而术中磁共振技术是解决病变漂移问题的一个有效方法。对于小的海绵状血管瘤,目前一个新的手术方法是无框架导航技术结合神经内镜进行微创手术切除。通过特质的透明带芯鞘在导航下穿刺脑组织到达病变,取出内芯后,应用内镜辅助,在鞘形成的空间内进行病变切除。由于海绵状血管瘤明确的边界及缺少大供血动脉及引流静脉,使得这种方法可行。优势是不但对脑组织创伤小,而且可以有效克服脑移位问题。而通过精确选择穿刺通道,可以有效避免对重要结构的损伤。

2. 动静脉血管畸形　神经导航对一些位置深、体积小、位于运动语言功能区、脑干、丘脑的动静脉血管畸形显得尤为重要。术前可将 MRA 和 MRV 影像学数据输入到神经导航系统中进行三维重建,获得动静脉畸形的供血血管及引流,对手术提供重要的帮助。利用 fMRI 和 DTI 成像将皮层功能区及重要传导束进行标记,能够帮助术中避免损伤功能皮层及传导束。

3. 动脉瘤　由于传统血管造影的图像不能用于导航系统,导航对于动脉瘤手术的辅助作用受到限制。在对多数动脉瘤的导航手术中,术前计划的意义大于术中影像引导。术前利用 CTA 及 MRA 资料进行三维血管重建,可直观了解动脉瘤大小、形状、瘤颈、走行以及与周围血管、神经的比邻关系,分析动脉瘤与载瘤动脉的角度,选择最合适的手术入路,在最安全的位置、最好的显露角度下彻底夹闭动脉瘤,从而减少术中动脉瘤破裂出血及术后脑梗死的发生率。对于复杂性动脉瘤,如巨大动脉瘤,大脑前动脉远端、小脑后下动脉(PICA)、小脑前下动脉（AICA）的动脉瘤，导航辅助下制定详尽的术前计划是非常必要的。

（三）功能神经导航辅助下无框架穿刺活检和功能神经外科

传统的神经外科穿刺活检是利用有框架立体定向仪进行的，患者术前安装金属框架有一定痛苦，而术者需要进行复杂的运算，有一定的操作难度。Kratimenos等在1992年最早将神经导航系统应用于癫痫外科手术，称之为计算机辅助的立体定向选择性海马杏仁核切除术，取得了良好的效果。现代导航系统平均精确度在2mm以内，无须安装头颅框架，且可提供穿刺过程的多角度动态图像，使得穿刺过程更安全、更精确。安装专用的功能神外手术导航软件及相关附件后，导航系统可完全取代传统的框架立体定向仪，完成苍白球损毁术、海马切除等手术。术前应用fMRI，DTI和MEG成像进行导航计划，将癫痫灶、重要传导束和皮层功能区融合到神经导航系统中，能在术中标记出病灶和重要传导束及功能区的位置，从而在准确切除病灶的同时保护重要功能区。Rydenhag等报告654例手术，出现较严重并发症者仅为3.1%。Oertel等在神经导航系统辅助下进行37例颞叶癫痫手术，结果发生轻度偏瘫、颅神经麻痹、失语、术后感染等并发症的概率明显小于没有应用神经导航系统的颞叶癫痫手术。

（四）功能神经导航辅助下的脊髓及脊柱外科治疗

新一代导航系统均开发了脊髓脊柱手术软件包及专用配件，使导航系统得以应用于脊髓及脊柱外科手术。神经导航可适用于髓内星形细胞瘤、室管膜瘤、神经纤维瘤、海绵状血管瘤等常见髓内外病变的手术治疗，并可引导椎弓钉的固定，降低手术损伤的发生率。

（戴　晶）

第三节　微骨窗入路

一、微骨窗入路的由来

神经外科学发展历史，至今大致经历了人类环钻术、近代神经外科、经典神经外科、显微神经外科和微创神经外科五个阶段。回顾其历程，不仅体现了人类科学技术的进步和智慧的结晶，还可以看到患者和医师一直不懈地追求一个共同的目标，即：在以最好的疗效治疗疾病的同时，尽量保护正常组织，最大限度降低手术的并发症，使患者手术后尽早康复。

早期神经外科开颅手术的皮肤切口和骨窗都很大，其中原因是多方面的。第一，受限于当时的诊断技术，病变只有达到巨大的体积时才能得到诊断，大多数只能通过大的切口才能治疗。第二，手术照明设备简陋，因此只有采用足够大的切口才能使光线照射入手术部位。第三，当时应用的器械多是为普通外科设计的，而不是为神经外科设计的专用器械，体积相对较大，不适合在狭小的骨窗内使用。第四，当时神经外科手术人员至少有三人，六只手和手术器械覆盖了术野的大部分，所以骨窗必需够大，以便充分地观察手术部位。

20世纪60年代起，手术显微镜被应用于神经外科手术。随后在以Yasargil等为代表的神经外科大师的努力和推动下，显微神经外科手术技术广泛地应用于神经外科的各个领域，手术疗效得到大幅度提高，手术死亡率和残废率大幅度下降。然而，在手术显微镜被引入以后不久，许多神经外科医师就意识到传统的神经外科显微手术技巧和方法仍需要不断地更新和完善。主要原因有以下几方面：首先，各种手术入路有一个共同的特征，即相对较大范围的脑组织暴露和牵拉，可能造成神经血管的损伤，导致与手术而非病变本身相关的手术致残率增加。其实在各种常规显微外科手术中，对脑组织的有效牵开空间一般多在2.0cm左右，过大的骨瓣及脑组织暴露并无必要。其次，对于累及或起源于颅底的病变，为了解决显微镜下深部手术的照明和操作问题，常需对颅面部的正常骨结构进行扩大切除，造成术后许多并发症，如脑脊液漏、感染和影响美观等。再次，随着影像诊断技术的进步，越来越多的患者获得早期诊断，其病变很小，几乎无症状，患者对手术效果的要求提高。

20世纪70年代初，Wilson等在显微神经外科手术的基础上首先提出微骨窗入路，也称为"锁孔"入路概念，倡导采用比传统手术小得多的皮肤切口和骨窗以减少不必要的手术损伤。然而，受限于当时的影像学诊断技术水平和显微手术器械发展的水平，早期微骨窗的理念仅强调通过有限的暴露节省手术时间，并取得较好的伤口愈合，其一直未能被广泛接受。

20世纪末，在神经影像、神经导航、神经内镜、血管内介入和立体定向放射等技术和设备迅速发展的推动下，出现了微创神经外科。微创神经外科的形成主要基于：医学模式从生物医学模式向"生物-社会-心理"模式转变。社会的进步，患者对治疗疾病的要求、对手术结果的期盼、对重返社会的渴望不断提高。越来越多的患者要求"微创"的神经外科治疗；现代临床影像技术的进步，为早期发现、准确定位颅内病变提供了可靠的影像学保证，并可根据每例患者个体的解剖特点，制定出个体化手术入路计划；手术技术的发展和相关应用解剖的研究，开创了新的微创手术入路和手术方法，加之上述微创技术手段的应用，使过去的不可能成为今天的现实可行。

现代神经外科微骨窗入路是在开展神经内镜手术的基础上逐步发展起来的。内镜辅助下的显微神经外科手术的开展，促进了相关应用解剖的研究，也促使医师们对术中脑牵拉、手术入路以及对微骨窗概念实施策略的研究。1991年日本神经外科医师Fukushima等报道采用3cm直径的纵裂锁孔入路对138例前交通动脉瘤进行手术夹闭，开启了微骨窗手术技术在临床上较大范围应用的大门。1999年德国的Perneczky等出版了《神经外科的锁孔概念》专著，对锁孔技术的概念和应用进行了较系统的论述，标志着该项技术走向成熟。这样神经外科微骨窗的概念在出现20多年后，迎来了第二次复兴。

二、从对微骨窗入路的争议看如何正确理解微骨窗入路理念

由于对微骨窗入路理念存在理解上的误区，关于微骨窗手术的争论一直存在。实施微骨窗入路手术的主要依据是"锁孔"的门镜效应，即离微骨孔越远，视野越宽，能满足切除病变操作的需要。但曾有人认为将"锁孔"门镜效应的理论应用到神经外科是一个错误。也有人怀疑在一个小孔下手术是否必要和可行。解决争议，无疑是要正确理解神经外科"微创"理念的内涵与微骨窗入路理念之间的关系。

对于微创显微外科手术来说，仅仅操作轻柔是不够的。它不仅要求对靶点及其周围神经组织、血管的损伤降到最低限度，而且也包括对手术入路中所遇到的所有组织的损伤降到最低限度。必须强调的是，通过一个个微创的入路进行手术，若不能充分和最佳地处理病灶，如非肿瘤本身原因而未能完全切除、动脉瘤颈未能完全夹闭或术中破裂无法处理，这种入路的手术就不能称之为微创手术。另一方面，任何大的手术入路虽然能有效地切除病变，但是在手术过程中未考虑到对各层组织的损伤减到最小也不能叫作微创。

早期微骨窗入路的理念过分强调孔径大小，是许多专家反对的原因之一。现代微骨窗入路的理念是指将成熟的显微神经外科技术与现代神经影像技术结合在一起，采用三维空间精确的立体定位，使用新型的设备和器械，经过头部体表微小切口入路，到达颅内深部区域，进行微创显微手术。其宗旨在于根据个体解剖及病灶特点设计手术入路，充分利用有限的空间，去除不必要的结构暴露或破坏，凭借精湛的显微手术技术，以最小的创伤（包括心理创伤和物理创伤）取得最好的手术疗效。其核心并不在于微骨窗孔径的大小，而在于能够提供一个对脑组织重要结构损伤最小的手术通道，它既大到有足够空间处理病变，又尽可能地小到摒除了一切不必要的损伤。而这个损伤必须考虑同时降低颅内外组织的医源性损伤，尤其是颅内脑组织、神经、血管的损伤。其优点包括：术中暴露和创伤微小、缩短手术时间、术后感染率下降、症状轻、外观影响少；节省费用、减少患者对手术的恐惧、缩短住院期等。

由此可以看出，现代微骨窗入路体现了微创神经外科的特征，即具有减少创伤的优越性，和标准的显微外科手术相比，至少能同样有效地切除病变。它是对传统神经外科手术入路的一种革新。随着越来越多人对现代微骨窗入路理念的深入理解，它从初始不断受到质疑和不理解，到目前广泛应用于神经外科各个领域，已成为现代微创神经外科的一大内容。大量的临床实践，如德国美因兹大学 Reisch 等报道了 3 000 余例微骨孔显微手术，国内兰青和所在单位也已开展了近 4 000 例微骨孔入路手术，应用于各种脑肿瘤、脑血管病及脊髓病变等的治疗，均证实了该入路手术是可行、安全、微创和有效的。世界著名神经外科专家 Samii 教授也认为利用 2cm 左右直径的骨窗，再磨除近 1cm 的内板，足以进行各种手术，可成为一种标准术式。

三、微骨窗入路实施策略与方法评析

遵循微骨窗入路手术是以尽可能小的创伤代价追求最佳手术疗效的神经外微创手术方法，这一核心理念，是实施微骨窗入路手术的关键所在。

(一) 开展微骨窗入路既要积极更要稳妥

一方面，微骨窗入路手术作为微创神经外科的一个重要组成部分，无疑值得去积极尝试和开展。另一方面，由于对手术操作有较高的要求，为确保对患者手术的安全、有效，更强调应在条件具备的基础上稳妥地开展。这就涉及开展这项技术的基本要求，包括技术与知识要求和硬件要求。

1. 技术与知识要求

(1) 术者熟练掌握了常规开颅手术，并经过显微神经外科训练，具备显微手术的基础和经验。

(2) 掌握了相关的解剖、疾病和影像知识。

(3) 对神经外科微创理念和微骨窗入路手术理念有全面、正确的理解。

2. 硬件要求　微骨窗入路由于具有骨窗小、手术通道狭小、需通过不断变换体位和光线角度来实现对病灶的暴露和处理等特点，因此，在配备手术器械和设备时应能满足实现微骨窗开颅、建立有效手术通道和对病变安全、有效处理的要求。为达到这些要求，其基本配置包括：高性能手术显微镜、专科电动手术床、头架、磨钻、铣刀、显微器械（特别是枪式或杆状显微器械）、脑软轴牵开器等；高档配置包括：超声吸引器、射频刀、激光刀、神经内镜、神经导航等。

(二) 如何把握微骨窗入路的适应证

是否所有的病灶都可以采用微骨窗入路手术呢？又或者是否仅简单、浅表或小体积的病灶才适合微骨窗入路手术呢？对于一些解剖位置固定的病灶，如鞍区、桥小脑角、脑室系统肿瘤、各种动脉瘤等，可选择相应的微骨窗入路到达病灶。而对于大体积肿瘤，特别是颅底肿瘤来说，常规手术时，因病灶周围神经、血管结构众多，通常采用分块切除病灶的方法，微骨窗入路完全可以满足此类手术的要求。微骨窗入路的"锁孔"效应仅对深部病变有效，对脑表面病变仍应按其表面大小设计手术骨窗，在暴露其全貌的前提下手术。对一些颅内压较高的急诊手术患者，特别是脑疝患者，还是以大骨瓣开颅为佳。

(三) 做好术前计划，确保微骨窗入路手术安全、有效、微创

周密的术前计划是微骨窗入路手术成功的保障。其目的是使手术尽可能地安全和有效。首先，术前设计有赖于对病灶本身的位置、性质、大小和生长方式等特点，邻近解剖关系，可能的手术入路进行综合分析，选择一种既能有效手术，又能避开重要结构，且手术创伤最小的入路。其次，因微骨窗开颅时已确定了到达靶区的手术通道的大小，因此，骨窗位

置必须精准，以避免造成手术困难或术中迷失方向。精确确定骨窗的位置就需要对手术靶区有精确的三维概念，这依赖于对术前多模式影像资料进行详细的研究。必要时，辅以神经导航或立体定向系统。更精确的计划，还可以利用三维手术计划平台，来进行影像重建与模拟手术，显示手术入路相关结构可视的三维空间，以精确设计微骨窗位置和手术通道。

（四）实施微骨窗入路手术应关注的要点

1. 微创理念必须贯穿于每一步操作和手术全过程。在切除病灶时，应时刻注重对周围脑组织、神经和血管的保护。

2. "三位"正确，即摆好体位、头位，准确定好骨窗位。在术中还要根据手术需要，通过调整手术床以调整头位、体位。

3. 手术的关键步骤　微骨窗开颅、有效手术通道建立和病灶的安全、有效处理。

（五）各种"锁孔"手术入路概述

有关各种"锁孔"入路的具体操作方法可参考相关专著和文献。这里仅就各种入路的由来、适用范围和注意事项做分析。

1. 经眉弓眶上额下"锁孔"入路及其变型　包括经眉弓眶上额下入路、外侧变型（亦称为额外侧入路）、内侧变型、眶上-眼眶联合开颅等。各种切口及骨窗见图3-1。眶上入路可达双侧Willis前环，暴露对侧眼动脉、颈内动脉内侧壁、大脑中动脉M1段、大脑前动脉A1段、后交通动脉、前交通动脉、大脑后动脉P1段和小脑上动脉，并夹闭动脉瘤。对鞍区、鞍上区的垂体瘤、颅咽管瘤、鞍结节、前颅底脑膜瘤等均可采用该入路进行手术。

1885年，Francesco和Durante首先描述了经额下-额叶入路，1908年Krause描述了眶上额下入路。此后，Frazier、Cushing、Heuer、Dandy和Poppen也先后报道过类似入路。由于当时条件的限制，各种眶上及额下入路骨窗大、创伤重，导致与手术而非病变本身相关的病残率增加。Reisch在2002年和2005年描述了经眉弓眶上额下"锁孔"入路，它基本包含了经翼点入路的前额部分，其优点是从前方进入时，鞍上的解剖结构可不受阻挡，可较早到达侧裂的内部，并能将直接倾斜于入路外半侧的侧裂轻易地由内向外分离而不需要处理颞叶。

近十年来，出现了各种不同经额下和额外侧入路的描述，尽管这些入路所取得的暴露范围是十分相似的。2005年，芬兰Juha教授根据10年超过2 000例的手术经验，提出了"经眶上外侧入路"，认为与Yasargil标准翼点入路相比，其开颅范围更小、创伤更小、手术更迅速，避免了颞肌萎缩、面神经损伤、脑脊液漏、术后硬膜外血肿、感染等并发症。骨窗范围3.0cm×4.0cm左右，该入路足以到达双侧Willis前环，位置高于前床突的基底动脉前部，以及鞍区、鞍上区，进行动脉瘤夹闭或病变的切除，适用于绝大多数标准翼点入路的适应证，可作为标准翼点入路的替代方法。该入路不适用于瘤颈朝向后的大脑后交通动脉动脉瘤、大型和巨大型大脑中动脉动脉瘤（尤其是瘤颈朝向外侧的蝶骨嵴）以及位置较低的基底动脉顶端动脉瘤。上述入路与经眉弓眶上额下"锁孔"入路外侧变型相似，与经眉弓眶上额下"锁孔"入路相比，不仅在于锁孔骨窗的位置更靠外侧，而且要部分切除蝶骨小翼，同时暴露额叶和颞叶硬脑膜。可从侧面更多暴露颞叶前内侧、额叶外侧基底大脑皮质、外侧裂以及鞍旁三角，能够安全对海绵窦的前部和床突旁区域进行解剖。通过磨除前床突，也可以暴露颈内动脉床突旁段。但是需要牵拉视交叉及对侧视神经才能暴露对侧颈内动脉。

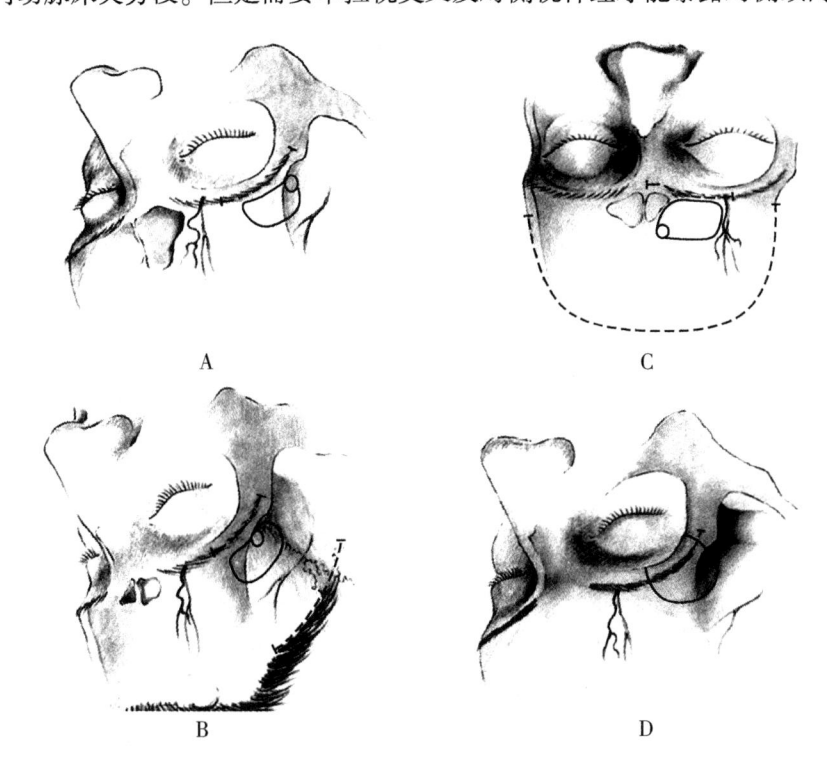

图3-1 经眉弓眶上额下"锁孔"入路及其变型各种切口及骨窗示意图
A. 经眉弓眶上额下入路；B. 外侧变型；C. 内侧变型；D. 眶上-眼眶联合开颅

2. 翼点"锁孔"入路　标准翼点入路是到达双侧Willis环前部、鞍区和鞍旁、外侧裂以及斜坡和基底动脉上部病变的经典入路。标准翼点入路也存在一些缺点：术前多要剃光头，造成某些患者心理负担；可能有面神经额支的损伤和颞肌萎缩；皮瓣切开范围大，周围软组织水肿显著，延长了住院时间；脑组织暴露面积大，增加了损伤或感染的机会。翼点"锁孔"入路则避免了传统翼点入路缺点，保持了它所能提供的良好的视线角度。翼点"锁孔"入路：只剃掉手术切口发际后宽2cm左右的头发；直线切口，减少了肌肉萎缩的可能性；避免损伤面神经额支；大大减少了脑组织不必要的暴露；缩短手术时间，术后恢复较快。从图3-2可以看到与传统翼点手术入路相比，翼点"锁孔"入路可极大减少头皮切口、缩小骨窗切开的范围。该入路适合于前循环动脉瘤（不包括A2、M3以后各段），及前颅窝底、鞍上、鞍旁、鞍后、海绵窦上壁、蝶骨嵴、额极、颞极、中颅窝底前端、脚间池等区域手术。

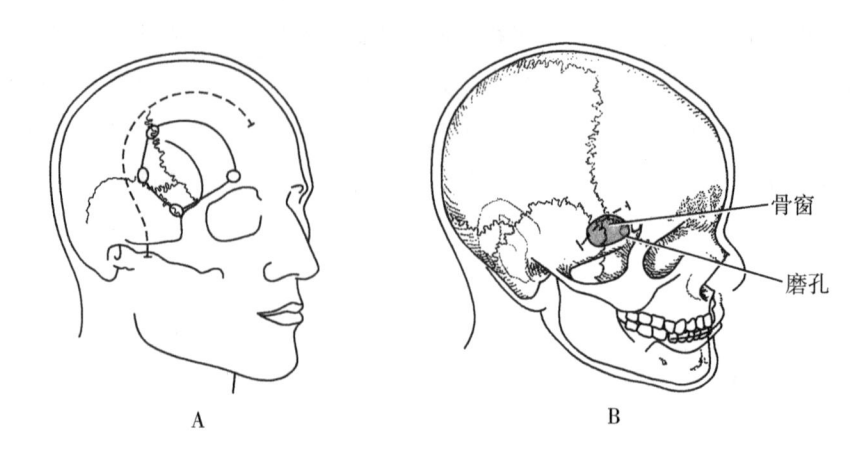

图 3-2 传统翼点入路与翼点锁孔入路切口及骨窗比较
A. Yasargil 翼点入路切口及骨窗；B. 翼点锁孔入路切口及骨窗

3. 颞下"锁孔"入路　包括颞下入路以及后颞下-乙状窦前联合入路两种变型。后颞下变型骨窗位于颞后乙状窦前，优点是可显著减少对颞叶的牵拉。小脑幕切迹周围结构的视线较少受到颞叶的阻挡。颞下-乙状窦前联合入路可从幕上及幕下更广泛暴露岩骨后上方周围结构。后两种入路难点在于对 Labbe 下吻合静脉的处理。多数病例通过仔细解剖将颞叶桥静脉从皮质表面和硬脑膜入口处分离可避免发生梗死。如果桥静脉必须牺牲，则应尽量减少对颞叶的牵拉，利于颞叶表面静脉吻合血流的开放。颞下"锁孔"入路可达：岩斜区、天幕缘、海绵窦侧壁、三叉神经节、视神经后区的视神经-颈内动脉窗和颈内动脉后窗和鞍上垂体柄、鞍背、ICA 床突上段、PCoA、动眼神经、滑车神经、BA 顶部脑桥前池、PCA 的 P1 段及 P1~P2 交界处、SCA 以及中脑和脑桥上部的前、侧面。该入路适合于治疗颈内动脉后至内听道前方的岩斜区及鞍上区肿瘤，PCA 的 P2 段动脉瘤和基底动脉顶端动脉瘤及 BA-AICA 交界处动脉瘤。颞下"锁孔"入路还可达海绵窦侧壁，可进行大部分海绵窦的手术。

4. 乳突后"锁孔"入路　乳突后入路可显露三叉神经、面神经、听神经、后组颅神经、脑桥外侧面、前外侧面、小脑半球外侧面、椎动脉、小脑后下动脉，可用于听神经瘤、三叉神经鞘瘤、脑膜瘤等脑桥-小脑角或岩斜区肿瘤、脑桥侧方肿瘤手术以及三叉神经痛、面肌痉挛等血管减压手术，椎动脉及其分支小脑后下动脉瘤的夹闭手术。对于后组颅神经处病灶手术，手术切口及骨窗位置可相应下移。

5. 枕下正中"锁孔"入路　枕下正中入路可显露整个第Ⅳ脑室，适用于该部位各种肿瘤手术。如将手术切口下移，可用于 Chiari 畸形手术。

6. 经半球间-胼胝体"锁孔"入路及其变型　包括经半球间-胼胝体入路以及经前额胼胝体下、经枕叶胼胝体下半球间入路两种变型。可显露侧脑室体部、第Ⅲ脑室、丘脑、松果体区等结构，适合于该区域的各类肿瘤手术。采用经半球间入路时，保护矢状窦及其静脉分支非常重要。尤其是在合并了大脑牵拉后，静脉的闭塞可造成广泛的静脉性脑梗死，导致术后神经功能恶化。当桥静脉闭塞后,使用脑压板可能严重压迫静脉吻合,引起随后周围区域的梗死。因此,大脑的牵拉必须限制在所需的最小范围。通过适当的设计锁孔骨窗位置、仔细解剖以及限制脑牵拉才可有效降低手术损伤。

7. 幕下小脑上"锁孔"入路 松果体肿瘤位于颅内正中线脑干平面以上,在解剖上要对其安全的暴露和切除是一个很大的手术挑战。早期手术为了获得足够的光线进入位置深在的松果体区域,曾采用创伤巨大的开颅暴露,甚至切除整个枕叶等,因而手术结果也不理想,死亡率可高达58.8%~70%。20世纪70年代早期引入显微技术后,将显微神经外科技术应用于Krause幕下小脑上入路,开创了松果体区手术暴露的一个新时代。该入路优点在于松果体区的解剖结构无需手术分离,天幕与小脑之间提供一个不易侵犯到任何脆弱的颅内结构的手术通道。位于中线附近、Galen静脉水平及以下的肿瘤最适用于该入路,可降低深部静脉损伤的风险。锁孔骨窗的最佳位置取决于病变的精准定位。胼胝体压部顶端附近骨窗位置可较靠颅底方向;相反,四叠体板及小脑中脑裂的病变最好从靠顶部方向进入。该入路也适用于中线外侧的病变,可采用旁中线开颅从对侧暴露目标区域。

8. 经皮质"锁孔"入路 其可暴露侧脑室及第Ⅲ脑室。经皮质入路最常见的并发症包括皮质扩大切除后引起的术后癫痫,牵拉半卵圆中心导致的偏瘫,尾状核牵拉或梗死引起的记忆下降,以及意识障碍、缄默症等。锁孔技术限制了大脑皮质的暴露范围,可以将对脑组织的损伤降至最低,几乎相当于脑室穿刺的损伤。另一方面,通过扇形手术切开,有限皮质切开足以窥视脑室腔的不同部位。

除上述入路外,还有椎板"锁孔"入路等。综上所述,上述各种"锁孔"入路有以下几点启迪。

(1) 微骨窗手术出现既得益于现代科学技术的发展,也是神经外科医师们对微创理念不断追求的结果,是他们智慧的结晶。

(2) 各种微骨窗手术与传统常规手术相比,可极大减少头皮切口以及缩小骨窗、硬膜切开范围及脑组织暴露范围,从而显著减少与开颅手术相关的并发症、缩短手术时间。

(3) 微骨窗手术并不拘泥于一种手术入路,各种手术入路又有其变型,有利于根据个体病变特点选择恰当的手术入路进行个体化治疗,达到以最小创伤取得最佳治疗效果的目的。

(何 东)

第四节 神经内镜技术

一、概述

现代神经外科中一个具有划时代意义的里程碑是微侵袭神经外科理念和技术的形成,神经内镜手术技术是其中重要的组成部分。

得益于现代科学技术的迅猛发展，内镜神经外科的理论体系日新月异。神经内镜手术治疗的疾病种类从传统的脑室、脑池疾病以及颅底疾病扩展至包括脊柱脊髓疾病、硬膜下血肿、脑室内出血、脑血管病变、脑脊液漏、三叉神经痛、面肌痉挛、脑脓肿、脑实质肿瘤、动脉瘤等各个神经外科亚专业领域。

目前，根据内镜手术操作的途径是完全在内镜中还是在内镜外将内镜神经外科分为如下两类。

1. **镜内内镜神经外科**　手术过程中内镜是唯一的照明设备，所有的手术操作都是通过内镜的工作管道来完成。这种手术包括三脑室底造瘘术、脑室内囊肿造瘘、透明隔造瘘、脑室内肿瘤活检以及切除等。

2. **镜外内镜神经外科**　手术过程中内镜是唯一的照明设备，所有的手术操作是在内镜管道之外来完成的。这种手术方式并不需要内镜工作管道。它包括了内镜下经鼻颅底肿瘤切除术、部分内镜下脑室肿瘤切除手术以及脊柱内镜手术等。

二、神经内镜手术的仪器设备

（一）神经内镜分类

神经内镜根据其功能、所达部位及结构可分为不同类型。

按神经内镜的功能分为单功能镜及多功能镜。单功能镜主要是指没有工作通道仅有光学系统的观察镜。多功能镜除了具有观察镜的功能外，在同一镜身还具有至少一个以上的工作通道，具有照明、手术、冲洗、吸引等多种功能。

按神经内镜所达到的部位或应用领域的不同分为：脑室脑池内镜（又包括工作镜和观察镜）、颅底内镜、脊髓脊柱内镜。根据内镜观察角度不同分为：0°、25°、30°、70°、110°内镜等。根据神经内镜的结构和形状分为硬性内镜和软性内镜。

（二）神经内镜构成

神经内镜主要由镜体、光源及成像系统、监视器及图像记录装置等部分构成。

1. **神经内镜镜体**　目前临床上有许多不同类型的软性和硬性神经内镜在使用，各种内镜的应用范围不同，可以根据手术操作进行选择。

（1）硬性内镜：也可简称硬镜。硬性内镜外径一般在 2~8mm，其中硬性多功能镜内部可有多个通道，如照明、冲洗、吸引、工作等通道，长度一般为 130~300mm。内镜操作器械可以沿着内镜内、外进入术野，手术在显示器引导下完成。物镜可有不同的视角，如 0°、30°、45°、70°、120°等。不同视角的神经内镜其用途各异。零度内镜给出一个直线视野。30°镜给出一个侧面视野，这种内镜在颅底手术观察各个手术角落时很有用，例如在听神经瘤切除时观察内听道，在经鼻垂体瘤切除时观察海绵窦，切除颅底表皮样囊肿时观察显微镜死角残余瘤体。拥有更大角度的内镜，例如70°和90°内镜，使用相对难度较大，偶尔使用。

(2) 软性内镜：软性内镜包括纤维内镜和电子内镜，简称"软镜"。软性内镜一般细而长，最长可达1.0m，外径0.75~4.0mm，头端直径约2~4mm。因软性多功能内镜外径小，通常将工作通道、冲洗通道和吸引通道合而为一。软性内镜除具有镜体柔软、可屈伸等特点外，头端还可以根据需要作成角或偏侧，最大视角可达160°。软性内镜用途多，非常灵活，可以在脑室或脑池内移动，抵达硬性内镜无法到达的部位进行观察和操作。

(3) 观察剥离镜：观察剥离镜是一种短小的硬式内镜，头端直径约1mm，像显微神经外科器械一样，使用灵活但视野较小。最初用于脊柱手术，后逐步用于颅内蛛网膜下腔的观察。

(4) 其他：应用于脑室-腹腔分流术的内镜，外径仅有1mm，主要用作将分流管脑室端放置入脑室正确的部位，避免损伤血管，减少脉络丛包裹的机会。

2. 光源及成像系统　神经内镜常用的光源有卤素灯和氙灯。电子内镜的成像主要依赖于内镜前端的微型图像传感器传输图像数据。图像数据传输至图像处理器，经过处理后，显示在电视监视器的屏幕上。

与显微外科技术相反，内镜技术的操作过程不能在手术部位直接控制，而是要通过电视屏幕。术中需要摄像头、监视屏和图像记录装置。

(1) 摄像头：与神经内镜的目镜相接，通过摄像转换机将图像传至监视屏。理想的摄像头应是体积小、重量轻。高清、全数字摄像头使得图像质量进一步提高。

(2) 监视屏：监视器显示整个内镜手术过程中摄像头摄取到的所有图像。它是外科医师的"眼睛"。

(3) 图像记录装置：良好的图像记录装置有助于记录和保存完整的资料信息。

(4) 计算机管理系统：理想的神经内镜系统应配备一套完整的计算机管理系统，包括内镜图像管理软件和内镜多媒体图文系统。前者实际上是一个图文数据库，后者能够与各种内镜组成先进的图像显示和图像处理系统。

（三）神经内镜手术基本器械和辅助设备

神经内镜的手术器械和辅助设备包括内镜手术器械、内镜固定装置和导向设备。

许多特殊的显微器械被专门设计用于神经内镜手术，包括显微剪刀、显微吸引器、双极电凝、显微剥离子以及其他显微器械。这些内镜器械共同的特点是比传统器械更细、头端更小。

根据用途，内镜器械可分为如下。

1. 用于活检和颅底硬膜、囊肿、脓肿壁切开的器械　显微钩刀和显微剪刀。

2. 用于磨除骨质的高速磨钻　主要用于内镜经鼻和经口颅底手术磨除颅底骨质，同时用于生成锁孔骨窗和钻磨颅骨内骨性结构。对于内镜颅底手术，笔式、小型、动力强、重量轻的微钻使得外科医师在狭窄空间内能够平稳操控。

3. 用于切取整块病变或取异物的器械　如取瘤钳和不同大小的环形刮匙等。

4. 用于囊肿穿透、脑室造瘘的器械　如球囊导管。

5. 用于止血的器械　如单、双极电凝。用于工作腔道内操作的双极电凝有点式、叉式和剪式。使用时剪式双极电凝最佳，可在术中夹住出血点，止血灵活可靠。

6. 冲洗设备　内镜图像的清晰度需要清晰的介质。为了避免频繁移动、清洁、重新置入内镜的危险操作，内镜有专门的冲洗通道，该通道和冲洗泵相连，使用无菌盐水冲洗镜头，而内镜无需移动。在需要清洁术野时，动力化脚踏控制的泵输送清洁的水流以冲洗内镜的头部。

7. 工作套管　内镜的工作套管是脑室内镜手术必需。单腔套管适用于本身带有工作通道的内镜。先将套管插入脑内，之后通过套管腔将内镜引导入脑内。多腔套管上有多个通道，包括观察镜通道、器械通道和冲洗通道等。无论何种方式，套管外径均不得超过 8mm，否则易造成脑组织的撕裂出血。

三、神经内镜治疗的主要疾病

（一）脑积水

传统治疗脑积水的方法多采用脑室-腹腔分流术，但存在分流管堵塞、感染等较多并发症，另外还可能导致分流管依赖以及心理障碍。目前，内镜下第Ⅲ脑室底造瘘术（ETV）已经成为治疗梗阻性脑积水的首选方式。ETV 治疗脑积水操作简便，构建的脑脊液循环较脑室-腹腔分流术更符合生理状态，且无需放置分流管，消除了分流手术的诸多缺点。

特别强调在实行 ETV 手术前动态评价脑脊液的吸收功能。对于脑脊液吸收功能正常的脑积水患者，即使影像学提示交通性脑积水，ETV 对部分患者仍然有效。对于脑脊液吸收障碍的脑积水患者，即使影像学提示为梗阻性脑积水，仍应采取分流手术。

其他用于治疗梗阻性脑积水的手术有中脑导水管扩张术，适用于中脑导水管狭窄、闭塞所引起的梗阻性脑积水。

另外，特殊造瘘技术包括透明隔穿通术、室间孔成形术、侧脑室-四叠体池穿通术等，被应用于复杂脑积水的治疗。内镜手术治疗脑积水可同时对病灶进行活检。多房性脑积水可采用内镜手术沟通脑室分隔，将多房变为单房以利下一步治疗。

脑积水的内镜手术方法与指征：

①室间孔成形术，属于疏通手术，用于单纯室间孔狭窄或闭塞所致一侧或双侧侧脑室积水。

②透明隔造瘘术，属于旁路手术，用于透明隔囊肿所致一侧或双侧脑室积水；单侧室间孔狭窄成形困难者可通过透明隔造瘘使患侧脑脊液经过透明隔造瘘口由对侧侧脑室-室间孔

进行循环。

③导水管成形（必要时支架植入术），属于疏通手术，用于导水管短程狭窄或膜性闭塞所致梗阻性脑积水以及孤立第Ⅳ脑室。

④第Ⅳ脑室流出道造瘘术，属于疏通手术，用于第Ⅳ脑室流出道膜性闭塞。

⑤第Ⅲ脑室造瘘术，包括终板造瘘、第Ⅲ脑室底造瘘、第Ⅲ脑室-小脑上池造瘘等多种方式，属于旁路手术，用于导水管狭窄且导水管成形困难的梗阻性脑积水，部分正常压力脑积水和交通性脑积水通过第Ⅲ脑室底造瘘术治疗也有效。

⑥脉络丛烧灼术，通过减少脑脊液分泌治疗脑积水。

⑦内镜下脑室灌洗术，用于出血后脑积水或感染后脑积水的脑室清洁。

脑积水的病因治疗：四叠体池蛛网膜囊肿可因压迫导水管导致梗阻性脑积水，内镜下四叠体池蛛网膜囊肿造瘘术能够重新开放导水管，对脑积水达到病因治疗效果；脑室内囊虫导致的脑积水可通过内镜下囊虫摘除术进行病因治疗。

（二）颅内囊肿以及脑室内及脑室旁病变

颅内囊肿包括不同部位蛛网膜囊肿、脑室内囊肿、脑实质内囊肿以及透明隔囊肿等。这些疾病大多为先天性病变，对于有症状者是内镜手术很好的适应证。应用神经内镜技术治疗颅内囊肿能够做到较大范围的囊壁开窗或部分囊壁切除，使囊肿和蛛网膜下腔、脑池或脑室充分沟通，效果确切，损伤小。所有颅内囊肿均应首选神经内镜手术治疗。

在切除脑室内病变时，神经内镜不仅能看清脑室内形态和结构，还能使术者明确脑室内病变的位置以及多发病变的数目，从而避免盲目操作可能带来的副损伤。同时，神经内镜可观察和切除脑室内显微神经外科手术盲区的残留肿瘤。

（三）颅底疾病

使用内镜经鼻、经口可直接显露从前颅底到鞍区、斜坡、枕骨大孔等颅底中线区域的病变。

经鼻颅底手术，内镜和显微镜比较具有以下优点：①手术视角广，可多角度观察，显示某些手术显微镜所无法到达的盲区和死角，内镜可以把外科医师的"眼睛"带到使用显微镜无法想象能够清晰看到的手术区域，经过同样的手术通道，其观察及手术操作范围明显扩大。②在较深的术野，手术显微镜的光亮度可能出现衰减。神经内镜可以近距离观察病变，不受术野深度影响，为深部术野提供更好的观察质量，分辨清晰度优于显微镜，更有利于精细手术。③手术创伤小。

1. 垂体瘤　内镜下经鼻蝶手术切除垂体瘤的技术已经成熟。与传统的显微镜经蝶垂体瘤切除术比较，应用内镜治疗垂体瘤，可以利用鼻腔生理通道，无需切开鼻中隔黏膜，也无需使用蝶窦牵开器，甚至术后可以不填塞膨胀海绵或油纱，从而将手术创伤降到最低。并可以明显扩大病灶显露，增加直观切除病变的机会，最大限度地保护了鼻腔的正常结构。

在垂体瘤切除手术中，内镜独特的近距离和多角度观察优势体现在以下四个方面：①对于位于显微镜观察死角的病变不再是使用刮圈等器械非直视操作，而是将内镜深入瘤腔内直视操作。②对于垂体微小腺瘤，可以利用内镜近距离精细观察明确瘤体和垂体的界限，从而在较少损伤正常垂体的前提下，全切肿瘤。③垂体纤维型大腺瘤在显微镜下切除时，由于视野显露缺陷，只能看到肿瘤下部，肿瘤质地硬韧又无法用刮圈刮除，盲目牵拉更不可行，所以切除困难。此时，在内镜下，可以从不同方向、路径切除肿瘤，更利于达到全切肿瘤。

总之，内镜经鼻蝶手术治疗垂体瘤是一种创伤小、治疗效果好的微侵袭神经外科技术，目前已经成为许多国内外医疗机构的首选方法。

2. 脊索瘤　目前神经内镜应用于颅底脊索瘤的范围包括：①内镜经鼻蝶入路，并以此为中心向周围扩展，适合于位于蝶筛窦、中上下斜坡的肿瘤。②内镜经口咽入路，适用于位于下斜坡、枕骨大孔、上位颈椎前方的肿瘤。③内镜与显微镜结合使用，适用于生长范围广泛、单纯一种方法难以彻底切除的肿瘤。

内镜治疗颅底脊索瘤光源充足，术中投照的视野相对宽广，颅底肿瘤显露良好，能发现在显微手术中"死角"处的肿瘤，有利于全部清除肿瘤，降低肿瘤复发。手术中随着肿瘤的分步切除，操作腔隙可进一步扩大。故而应用神经内镜切除脊索瘤能够增加肿瘤的显露，避免非直视盲目切取肿瘤，且手术创伤小，术后严重并发症少，患者恢复快，住院时间短。

3. 颅咽管瘤　随着内镜手术技术、颅底重建技术及设备的不断进步，对于完全位于硬膜内的颅咽管瘤也开始采取神经内镜手术技术切除。适合内镜经鼻切除的颅咽管瘤为鞍内型、鞍内鞍上型以及部分鞍上型颅咽管瘤，不适合内镜经鼻切除的颅咽管瘤为三脑室型。

4. 脑膜瘤　颅底脑膜瘤基底位于肿瘤腹侧，血供主要也来源于腹侧，而其相邻的重要血管和神经则位于肿瘤背侧，所以从肿瘤的腹侧切除颅底脑膜瘤更适合肿瘤的病理特点和生长方式。

但是因为解剖结构的限制，内镜经鼻手术目前主要应用于切除颅底中线区域的颅底脑膜瘤，其优势为可以首先切除肿瘤的基底，切断肿瘤的血供，而且对于肿瘤基底的切除更彻底。

5. 胆脂瘤　颅底胆脂瘤有沿蛛网膜下腔向邻近部位生长的特性，从而形成巨大不规则占位性病变。因病变不规则，单纯显微手术常因镜下存在"死角"而使肿瘤难以全部切除。神经内镜能直接到达颅内深部，凭借其良好的光源和不同角度的镜头，施术者可清晰地观察到各种直线视野无法看到的死角病变以及周围的结构，有助于发现残存在显微镜"死角"处的肿瘤，提高全切率，减少肿瘤复发；同时能够有效地避免损伤深处病灶周围重要的脑神经、血管，减少手术并发症。

（四）颅内实质肿瘤

应用神经内镜技术切除脑内实质肿瘤最近才开始逐渐兴起，目前这项技术仍然处于起步阶段。对于此项技术的应用还需要长期的观察来验证。

（五）动脉瘤

颅内动脉瘤手术中最大的难度是手术空间小，容易造成神经和血管的损伤。神经内镜应用可以减小动脉瘤手术的开颅范围，缩小头皮切口，避免过多地暴露脑组织。使用神经内镜不但可以多角度观察动脉瘤结构，还可以探查到瘤蒂具体位置以及动脉瘤后壁下隐藏的穿通支血管，可以在动脉瘤夹闭后从后方、侧方观察瘤夹的位置是否恰当，从而减少对周围脑组织、重要神经和血管的损伤。

（六）颅内血肿

神经内镜手术技术可用于治疗外伤性和自发性脑室内出血、脑实质内血肿、慢性硬膜下血肿等。其原则是在不损伤血肿壁或引起新的出血的前提下，尽量清除血肿。较传统治疗方法，手术创伤更小。

（七）肿瘤活检

内镜神经外科技术是脑室或脑池内位置深在肿瘤活检最理想的工具，可以尽可能地减少周围重要结构的损伤，同时能够在直视下进行活检操作。与影像学介导的立体定向活检比较，神经内镜介导的直视下操作大大减少了活检组织的误差，并可以在获得明确诊断的前提下尽量减少并发症。另外，神经内镜最大的优势在于脑室肿瘤经常会伴有脑积水的发生，神经内镜可以在活检的过程中同时治疗脑积水。

（八）脑脓肿

神经内镜手术治疗脑脓肿，对脑皮质层及脓肿周围正常脑组织损伤小，既能直视脓肿腔冲洗脓液，也可避免盲视操作下穿刺引起的脑出血。对于多房性脑脓肿，可在内镜直视下打通脓肿腔之间的间隔，以便更有效的冲洗引流。

（九）脑脊液鼻漏

脑脊液鼻漏是由于硬膜和颅底支持结构破损，使蛛网膜下腔与鼻腔相通，脑脊液经鼻腔流出而形成，常见于外伤、肿瘤、鼻窦疾患和手术后。用内镜经鼻腔修补脑脊液漏有微创、直视下操作、术中瘘口判断准确、无面部瘢痕、不易感染等优点，已成为治疗脑脊液鼻漏的首选治疗方法。

（十）微血管减压

使用神经内镜进行微血管减压术具有锁孔开颅、对脑组织牵拉轻微、照明清楚、寻找责任血管确切、能够多角度观察等优点。

（十一）脊柱脊髓疾病

采用特制的椎管内镜可行椎管内脊髓探查，能明确诊断经椎管造影、数字减影血管成像、磁共振检查不能确诊的脊髓病变。神经内镜下应用管状牵开器切除硬脊膜内外肿瘤，可使肿瘤完全切除，与传统的后正中椎板切开肿瘤切除术比较，具有创伤小、住院时间短、失血少、术后麻醉药剂量少等优点。经皮内镜下椎间盘切除、椎间孔成形术已渐趋成熟。内镜下治疗寰枢椎脱位或畸形、脊髓空洞症、脊髓栓系以及内镜下脊柱内固定、椎旁脓肿引流、胸交感神经节切除术等报道也日益增多。神经内镜技术可以减少脊柱脊髓手术时间，明显减少术中出血，手术切口小，患者住院时间明显缩短，恢复期的疼痛也明显减轻。

四、垂体瘤内镜经鼻蝶入路手术方法

（一）手术设备和器械

1. 内镜　目前经鼻蝶入路手术使用外径 4mm、长 18~20cm 的硬性内镜，多使用 0°镜和 30°镜。

2. 内镜设备　光源和光纤、双极电凝器、冲洗泵、摄像装置、显示器、图像记录系统等。

3. 手术器械　长柄双极电凝、高速磨钻、蝶窦咬钳、直镰状刀、钩刀、枪装剪刀、取瘤钳、不同角度的刮圈和细吸引器等。

4. 可配合内镜使用的设备　B 超、神经导航系统、超声吸引、激光切割系统。

（二）手术技术（经鼻孔中鼻甲-鼻中隔入路）

1. 常规气管内插管全身麻醉，患者取仰卧位，头部后仰 15°。消毒鼻腔。

2. 根据术前头颅 CT 和 MRI 结果选择鼻孔。在内镜直视下逐步进入鼻腔，首先辨认下鼻甲，继续深入鼻腔可见到中鼻甲，中鼻甲和鼻中隔间为手术通道，向蝶筛隐窝的方向塞入 0.01% 肾上腺素盐水棉条，逐渐扩张手术通道，找到蝶窦开口。

3. 从蝶窦开口内上缘，沿蝶窦前壁和鼻中隔后部，弧形切开鼻黏膜，用枪装剪刀从鼻腔黏膜和蝶窦黏膜的连接部剪开，将黏膜瓣掀向下方，显露蝶窦前下壁和骨性鼻中隔。

4. 在两侧蝶窦开口间，用磨钻磨除蝶窦前壁骨质和骨性鼻中隔后部，开放蝶窦腔。部分去除蝶窦黏膜，可见蝶窦间隔。

5. 用磨钻磨除蝶窦间隔，显露鞍底、两侧颈内动脉隆起和鞍底-斜坡隐窝。对于甲介型蝶鞍或蝶窦气化不良的患者，可在导航引导下进行定位，磨钻磨除骨质。

6. 用磨钻从鞍底下部磨开鞍底骨质，根据肿瘤大小，开放直径约 1~1.5cm 的骨窗，显露鞍底硬膜。

7. 用穿刺针穿刺鞍内，抽吸排除动脉瘤后，用直镰状刀十字形或放射状切开硬膜，显露肿瘤。

8. 先用取瘤钳取部分肿瘤组织留做病理检查，直视下用环形刮圈和吸引器分块切除肿瘤。切除肿瘤的顺序应当先从前下，切向后下，达到鞍背水平，两侧达到海绵窦水平。再从后上到前上依次切除，这样可使鞍隔从后向前逐渐塌陷，有利于减少因鞍隔下陷过早而增加视野死角。

9. 切除肿瘤后，瘤腔内充填吸收性明胶海绵或止血纱布，可用人工硬膜封闭鞍底。

10. 将蝶窦前壁黏膜瓣和中鼻甲复位。蝶窦内尽量减少充填物质，保持蝶窦内引流通畅。

五、三脑室底部造瘘（ETV）手术方法

（一）手术设备和器械

内镜设备同常规神经内镜手术，单纯第Ⅲ脑室底造瘘术有硬性内镜和软性内镜两种选择。其他器械包括钝头活检钳，内镜专用的单、双极电凝，激光以及专用的扩张球囊导管等。大多数第Ⅲ脑室底造瘘手术操作简单、用时较短，不需采用支持臂来固定内镜。

（二）手术技术

1. 体位　采用仰卧位，气管插管全身麻醉。

2. 手术切口的确定　成人采用直切口，小儿头皮和颅骨较薄，容易发生脑脊液漏，多采用马蹄形切口，小骨瓣开颅。颅骨钻孔部位根据脑室形态、室间孔的位置和大小决定。通常采用冠状缝前1cm，中线旁2~3cm处钻孔。尽量采用"笔直"路径经室间孔到达第Ⅲ脑室底造瘘部位以减轻对脑组织的牵拉。

3. 脑室穿刺　"丨"形或弧形剪开硬脑膜，双极电凝电灼皮层后切开，以内镜穿刺导鞘行侧脑室穿刺，穿刺方向为两外耳孔假想连线中点，稍偏向中线。

4. 置入内镜，脑室探查　内镜下可显露额角和室间孔，辨认脉络丛、丘纹静脉、室间孔、隔静脉等重要解剖结构。通过室间孔，到达第Ⅲ脑室底，可观察到漏斗、乳头体及第Ⅲ脑室底等结构。

5. 第Ⅲ脑室造瘘　造瘘位置选在漏斗隐窝和乳头体之间的三角区，最薄弱的无血管处。先用内镜活检钳在第Ⅲ脑室底进行穿刺，再用扩张球囊导管或活检钳置入穿刺孔，扩大瘘口，通常瘘口直径不应小于5mm，以避免术后瘘口粘连闭塞。检查下方的Liliequist膜，用同样方式打通该膜，以保证在镜下可清晰辨别基底动脉分叉和斜坡结构，确认瘘口通畅、与脚间池充分沟通。

6. 冲洗缝合　仔细冲洗脑室后撤出内镜和工作鞘，吸收性明胶海绵填塞皮层隧道，缝合硬膜，骨瓣复位，缝合伤口。

（何　东）

第四章

颅脑损伤

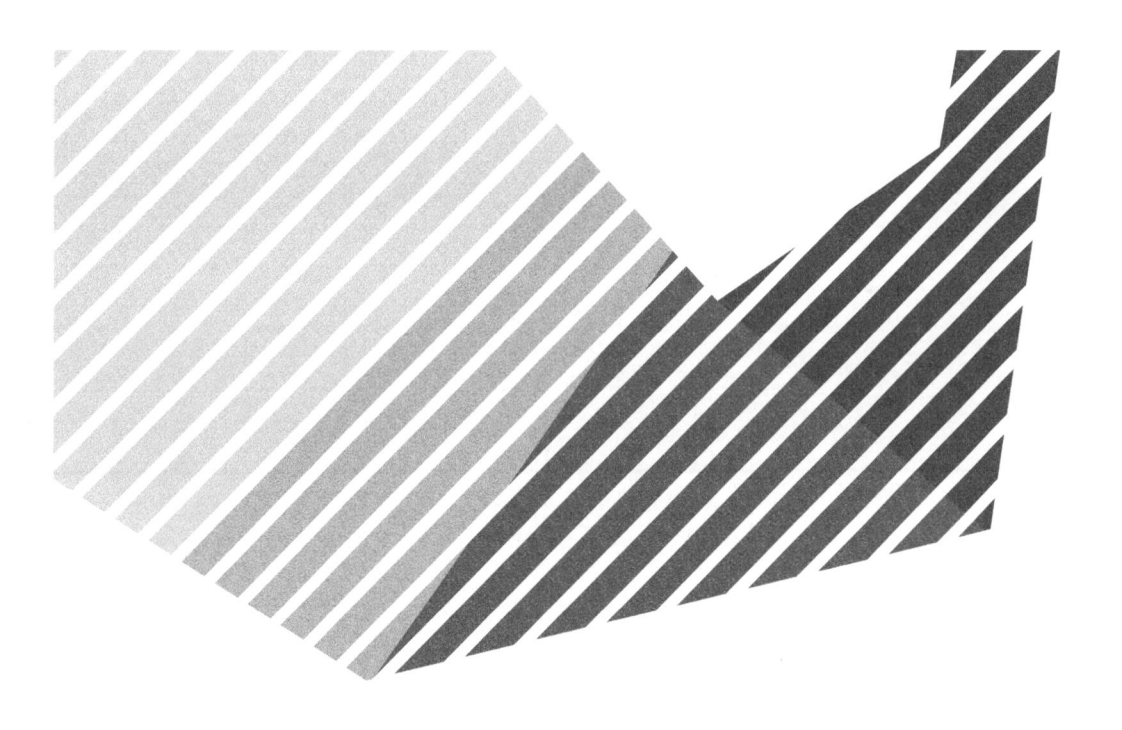

第一节 头皮及颅骨损伤

一、头皮损伤

一般单纯头皮损伤不易引起严重后果，但在临床处理中注意有无颅骨及颅内的损伤，根据头皮损伤判断外力作用的着力点，推测脑损伤部位与机制。头皮损伤可分为头皮擦伤、头皮挫伤、头皮裂伤、头皮血肿、头皮撕脱伤、头皮缺损及头皮压疮。

枕部：
(1) 着力侧脑挫裂伤，有时伴有硬脑膜外、硬脑膜下血肿。
(2) 额颞部对冲伤严重，出现双侧额颞部及脑底部脑挫裂伤，常伴有该部位的复合血肿。

额部：
(1) 额部的冲击伤多见，出现额部脑挫裂伤，有时伴有血肿。
(2) 对冲伤少见。

颞部：
(1) 颞部着力处脑挫裂伤，常合并硬脑膜外、硬脑膜下或颅内血肿。
(2) 对冲伤常见，出现对侧额颞叶脑挫裂伤，可伴发血肿。

顶部：
(1) 着力部位可出现颅骨骨折、局部脑损伤或颅内血肿。
(2) 额叶与颞叶底部对冲性脑挫裂伤。

（一）头皮血肿

头皮富含血管，伤后可导致组织内血管破裂出血，形成各种血肿，头皮出血常发生在皮下组织、帽状腱膜下或骨膜下，形成皮下血肿、帽状腱膜下血肿或骨膜下血肿。各种头皮血肿特点见下述。

头皮血肿的类型及临床特点。①皮下血肿，血肿体积小，位于头皮损伤中央，中心硬，周围软，无波动感。②帽状腱膜下血肿，血肿范围广，可蔓延至全头，张力低，波动感明显。③骨膜下血肿，血肿范围不超过颅缝，张力高，大者可有波动感，常伴颅骨骨折。

1. 皮下血肿无需特殊处理，数日后可自行吸收。
2. 帽状腱膜下血肿和骨膜下血肿早期可冷敷和加压包扎，小血肿可自行吸收，如果血肿增大或1周后未见明显吸收者，可穿刺抽吸并加压包扎。
3. 多次穿刺仍复发的头皮血肿应考虑是否合并全身出血性疾病，有时需切开止血。
4. 儿童巨大头皮血肿，出现贫血和休克表现者，应及时输血。

（二）头皮裂伤

头皮裂伤（scalp laceration）为锐器或钝器所致。锐器伤创缘整齐，形状规则，裂口较平直，创缘无缺损；钝器伤创缘参差不齐，形态多样或有部分组织缺损。由于头皮血管丰富，血管破裂后不易自行闭合，伤口出血较严重，甚至因此发生休克。

1. 尽快止血，出血多时用无菌纱布填塞创口后加压包扎，或直接用大角针暂时间断全层缝合头皮。

2. 防止进一步污染，用无菌纱布覆盖保护创口。

3. 注射破伤风抗毒素。

4. 尽早施行清创缝合，应在24小时内处理，若伤后2~3天无感染征象，伤口可彻底清创一期缝合。糖尿病患者头皮裂伤，在清创缝合同时应注意控制血糖，加强抗感染治疗，以免伤口反复感染愈合不良。若已因长期感染出现头皮缺损需先行伤口换药，清除坏死组织，进行细菌培养，全身及局部应用抗生素，待血糖和伤口感染控制后行清创缝合或植皮。

（三）头皮撕脱伤

头皮撕脱伤（scalp avulsion）是指部分或整个头皮被撕脱，完全游离。多因头皮受到强烈牵扯所致，如发辫卷入转动的机器中，使头皮部分或整块自帽状腱膜下层或骨膜下撕脱，甚至将肌肉、一侧或双侧耳郭、上眼睑一并撕脱。头皮撕脱伤损伤重，出血多易发生休克。

1. 处理原则

（1）防止失血性休克，立即用大块无菌棉垫、纱布压迫创面，加压包扎。

（2）防止疼痛性休克，使用强镇痛剂。

（3）注射破伤风抗毒素。

（4）保护撕脱头皮，在无菌、无水和低温密封下保护撕脱头皮，并随同伤者一起送往有治疗条件的医院。

（5）根据创面条件和头皮撕脱的程度，选择相应手术方法，达到消灭创面、恢复和重建头皮血运的目的，最大限度提高头皮存活率。

2. 手术方式

（1）清创缝合术：撕脱头皮未完全离体，撕脱时间较短，有良好血液供应，可以行彻底清创、消毒后，将撕脱头皮直接与周围正常皮肤缝合。

（2）清创头皮再植：撕脱头皮在6小时之内，无严重挫伤，保护良好，创面干净，血管断端尚整齐，应立即行自体头皮再植术。该法临床适应患者较少，并需整形外科协助。

（3）清创自体植皮：头皮撕脱伤无法进行头皮血管显微吻合术，而创面无明显污染，撕脱时间在8小时之内，骨膜完整或骨膜可缝合修补的情况下，可将撕脱头皮制成中厚皮片一期植皮，严禁原位全皮再植。

（4）晚期植皮：对于头皮撕脱伤晚期，创面明显感染，上述方法失败且伴大面积颅骨暴露者，只能清洁创面，待肉芽生长后行晚期植皮。若颅骨大面积暴露，可切除颅骨外板，待肉芽生长后晚期植皮。

二、颅骨损伤

颅骨骨折（skull fracture）是指暴力作用所致颅骨结构改变。颅骨骨折的重要性常常不在于骨折本身，而在于颅骨骨折同时并发的脑膜、脑组织、颅骨血管以及脑神经等的损伤，特别是颅骨骨折线跨越硬脑膜中动脉或大静脉窦所引起的颅内血肿，或引起的脑脊液漏或并发感染等。颅骨骨折按骨折部位分为颅盖骨折（fracture of skull vault）与颅底骨折（fracture of skull base）；按骨折形态分为线性骨折（linear fracture）和凹陷性骨折（depressed fracture）；按骨折与外界是否相通，分为开放性骨折（open fracture）和闭合性骨折（closed fracture）。

（一）颅盖部线性骨折

颅盖部线性骨折发生率最高，约占颅盖骨折的 2/3 以上，主要发生在致伤物运行速度慢，与头部接触面积较大，致伤力的方向呈斜行和切线方向，而不与颅骨平面垂直的情况。

1. 临床表现与诊断要点

（1）患者多有明确的头部外伤史，骨折局部头皮有挫伤或血肿。

（2）颅骨 X 线摄片和 CT 扫描：骨折线呈线状或星形放射状，骨折线走行多与外力的方向一致。

（3）骨缝分离也属于线性骨折。

2. 治疗

（1）单纯线性骨折无需特殊处理。

（2）骨折线通过硬脑膜血管沟、静脉窦时应警惕发生硬脑膜外血肿。

（3）骨折线通过鼻窦和岩骨时应警惕发生脑脊液漏。

（二）颅底骨折

颅底骨折约占颅骨骨折 1/3，多为颅盖骨骨折延伸到颅底。颅底与硬脑膜粘连紧密，骨折时易使硬脑膜撕裂，颅底与鼻窦相邻，骨折后极易使蛛网膜下腔与外界相通，形成开放性骨折。颅底骨折根据发生部位可分为颅前窝骨折（fracture of anterior fossa）、颅中窝骨折（fracture of middle fossa）和颅后窝骨折（fracture of posterior fossa），颅底骨折的临床特点见表 4-1。

表 4-1 颅底骨折的临床表现

骨折部位	迟发黏膜瘀斑	脑神经损伤	脑脊液漏	合并脑损伤
颅前窝骨折	眼睑、球结膜下	Ⅰ、Ⅱ	鼻漏、眼漏	额极、额底
颅中窝骨折	颞肌下	Ⅱ、Ⅲ、Ⅳ、Ⅴ、Ⅵ、Ⅶ、Ⅷ	鼻漏、耳漏	颞极、颞底、垂体、下丘脑
颅后窝骨折	耳后、乳突、枕下、咽后壁	Ⅸ、Ⅹ、Ⅺ、Ⅻ	乳突、胸锁乳突肌皮下	小脑、脑干、延髓

1. 临床表现与诊断要点

（1）头部外伤病史。

（2）典型临床表现，如瘀斑、脑脊液漏、脑神经损伤等；对脑脊液漏有疑问时，可收集流出液作葡萄糖定量检测来确定。

（3）头部 X 线片和 CT 检查，X 线片可显示颅内积气，但仅 30%～50% 能显示骨折线；CT 骨窗检查可显示颅前窝或视神经管骨折，表现为视神经管狭窄；MRI 可见视神经挫伤伴水肿、视交叉和视神经受压。

2. 治疗

（1）颅底骨折本身无特殊处理。

（2）合并脑脊液漏时预防颅内感染，不可堵塞或冲洗鼻道、耳道等脑脊液漏的通道；不做腰椎穿刺，取头高位卧床休息，避免用力咳嗽、打喷嚏，应用抗生素预防颅内感染。

（3）绝大多数漏口在伤后 1～2 周内自行愈合，如超过 1 个月仍未愈者，可考虑行手术修补脑膜封闭瘘口；若 CT 薄层冠状扫描或 MRI 薄层扫描见脑组织疝入骨折线或鼻旁窦内时，也可早期行手术修补。

（4）由于骨片压迫或水肿、出血使视神经管通道狭窄，压迫视神经，出现继发性视神经损伤者，部分视力丧失且逐渐加重时，应争取在 12 小时内行神经管减压。

（三）凹陷性骨折

凹陷性骨折多见于致伤物速度快，与头部接触面积小或暴力直接打击头部的情况。常见于颅盖骨折，好发于额骨及顶骨，多呈全层凹陷，少数仅为内板凹陷。成人凹陷性骨折多为粉碎性、以着力点为中心的放射状骨折；婴幼儿可呈乒乓球凹陷性骨折，一般为闭合性。

1. 临床表现与诊断要点

（1）头部外伤史，骨折局部有明显的软组织损伤。

（2）着力点可触及颅骨下陷。

（3）颅骨 X 线片、CT 扫描可发现凹陷性骨折，并了解合并脑损伤情况。

2. 颅底骨折的手术适应证和禁忌证　多数颅骨凹陷性骨折应予手术清创，清除骨片对脑组织压迫，恢复局部血液循环，修补硬脑膜以及减少癫痫发生处理。

（1）手术适应证：①合并脑损伤或大面积的骨折片陷入颅腔深度超过 1cm，导致颅内压增高，CT 示中线结构移位，有脑疝可能者，应急诊开颅去骨瓣减压术。②因骨折片压迫脑重要部位引起神经功能障碍，如偏瘫、癫痫等，应行骨折片复位或去除手术。③位于大静脉窦处的凹陷性骨折，手术应极慎重，如未引起神经体征或颅内压增高，即使陷入较深也不宜手术；必须手术时，术前和术中都需作好处理大出血的准备。④开放性骨折的碎骨片易感染，需全部去除；硬脑膜如果破裂应缝合或修补。

（2）手术禁忌证：①非功能区的轻度凹陷骨折。②静脉窦区凹陷骨折，无脑受压症状及静脉回流障碍。③婴幼儿无明显局灶症状者。

（许忠娟）

第二节　原发性颅脑损伤

一、开放性颅脑损伤

开放性颅脑损伤（open craniocerebral injuries）是指致伤物造成头皮、颅骨、硬脑膜和脑组织均向外界开放的损伤。如硬脑膜未破裂、颅腔与外界不相通，则脑损伤仍为闭合性。开放性颅脑损伤一般分为锐器或钝器所造成的非火器性颅脑开放伤和枪弹或弹片造成的火器性颅脑损伤两大类。本节介绍非火器所致开放性脑损伤。

（一）临床表现

1. 局部体征　开放性颅脑损伤创伤局部头皮创缘多不整齐，掺杂有头发、布片、泥沙、玻璃碎片和碎骨片等异物，有时可见脑脊液及坏死液化脑组织从伤口溢出，或脑组织由硬脑膜和颅骨缺损处向外膨出。

2. 全身症状

（1）意识改变：局限性穿刺伤、切割伤，如未伤及脑功能区，不发生颅内血肿、脑受压，则可无意识障碍或仅有短暂意识障碍。钝器伤、坠落伤常合并有较广泛的脑损伤，可出现不同程度的意识障碍。

（2）生命体征改变：局限性穿透伤多无生命体征变化。脑损伤严重伴有颅内出血、急性脑水肿或肿胀、急性颅内压增高时，可表现为血压升高、脉缓和呼吸频率改变。

（3）局灶神经系统症状：损伤累及脑功能区，可出现相应的神经系统症状，如肢体瘫痪、失语、意识障碍、偏盲、外伤性癫痫等。如伤及脑神经，则出现相应神经损伤症状。

（4）颅内感染症状：致伤物穿入颅腔，往往将头皮、头发、布片和颅骨等碎片带入脑组织内，如清创时间延迟或清创不彻底，容易发生化脓性脑膜炎、脑炎或脑脓肿。表现为头痛、恶心、呕吐、体温升高、心率快、颈项强直、血象升高等。

（二）诊断要点

开放性颅脑损伤可见头部伤口，易诊断，但对颅内损伤情况则需仔细检查。

1. 检查伤口　注意伤口部位、大小、形态，有无脑脊液和脑组织外溢，有无活动性出血。在未做好手术准备之前，严禁探查伤口深部，以防大出血。

2. 颅骨X线片（图4-1）　颅骨正、侧位及切线位片可了解颅骨骨折部位、类型、程度、颅内异物数目、位置、性质，插入物位置，有利于指导清创。

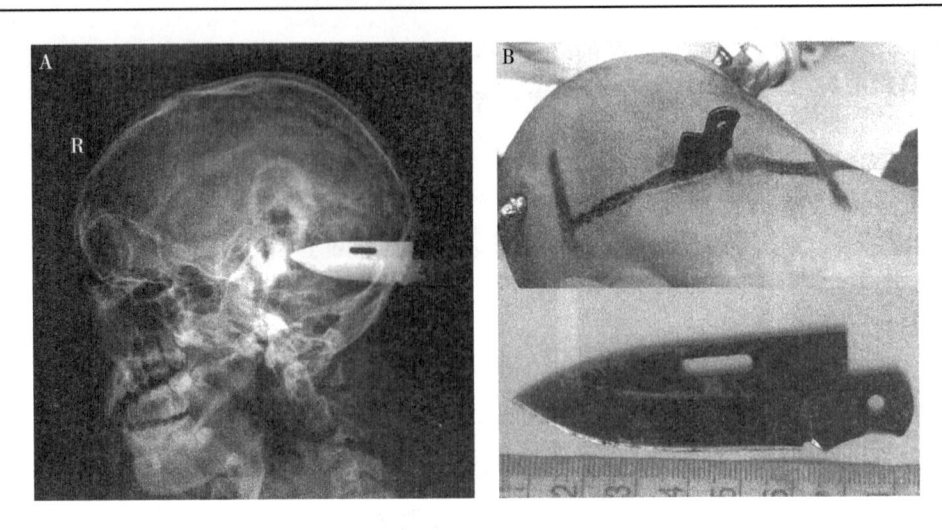

图 4-1 颅内异物

A. X 线片示异物性质、位置、方向；B. 取出的异物

3. CT 和 MRI 扫描　CT 扫描可了解脑伤的性质、位置和范围以及颅内出血和血肿的大小（图 4-2），有助于确定碎骨片和显示异物存留，但对脑内分散的碎骨片数目和形态不如颅骨平片确切。MRI 一般不用于急性期检查，但对后期判定脑损伤程度、脑水肿、慢性血肿等有一定意义。

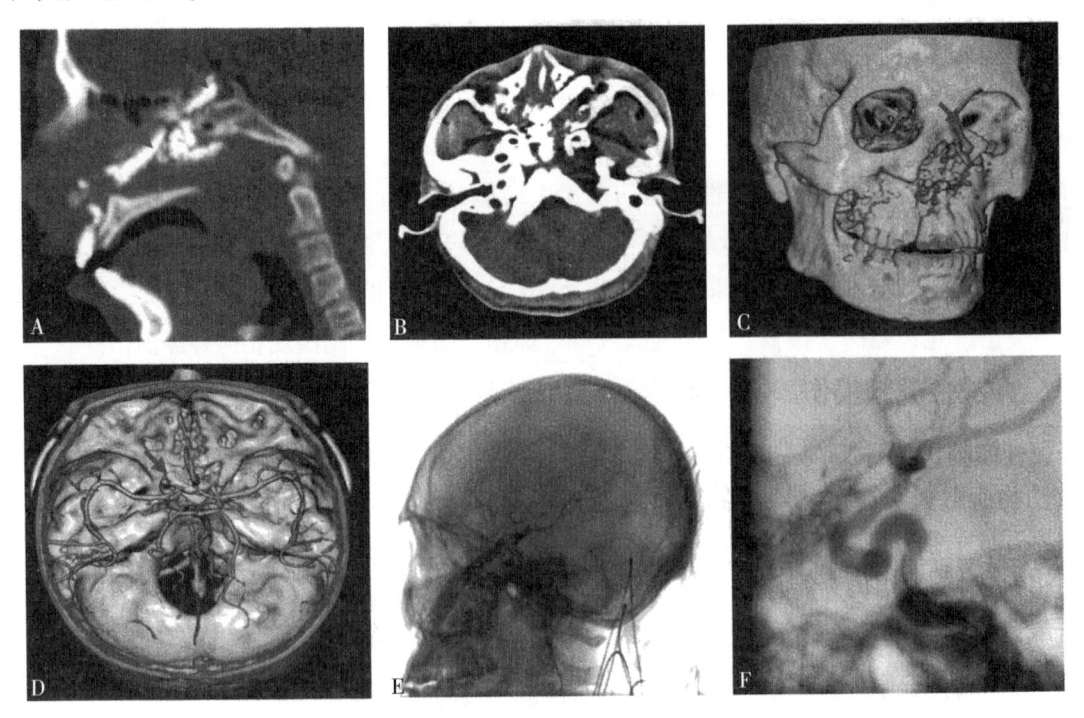

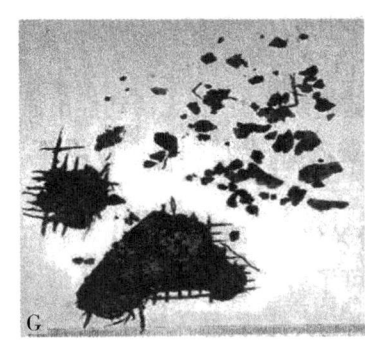

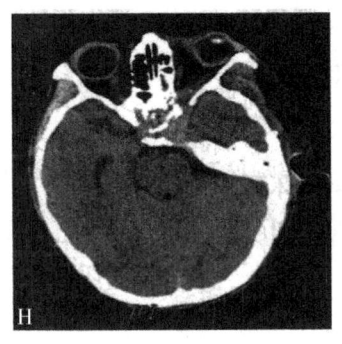

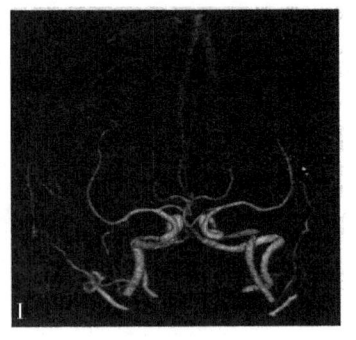

图 4-2 开放性颅脑损伤

A~C. 颅内异物存留；D~F. 异物紧邻颅内大血管；G. 术后取出异物；H. 复查 CT；I. CTA

4. **脑血管造影** 当患者有颈内动脉颅内段和海绵窦损伤征象时，脑血管造影可以证实血管损伤部位和性质，作为治疗依据。

5. **腰椎穿刺** 一般不用于创伤性质诊断，多用于手术后或创伤晚期确定有无颅内感染和蛛网膜下腔出血。

（三）治疗

1. 维持呼吸、循环稳定。

2. 急救时尽量少扰动伤口，尽快用敷料包扎，减少出血和继发损伤、污染；伤口内留置有致伤物者不可拔出或摇动。

3. **手术清创** 开放性脑损伤原则上需尽早行清创缝合术，使之闭合。清创缝合应争取在伤后 6 小时内进行；在使用抗生素前提下，72 小时内尚可行清创缝合，清创从头皮到脑伤道逐层进行，去除失去活力的头皮组织和异物，修齐创缘；去除游离的碎骨片，于邻近损伤部位钻孔，咬除污染区碎骨片；最小限度地切除硬脑膜边缘，最后彻底清除血凝块、异物及嵌入的骨碎片。清创后，若脑组织塌陷、脑搏动良好，缝合或修补硬脑膜；脑挫裂伤严重，清创后颅内压仍高者，可不缝合硬脑膜减压，分层严密缝合头皮。对于感染的开放性颅脑损伤，先行抗感染、伤口引流等处理，待感染控制后行晚期清创。

4. **异物处理** 有致伤物嵌入者不可贸然拔除，应明确检查伤道走行后再清创处理。以头皮伤口为中心，做"S"形切口，绕颅骨穿孔周围钻孔形成骨瓣，将嵌入物连同骨瓣沿其纵轴方向缓慢拔出，发现活动性出血时立即剪开硬脑膜，寻找出血点止血，清除失活脑组织和凝血块后逐层缝合。

二、闭合性颅脑损伤

闭合性颅脑损伤是指头部致伤时，头皮、颅骨和脑膜中有一层组织保持完整，颅腔与外界互不相通。致伤原因主要是头部受到冲撞或受钝性物体打击所致。暴力作用于头部时立即发生脑损伤即原发性脑损伤（primary brain injury），主要有脑震荡、弥漫性轴索损伤、脑挫裂伤、原发性脑干损伤和丘脑下部损伤。

（一）脑震荡

脑震荡（cerebral concussion）是原发性脑损伤中最轻的一种，表现为受伤后出现一过性的脑功能障碍，经过短暂的时间后可自行恢复，无肉眼可见的神经病理改变，显微镜下可见神经组织结构紊乱。

1. 临床表现与诊断要点

（1）脑震荡患者有明确的头部外伤史。

（2）轻度意识障碍，昏迷不超过30分钟。

（3）有的患者出现近事遗忘或称逆行性遗忘。

（4）不同程度的头痛、头晕、疲劳等，有时可合并呕吐。还可表现为一定程度的精神状态改变，如情绪不稳定，易激动、欣快等，部分患者表现为忧郁、淡漠。

（5）神经系统查体多无阳性表现。

（6）腰椎穿刺和CT检查无异常发现。

2. 治疗　脑震荡患者一般无需特殊治疗，伤后密切观察，避免发生颅内血肿。伤后卧床休息1~2周，可给予安神、镇静、止痛治疗，自觉症状明显者可早期行高压氧治疗。

（二）弥漫性轴索损伤

弥漫性轴索损伤（diffuse axonal injury，DAI）是一种特殊的颅脑损伤类型，可导致患者死亡、植物生存或严重神经功能障碍。致伤机制是外伤使头部产生旋转加速度或角加速度，脑组织内部发生剪应力作用，脑组织受压及回位过程中神经轴索和小血管损伤。多见于车祸，也可见于坠落伤，锐器颅脑损伤患者较少见。

1. 临床表现与诊断要点

（1）头部有加速性损伤病史。

（2）伤后大多即刻昏迷，昏迷程度深，持续时间长，极少出现中间清醒期，这是弥漫性轴索损伤的典型临床特点。

（3）无明确的神经系统定位体征，部分患者出现瞳孔变化，可表现为双侧瞳孔不等大、单侧或双侧散大，对光反射消失，以及同向斜视、眼球分离或强迫下视。

（4）CT和MRI扫描可见大脑皮质的髓质交界处、神经核团和白质交界处、胼胝体、脑干有单发或多发无占位效应出血灶及脑弥漫性肿胀，蛛网膜下腔出血（图4-3），中线结构无明显移位。

（5）严重弥漫性轴索损伤患者脑干诱发电位潜伏期有明显延长。

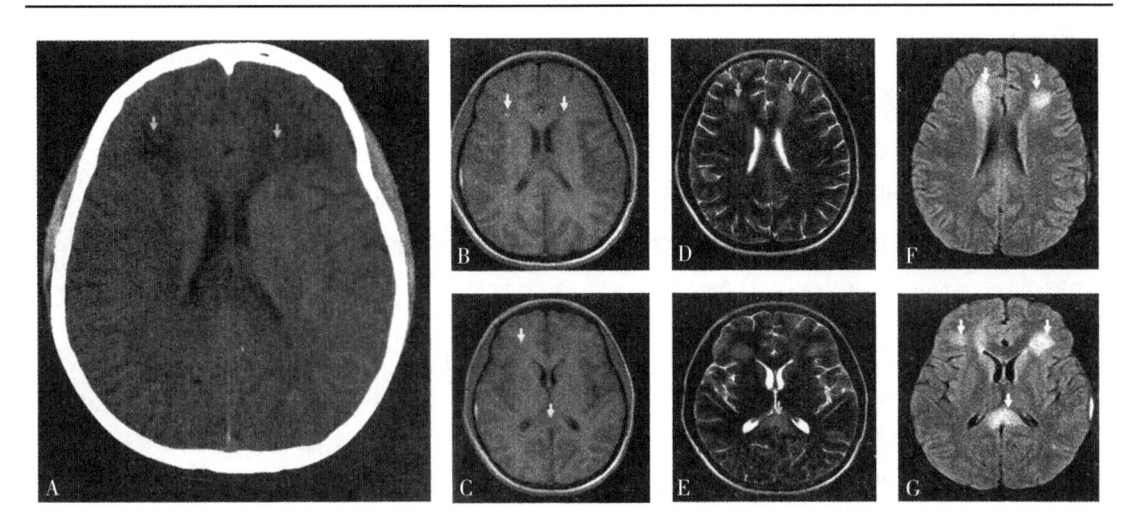

图 4-3 弥漫性轴索损伤

A. CT；B、C. MRI T_1 加权像；D、E. T_2 加权像；F、G. T_2-Flair 像

箭头示白质交界处、胼胝体处小片状出血伴水肿

2. 分型　根据患者昏迷的时间和程度，将弥漫性轴索损伤分为三种类型。

（1）轻型：伤后昏迷 6~24 小时，清醒后有记忆力减退和逆行性遗忘，无肢体运动障碍，少数患者出现短期的去皮质状态。

（2）中型：最为常见，伤后昏迷数天至数周，常伴有颅底骨折，伤后偶尔出现脑干体征和去皮质状态，清醒后有明显的记忆力减退、逆行性遗忘和轻度肢体运动障碍。

（3）重型：为最严重的一种类型，伤后昏迷数周或更长，出现明显的脑干体征、去皮质状态和去大脑强直。

3. 治疗

（1）严密观察患者的生命体征、瞳孔、颅内压、氧饱和度，病情变化时，复查头部 CT。

（2）保持呼吸道通畅，必要时做气管切开和呼吸机辅助呼吸。

（3）使用止血剂、抗生素，维持水电解质平衡；使用甘露醇、呋塞米和白蛋白等药物控制脑水肿；使用尼莫地平、纳洛酮以及神经营养剂保护神经元。

（4）冬眠低温治疗降低脑组织氧耗量，减轻脑水肿。

（5）高压氧治疗增加血氧含量，改善缺血、缺氧。

（6）治疗并发症。

（7）手术治疗：对于一侧大脑半球肿胀和水肿引起脑中线结构移位，出现一侧瞳孔散大时应及时去骨瓣减压。

（三）脑挫裂伤

脑挫裂伤（cerebral contusion and laceration）是脑挫伤和脑裂伤总称，多呈点片状出血。

脑挫伤指脑组织遭受破坏较轻，软脑膜尚完整；脑裂伤指软脑膜、血管和脑组织同时有破裂，伴有外伤性蛛网膜下腔出血。

1. 临床表现与诊断要点

（1）检查患者时应详细询问头部受伤经过，特别注意受伤机制和严重程度。

（2）意识障碍是脑挫裂伤最突出的临床表现，严重程度是衡量伤情轻重的指标。轻者伤后立即昏迷的时间可为数十分钟或数小时，重者可持续数日、数周或更长时间，有的甚至长期昏迷。

（3）神经系统定位体征依损伤的部位和程度而不同。若未伤及脑功能区可无明显神经系统功能障碍；功能区受损时可出现瘫痪、失语、视野障碍、感觉障碍、局灶性癫痫、脑神经损伤以及脑膜刺激征等神经系统阳性体征。

（4）脑挫裂伤同时伴有不同程度脑水肿和外伤性蛛网膜下腔出血，头痛常较严重，患者可因头痛躁动不安。伤后早期恶心呕吐可能与第四脑室底部呕吐中枢受脑脊液冲击、蛛网膜下腔出血脑膜刺激或前庭系统受刺激有关，若脑挫裂伤急性期已过仍呕吐不止，需警惕继发颅内出血。

（5）腰椎穿刺脑脊液呈血性，含血量与损伤程度有关；颅内压增高者应高度怀疑有颅内血肿或严重脑水肿。颅内压明显增高或脑疝迹象时禁忌腰椎穿刺。

（6）头部X线片：可发现有无骨折及其部位、类型。

（7）头部CT和MRI扫描：CT扫描脑挫裂伤表现为低密度和高、低密度混杂影像，挫裂伤区呈点片状高密度区，严重者可伴有脑水肿和脑肿胀（图4-4）。MRI扫描对诊断脑挫裂伤敏感性优于CT，表现为脑挫裂伤灶长T_1、长T_2水肿信号及不同时期出血信号。

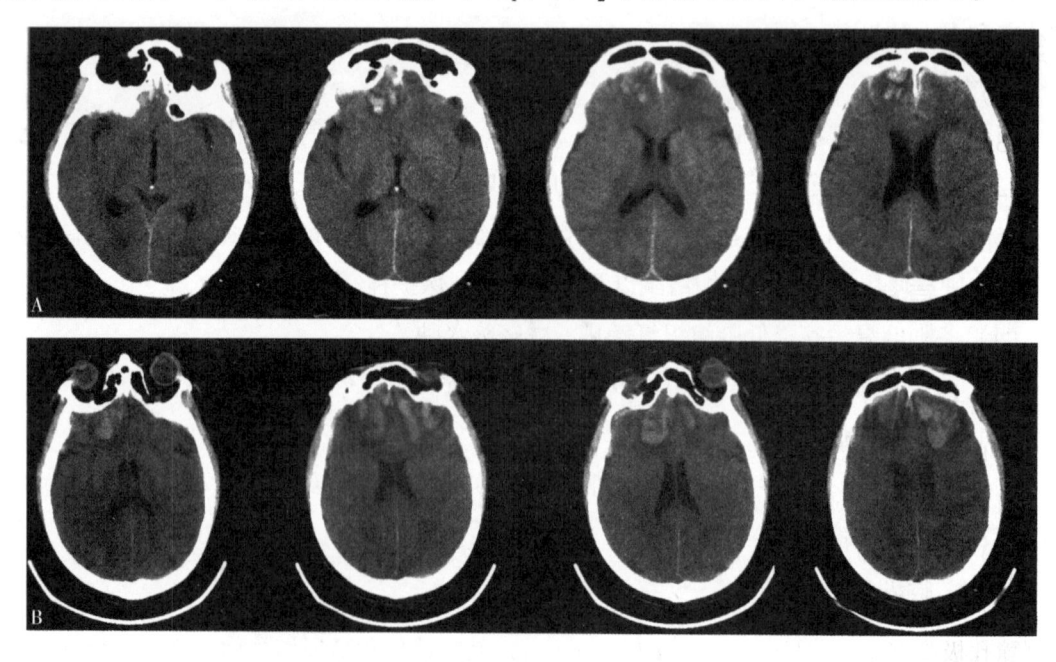

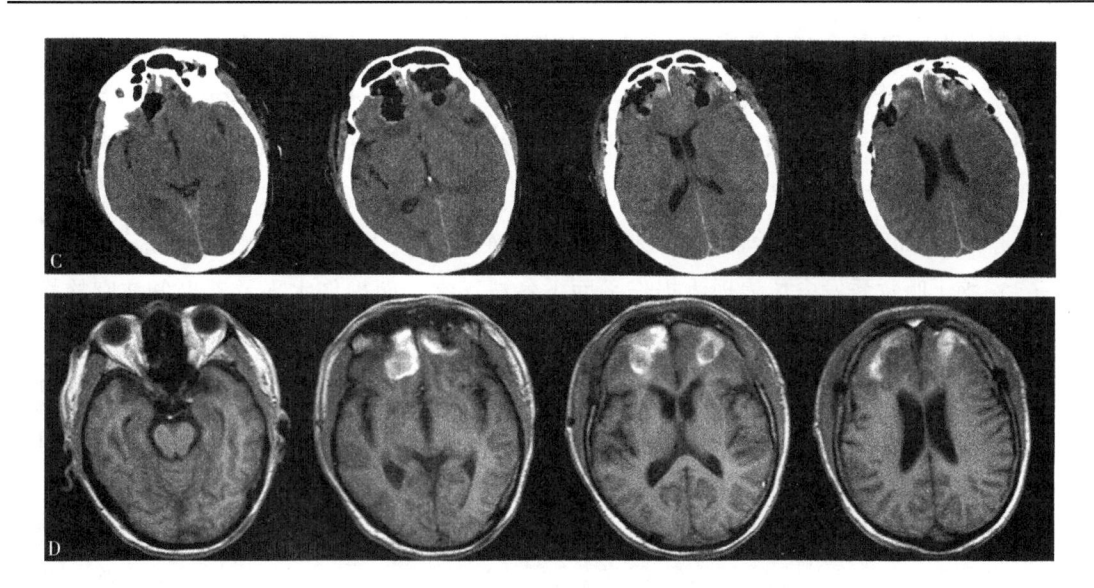

图 4-4 双侧额叶脑挫裂伤
A. 伤后 10 小时 CT；B. 伤后 24 小时 CT；C. 术后 6 小时 CT；D. 术后 20 天 MRI

2. 非手术治疗措施

（1）密切观察病情变化，动态复查 CT。

（2）保持呼吸道通畅。

（3）减轻脑水肿，降低颅内压：采取脱水、激素、亚低温治疗。

（4）予对症处理：如高热、躁动、癫痫等症。

3. 手术指征

（1）患者意识障碍逐渐加深，保守治疗无效。

（2）CT 提示脑水肿严重，中线移位明显。

（3）脑挫裂伤合并颅内血肿容量超过 30mL。

（4）颅内压监测压力持续升高，药物难以控制。

脑挫裂伤手术方式：开颅探查、去骨瓣减压、碎化坏死脑组织清除等。

（四）原发性脑干损伤

原发性脑干损伤（primary brain stem injury）是指伤后立即出现脑干症状，可分为脑干震荡、脑干挫伤及出血等。单纯原发性脑干损伤较少见，一般多伴有严重脑挫裂伤。

1. 临床表现与诊断要点

（1）严重颅脑损伤病史。

（2）伤后立即出现深昏迷，持续时间长，恢复慢，很少出现中间好转期或中间清醒期。

（3）中脑损伤患者眼球固定，瞳孔大小、形态变化无常，对光反应消失；脑桥损伤时双侧瞳孔极度缩小，眼球同向偏斜；延髓损伤时患者呼吸、循环功能紊乱；脑干损伤患者早期即出现去大脑强直或交叉性瘫痪、锥体束征阳性、脑神经功能障碍等体征。

(4) 生命体征与自主神经功能紊乱，出现顽固性呃逆、呼吸衰竭或消化道出血等。

(5) 原发性脑干损伤脑挫裂伤或颅内出血不严重时，腰椎穿刺颅内压力不增高，脑脊液红细胞数可偏多或者正常。

(6) CT和MRI扫描显示脑干呈点状出血区、脑干肿胀、周围脑池受压或闭塞（图4-5）。

(7) 脑干听觉诱发电位表现为损伤平面下各波正常，而损伤水平及其上各波则异常或消失。

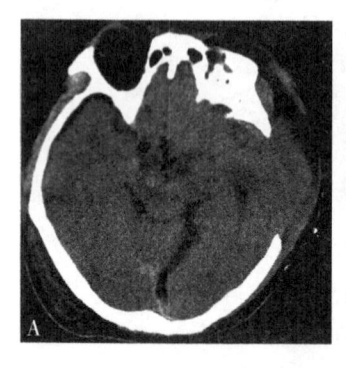

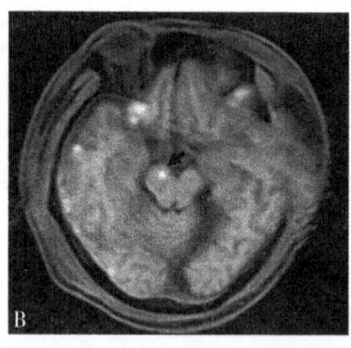

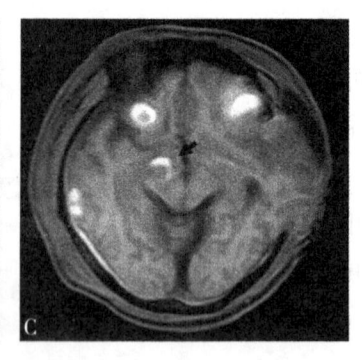

图4-5　CT和MRI示脑挫裂伤伴脑干损伤出血

2. 治疗　轻度脑干损伤可按照脑挫裂伤治疗；重症患者死亡率高，救治困难，常采用以下措施。

(1) 昏迷时间较长，应予早期气管切开。

(2) 早期冬眠低温疗法。

(3) 吞咽困难患者应采用鼻饲。

(4) 肾上腺皮质激素治疗脑干水肿。

(5) 早期高压氧治疗。

(6) 积极防治并发症。

（五）丘脑下部损伤

丘脑下部是自主神经系统重要的皮质下中枢，与机体内脏活动、内分泌、物质代谢、体温调节以及维持意识和睡眠有重要关系。因此丘脑下部损伤后多较严重。单纯丘脑下部损伤较少，大多与严重脑挫裂伤/或脑干损伤伴发。

1. 临床表现与诊断要点

(1) 严重颅脑外伤病史。

(2) 患者可出现嗜睡症状，虽可唤醒，但旋即入睡，严重时可表现为昏睡不醒。

(3) 丘脑下部损伤后心血管功能可有各种不同变化，血压时高时低、脉搏可快可慢，以低血压、脉速较多见，波动性大，如果低血压合并低体温预后不良。呼吸节律紊乱与下丘脑呼吸中枢受损有关，表现为呼吸减慢甚至停止。视前区损伤时可发生急性中枢性肺水肿。

（4）因丘脑下部损伤所致中枢性高热，可达41℃甚至以上，但皮肤干燥少汗，皮肤温度分布不均，四肢低于躯干，解热剂无效。有时体温不升，或高热后转为低温，若经物理升温亦无效则预后极差。

（5）水代谢紊乱：丘脑下部视上核和室旁核损伤，或垂体柄内视上-垂体束受累致使抗利尿素分泌不足而引起尿崩症，每日尿量达4 000~10 000mL以上，尿比重低于1.005。

（6）糖代谢紊乱：常与水代谢紊乱同时存在，表现为持续血糖升高，血液渗透压增高，而尿中无酮体出现，患者严重失水，血液浓缩，休克、死亡率极高，即"高渗高糖非酮性昏迷"。

（7）严重脑外伤累及丘脑下部时，易致胃、十二指肠黏膜糜烂、坏死、溃疡及出血。可能是上消化道血管收缩、缺血；或迷走神经过度兴奋；或促胃液素分泌亢进、胃酸过高。患者常发生顽固性呃逆、呕吐及腹胀等症状。

（8）CT和MRI检查：MRI能够显示细小的散在斑点状出血，急性期T_2加权像为低信号，T_1加权像则呈等信号。亚急性和慢性期T_1加权像出血灶为清晰的高信号。

2. 治疗　丘脑下部损伤治疗与原发性脑干损伤基本相同，因丘脑下部损伤所引起神经-内分泌紊乱和机体代谢障碍较多，治疗更为困难，必须严密观察，予颅内压监护、血液生化检测和维持水电解质平衡。

（许忠娟）

第三节　继发性颅脑损伤

颅脑损伤后脑挫伤、颅内血肿、低血压、通气障碍等均可导致脑组织缺血、缺氧，立即启动继发性脑损伤（secondary brain injury，SBI）的级联反应，包括兴奋性神经递质的释放、炎症反应、氧化应激反应、神经细胞代谢功能障碍、激活细胞死亡通路等，这一系列级联反应又会加重脑水肿，导致颅内压升高、脑灌注压下降，进一步加重脑缺血缺氧，形成恶性循环（图4-6），最终导致不可逆的神经损伤。因此，针对继发性损伤发生与发展的环节，阻断恶性循环，防止神经元损伤，可能是进一步提高颅脑损伤救治成功率的重要策略。

颅内血肿在闭合性颅脑损伤占10%左右，占重型颅脑损伤的40%~50%。一般幕上血肿超过20~30mL，幕下血肿超过10mL，即可引起脑受压和颅内压增高，甚至发生脑疝。颅内血肿按不同方法分类（表4-2），有利于判断伤情并指导治疗。

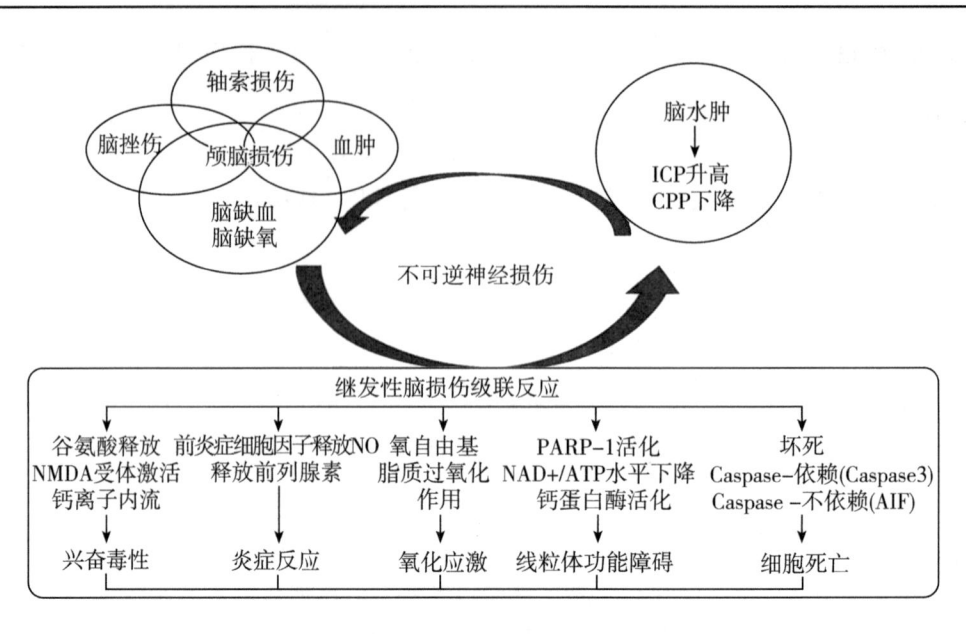

图 4-6 继发性颅脑损伤发生与发展的恶性循环

表 4-2 颅内血肿的分类

分类方法	类别
按照血肿形成的时间	（1）特急性颅内血肿：伤后3小时内发生
	（2）急性颅内血肿：伤后3小时~3天
	（3）亚急性颅内血肿：伤后3天~3周以上
	（4）慢性硬脑膜下血肿：伤后3周以上
按照血肿的部位	（1）硬脑膜外血肿：血肿位于颅骨和硬脑膜之间
	（2）硬脑膜下血肿：血肿位于硬脑膜和蛛网膜之间
	（3）脑内血肿：血肿位于脑实质内
按照血肿数目	（1）单发性血肿
	（2）多发性血肿
按照是否有脑挫裂伤	（1）单纯性血肿：无脑挫裂伤
	（2）复合性血肿：伴有脑挫裂伤
根据 CT 扫描特点	（1）迟发性颅内血肿：首次检查未见血肿，复查发现血肿
	（2）隐匿性颅内血肿：患者无症状，CT 检查发现血肿

一、硬脑膜外血肿

硬脑膜外血肿（epidural hematoma，EDH）是指颅脑损伤后血液积聚在颅骨内板与分离的硬脑膜之间，好发于幕上大脑半球凸面，出血多来源于骨折损伤的硬脑膜动脉、静脉、静脉窦或颅骨板障，以脑膜中动脉损伤最常见。硬脑膜外血肿约占外伤性颅内血肿的40%左右。

（一）急性硬脑膜外血肿

血液积聚于颅骨与硬脑膜之间，动脉破裂形成的血肿发展较快，血肿量迅速增大，可在数小时内引起脑疝而危及生命。若出血来源于静脉、静脉窦或板障，则血肿增大较慢，病情发展较缓。

1. 临床表现与诊断要点　临床表现可因出血速度、血肿量、血肿部位及患者年龄而不同。

（1）头部直接暴力伤，可发现局部有头皮伤痕或头皮血肿。

（2）根据不同的受伤机制，患者可无意识障碍、短暂昏迷或长时间意识不清。大约20%~50%患者出现典型"昏迷-清醒-再昏迷"症状，即出现中间清醒期。受伤时由于头部受到冲击而出现意识障碍，意识恢复后由于硬脑膜外血肿扩大、颅内压增高脑干受压，再次出现昏迷，并可能出现脑疝症状。部分患者原发性颅脑损伤较轻，伤后无原发昏迷，颅内血肿形成后才出现意识障碍，容易误诊；原发性脑损伤严重，伤后出现持续昏迷并进行性加重，颅内血肿常被原发性脑损伤所掩盖，也易误诊。

（3）大多数患者伤后即有头痛和呕吐，随着血肿量增加，颅内压进行性增高，头痛及呕吐进行性加重，有烦躁不安或淡漠及定向力障碍，出现血压升高、脉搏减慢、脉压增大、心率和呼吸减慢等代偿反应。病情进一步恶化则出现血压下降、脉搏细弱和呼吸抑制。

（4）少量急性硬脑膜外血肿可无明显神经系统体征，血肿量扩大出现小脑幕切迹疝，则可观察到瞳孔改变，多为患侧瞳孔先缩小、对光反应迟钝，继之瞳孔进行性扩大，对光反应消失，如病情进行性加重，则对侧瞳孔亦扩大，发生枕骨大孔疝。血肿引起脑疝或血肿压迫运动区还可出现一侧肢体肌力减退，脑疝晚期则表现为去大脑强直。

（5）实验室检查：严重颅脑损伤时可能释放组织促凝血酶原激酶，导致弥散性血管内凝血，术前应检查凝血状态；另外还需要检查红细胞比容，尤其是小儿，硬脑膜外血肿的形成可能导致血容量不足。

（6）头部 X 线片：颅骨平片观察到跨脑膜中动脉的骨折线时，应高度重视有硬脑膜外血肿的可能，骨折线跨过横窦、乙状窦、上矢状窦时也应考虑硬脑膜外血肿可能。出现骨折线不一定出现硬脑膜外血肿，但有超过 90% 的硬脑膜外血肿患者合并有颅骨骨折。

（7）头部 CT 扫描表现为颅骨下方梭形高密度影（图 4-7）。10%~50% 硬脑膜外血肿患者合并有其他颅内病变，如硬脑膜下血肿、脑挫裂伤和脑内血肿等。

（8）急性期硬脑膜外血肿 MRI 检查为等信号，因而 MRI 较少用，但 MRI 对占位效应和脑移位较 CT 明显（图 4-7）。

2. 治疗　急性硬脑膜外血肿如诊断明确，应立即手术清除颅内血肿、解除脑受压。通常单纯硬脑膜外血肿不必去骨瓣减压，但合并严重脑挫裂伤或手术前脑疝时间长，应行去骨瓣减压术。

手术指征如下：

（1）幕上血肿量大于30mL、颞部血肿量大于20mL、颅后窝血肿量大于10mL、中线移位超过5mm。

（2）意识障碍进行性加重或出现再昏迷。

（3）神经系统症状进行性加重或出现新的阳性体征。

（4）颅内压大于40mmHg或进行性升高。

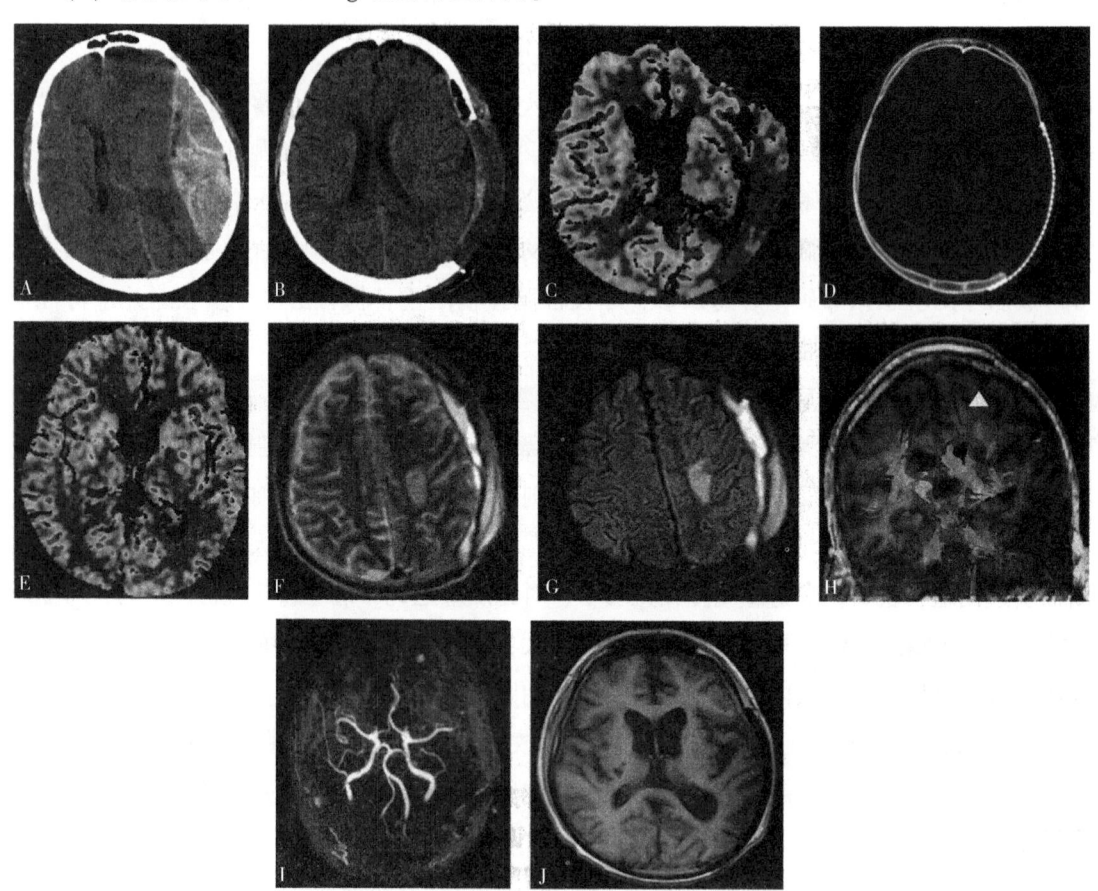

图 4-7 急性硬脑膜外血肿

A. 颅脑CT示左侧颞顶部急性硬脑膜外血肿；B. 血肿术后，去骨瓣；C. CT灌注成像示左侧颞叶灌注下降；D. 颅骨修补术后；E. 颅骨修补后灌注改善；F. T₂加权像示额顶部缺血灶；G. Flair成像示左侧额顶部缺血灶；H. DTI不左侧白质纤维受损；I. MRA检查颅内血管；J. 恢复期MRI检查

（二）慢性硬脑膜外血肿

慢性硬脑膜外血肿（chronic subdural hematoma）致伤因素与急性硬脑膜外血肿相同，但出血来源多为静脉损伤。当颅脑损伤时硬脑膜与颅骨内板分离，损伤的静脉血缓慢流入分离的腔内，形成慢性硬脑膜外血肿，早期呈血凝块状，后期在局部硬脑膜上形成肉芽组织，有

时形成包裹中心血凝块逐渐液化。

1. 临床表现与诊断要点

（1）慢性硬脑膜外血肿由于发展较慢、颅腔容积代偿等原因，临床表现发展缓慢。以头痛、呕吐及视神经盘水肿等慢性颅内压增高的症状和体征为主。

（2）慢性硬脑膜外血肿患者的头部X线片检查多有颅骨骨折。CT扫描可见位于颅骨内板下方梭形高密度影，周边光滑，增强扫描可见包膜强化，偶有钙化，如血肿液化则呈低密度。头部MRI于T_1和T_2加权像均可见边界清楚梭形高信号改变。

2. 慢性硬脑膜外血肿治疗　应根据血肿部位、血肿量、脑受压程度及病情等决定。病情恶化，患者应及时手术治疗，多采用骨瓣开颅清除血肿，血肿已液化时可钻孔冲洗引流。血肿量少、症状轻微、无明显症状的患者可行非手术治疗，促进血肿吸收，定期复查CT。

二、硬脑膜下血肿

硬脑膜下血肿（subdural hematoma，SDH）是指颅脑损伤后发生于脑皮质与硬脑膜和蛛网膜之间的血肿，出血多来源于脑挫裂伤、脑皮质动静脉破裂或桥静脉断裂。硬脑膜下血肿约占颅内血肿的40%左右。

（一）急性硬脑膜下血肿

一般都为暴力使脑组织与固定的硬脑膜形成移位，将皮质与硬脑膜静脉窦间的桥静脉撕断而引起出血，也可由于脑组织挫伤后皮质血管出血流入硬脑膜下腔所致。

1. 临床表现与诊断要点　急性硬脑膜下血肿多与脑挫裂伤伴发，症状体征无特异性，临床表现与血肿的范围、形成速度和合并脑挫裂伤的程度有关，与急性硬脑膜外血肿临床特点的比较见表4-3。

表4-3　急性硬脑膜外血肿与急性硬脑膜下血肿临床特点比较

临床特点	急性硬脑膜外血肿	急性硬脑膜下血肿
着力点	多发生在着力同侧	多发生在着力对侧，同侧少
脑挫裂伤	较轻，多发生在着力部位	较重，多发生在对冲部位
颅骨骨折	多数有	半数患者有
血肿与骨折关系	多在同侧	同侧、对侧均可
原发性意识障碍	较轻	较重
中间清醒期	多见	较少出现
蛛网膜下腔出血	少见	严重

（1）外伤史：一侧枕部着力，可能于对侧额、颞部发生脑挫裂伤和硬脑膜下血肿；后枕中线部着力易导致双侧额、颞底部脑挫裂伤和硬脑膜下血肿；前额部受力时，脑挫裂伤和血肿往往都发生于前额部，极少发生于枕部。

(2) 急性硬脑膜下血肿伤情比较严重，病情发展较快，伤后意识障碍较为突出，常表现为持续昏迷，并呈进行性恶化，较少出现中间清醒期，即使意识障碍程度可能一度好转，也较短暂。

(3) 主要表现为进行性意识加深，生命体征变化突出，较早出现小脑幕切迹疝。

(4) 患者早期即可因脑挫裂伤累及脑功能区而出现相应的神经系统阳性体征，如偏瘫、失语、癫痫发作等。观察过程中脑损伤体征明显加重或出现新的阳性体征，应考虑继发性颅内血肿。由于多数硬脑膜下血肿患者合并有较严重脑挫裂伤，蛛网膜下腔出血量较多，故脑膜刺激征常较明显。

(5) 头部X线片：急性硬脑膜下血肿患者约半数可见颅骨骨折，可有线性骨折或凹陷性骨折，但血肿部位不一定与骨折部位相一致，只能作受伤机制的参考。

(6) 头部CT：表现为新月形高密度影，覆盖于脑表面（图4-8），CT还可发现脑挫裂伤部位、范围和程度以及是否合并脑内血肿。

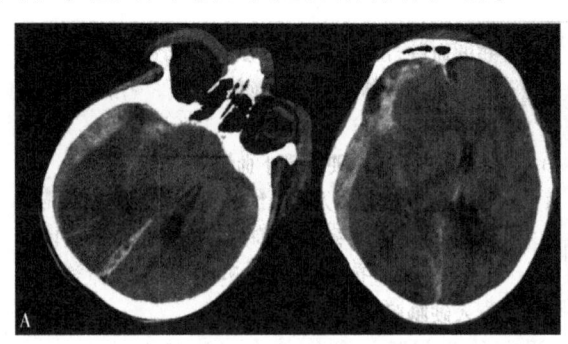

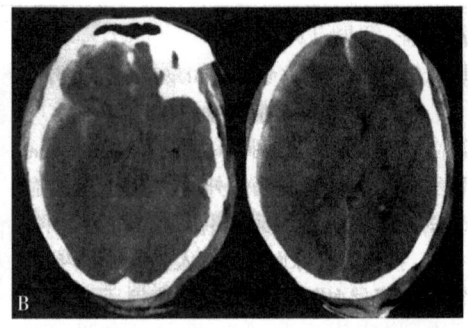

图4-8 颅脑CT示两例右侧额、颞、顶部急性硬脑膜下血肿

(7) 急性期硬脑膜外血肿MRI检查为等信号，但MRI能更清晰地显示脑损伤的范围、程度以及血肿部位、血肿量，观察占位效应和脑移位较CT明显。

2. 治疗　一经确诊即需要开骨窗或骨瓣手术清除血肿，伴有严重脑挫裂伤或脑水肿、术前即有脑疝、中线结构移位明显、血肿清除后颅内压缓解不理想时还需去骨瓣减压术。

手术指征：

(1) 幕上血肿量大于30mL、颅后窝血肿量大于10mL、中线移位超过5mm。

(2) 意识障碍进行性加重或出现再昏迷。

(3) 神经系统症状进行性加重或出现新的阳性体征。

(4) 颅内压大于40mmHg或进行性升高等均是去骨瓣减压的手术指征。

（二）慢性硬脑膜下血肿

慢性硬脑膜下血肿（chronic epidural hematoma）由于脑皮质与静脉窦之间桥静脉撕裂所致，好发于50岁以上老人，可无明确或仅有轻微头部外伤史，有的患者合并出血性疾病。

1. 临床表现与诊断要点

（1）慢性硬脑膜下血肿临床表现多样，常出现于伤后 3 周至数月，极少数患者可在伤后数年才出现症状。以慢性颅内压增高为主，表现为头痛，老年患者以智力障碍和精神异常为主，有的患者还可以出现一侧肢体运动障碍、失语等，因此常不能回忆外伤史。

（2）CT 扫描不仅可显示血肿，还可初步判断慢性硬脑膜下血肿形成的时间（图 4-9）。血肿形成 1 周内 CT 表现为新月形高密度占位，3 周内为混杂密度或等密度，3 周后为略低或低密度影，有时需仔细观察才可发现。头部 MRI 扫描对慢性硬脑膜下血肿更敏感，明显优于 CT，于 T_1 和 T_2 加权像均可见高信号改变，增强后可有包膜强化。

2. 治疗

（1）首选颅骨钻孔冲洗引流术，服用阿托伐他汀治疗慢性硬脑膜下血肿的临床研究正在进行。

（2）包膜肥厚或有钙化的血肿，采取骨瓣开颅术。

（3）前囟未闭合小儿，可采取前囟侧角硬脑膜下穿刺术。

（4）分隔型血肿，可用神经内镜手术。

（5）为防止血肿复发，术后宜采取头低位、患侧卧位，适当补充低渗液体。

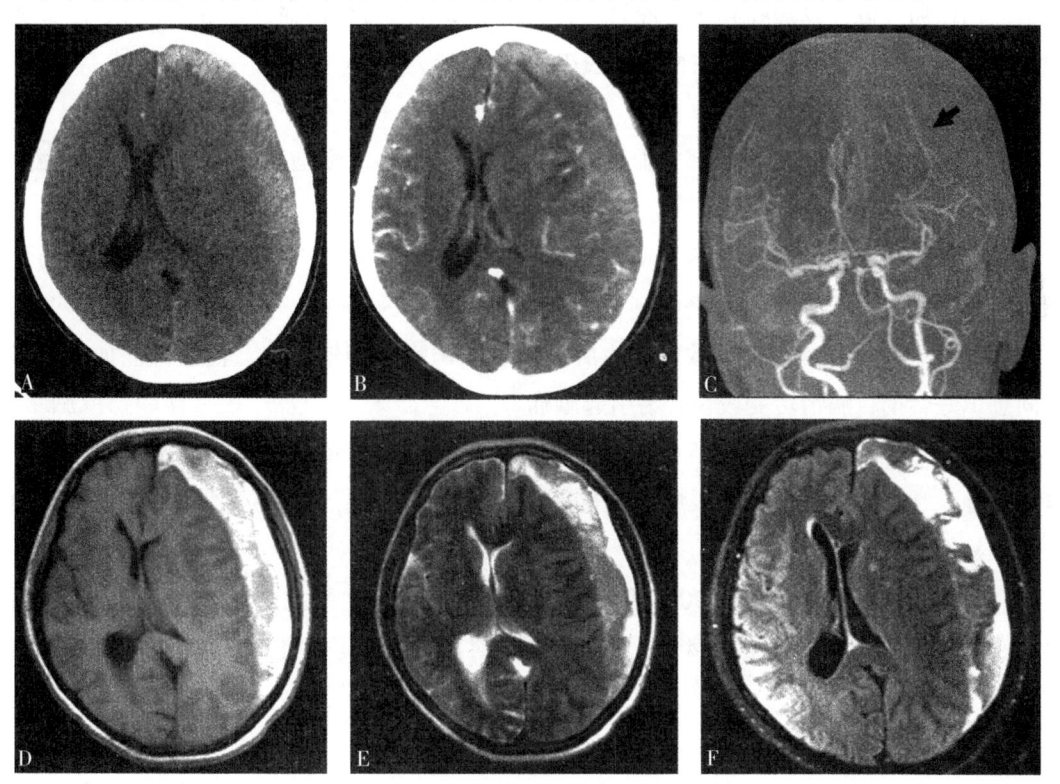

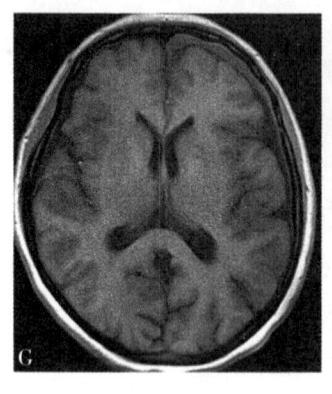

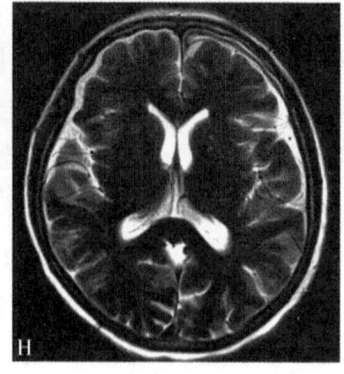

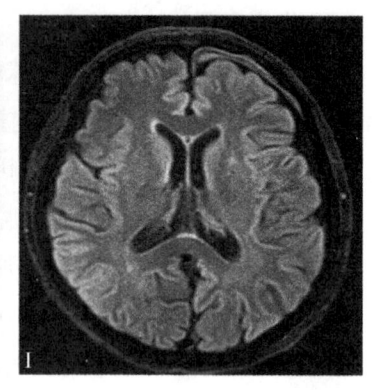

图 4-9 慢性硬脑膜下血肿

A. 颅脑 CT 示左侧额、颞、顶部慢性硬脑膜下血肿；B. CT 增强；C. CTA 示脑血管受压移位；D. T_1 加权像；E. T_2 加权像；F. Flair 像；G~I. 服药治疗 2 个月后 MRI 复查

三、脑内血肿

脑内血肿（intracerebral hematoma）是指颅脑损伤后脑实质内出血形成的血肿，可发生于脑组织任何部位，以额叶和颞叶最为多见。脑内血肿约占颅内血肿的 5% 左右。由于脑受力变形或剪力作用致使脑实质内血管撕裂出血。

1. 临床表现与诊断要点

（1）位于额、颞前端及底部的血肿与对冲性脑挫裂伤、硬脑膜下血肿相似，除颅内压增高外，多无明显定位症状或体征。

（2）若血肿累及重要功能区，则可出现偏瘫、失语、偏盲、偏身感觉障碍以及局灶性癫痫。

（3）因对冲性脑挫裂伤所致脑内血肿，伤后意识障碍多较持久，且进行性加重，多无中间意识好转期，病情转变较快容易引起脑疝。

（4）因冲击伤或凹陷骨折所引起的局部血肿，病情发展较缓者，除表现局部脑功能损害症状外，常有头疼、呕吐、眼底水肿等颅内压增高的征象，尤其是老年人因血管脆性增加，较易发生脑内血肿。

（5）影像学检查：急性期 90% 以上的脑内血肿均可在 CT 平扫上显示高密度团块，周围有低密度水肿带（图 4-10、表 4-4），但 2~4 周时血肿变为等密度，易漏诊，4 周以上呈低密度。

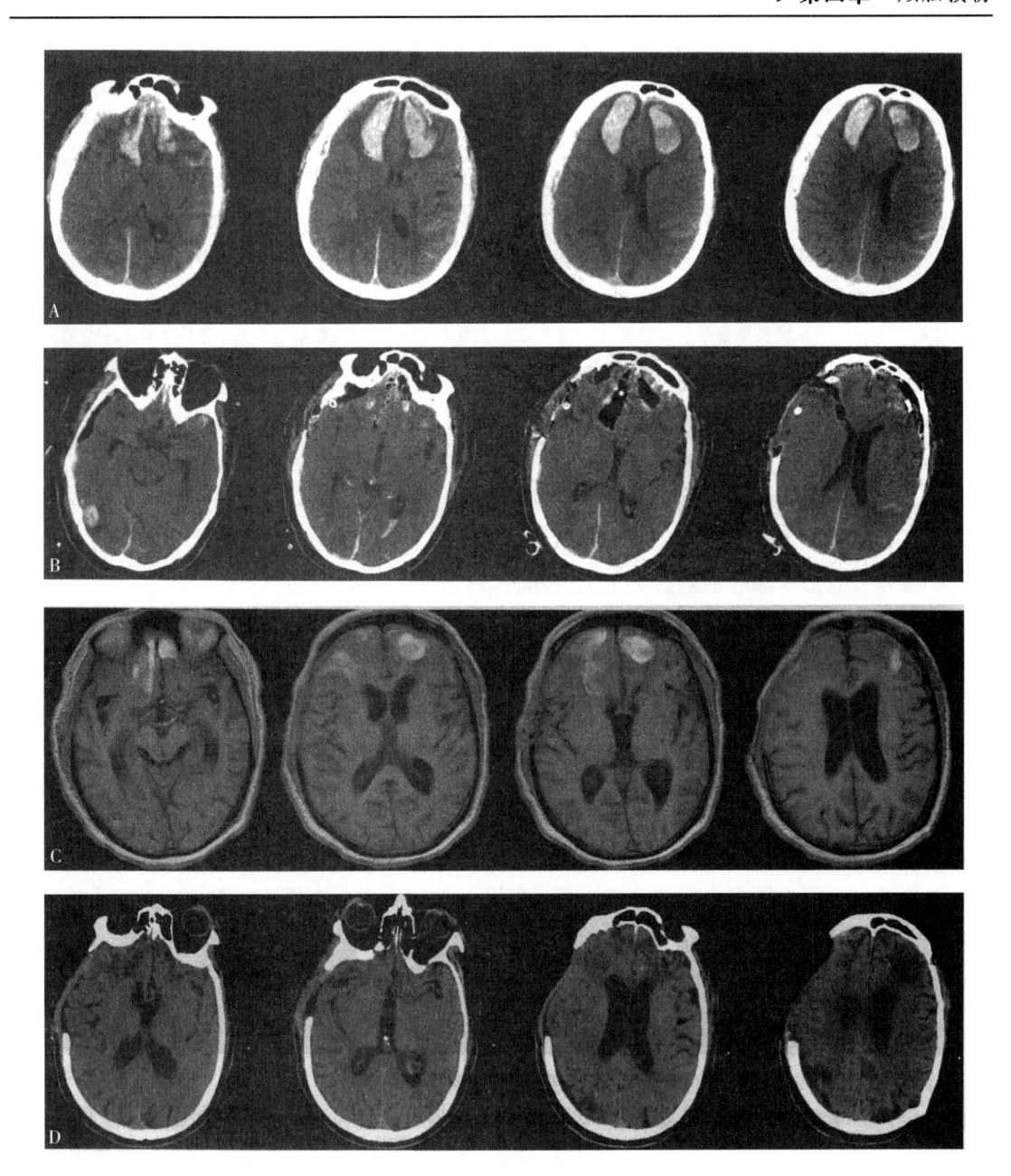

图 4-10 颅脑 CT 示双侧额部脑内血肿

A. 手术前 CT；B. 手术后 6 小时 CT；C. 手术后 1 个月 MRI；D. 手术后 3 个月 CT 检查

表 4-4 硬脑膜外血肿、硬脑膜下血肿及脑内血肿、脑水肿的鉴别要点

鉴别	硬脑膜外血肿	硬脑膜下及脑内血肿	脑水肿
原发脑损伤	无或较轻	较重	严重
意识改变	多有中间清醒期	进行性意识障碍	相对稳定,脱水治疗好转
脑受压症状	多在伤后 24 小时之内	多在 24~48 小时之内	多在 48~72 小时之内
病变部位	着力点或骨折线附近	对冲部位	着力部位轻、对冲部位重
CT 检查	内板下透镜状高密度影	硬脑膜下及脑内高密度影	低密度影
MRI 检查	内板下透镜状高信号影,强度变化与血肿期龄有关	急性期呈低信号或等信号,亚急性期与慢性期为高信号	脑室、脑池变小,T_2 相可见质与白质交界处高信号水肿区

2. 治疗

(1) 手术治疗:急性脑内血肿的治疗与急性硬脑膜下血肿相同,均属脑挫裂伤复合血肿,两者时常伴发。手术方法多采用骨窗或骨瓣开颅术,清除硬脑膜下血肿及挫伤糜烂脑组织后,随即探查额、颞叶脑内血肿予以清除。

(2) 非手术治疗:有少部分脑内血肿虽属急性,但脑挫裂不重,血肿不足 30mL,神志清楚,病情稳定,或颅内压测定不超过 25mmHg 者,亦可采用非手术治疗。少数慢性脑内血肿已有囊变者,颅内压正常,则无需特殊处理,除非有难治性癫痫,一般不考虑手术治疗。

四、特殊部位血肿

(一) 颅后窝血肿

外伤性颅后窝血肿多由后枕部着力损伤所致,枕部头皮多有损伤,多伴有枕骨骨折。外伤性颅后窝血肿以硬脑膜外血肿最为常见,多由枕部直接暴力引起,枕骨骨折造成静脉窦、脑膜血管及板障静脉出血所致。

1. 临床表现与诊断要点

(1) 伤后早期症状轻,无特异性,随着血肿增大会出现严重的头痛、呕吐、颈抵抗、强迫头位、眼球震颤、意识障碍及脑干衰竭征象,如呼吸骤停、去大脑强直、双侧锥体束征等。

(2) CT 扫描是早期诊断颅后窝血肿首选方法(图 4-11),因早期外伤性颅后窝血肿缺乏特有临床征象,所以对后枕部着力的颅脑损伤,虽无意识障碍,应及早行 CT 检查。

2. 治疗 颅后窝血肿患者抢救成功关键是早期诊断,及时手术清除血肿,一般认为 10mL 以下颅后窝血肿可严密观察保守治疗,血肿量大于 10mL 则应尽快手术清除血肿。手术的目的是清除血肿、止血及颅后窝减压。

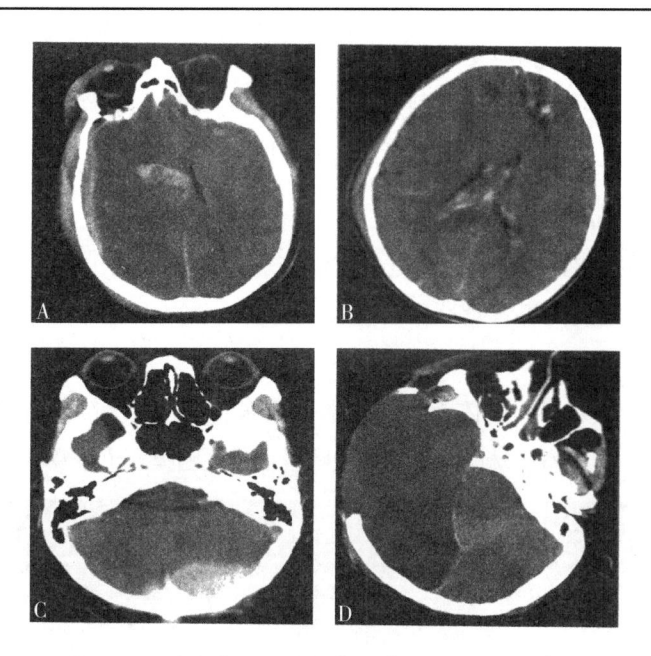

图 4-11 脑室出血、后颅窝血肿、脑梗死 CT 表现

A、B. 颅脑 CT 示创伤性脑室内出血；C. 示颅后窝血肿；D. 示创伤性脑梗死

（二）外伤性脑室内出血

发生率约占重型颅脑损伤的 1%~2%。因暴力作用在额或枕部，使脑组织沿前后方向猛烈运动时，脑室壁产生剪力变形撕破室管膜血管，称为原发性脑室内出血；外伤性脑实质内血肿破入脑室，称为继发性脑室内出血。

1. 临床表现　颅内压增高及意识障碍，还有中枢性高热、呼吸急促、去脑强直及瞳孔变化，易与脑干损伤及丘脑下部损伤混淆。

2. 确切诊断有赖 CT 检查，可见明显高密度影充填部分脑室系统（一侧或双侧），大量出血可形成全脑室铸型。

3. 治疗　本病往往并发严重脑挫裂伤及其他部位血肿，少量脑室出血多能自行吸收，或腰椎穿刺引流血性脑脊液数次即可使脑脊液转清。脑室出血量充盈全脑室系统，则需行钻孔冲洗引流或神经内镜直视下冲洗。

（三）基底节区血肿

外伤性基底节区血肿是 CT 广泛应用后发现的特殊部位出血，发生率占颅脑损伤的 3% 左右，多因加速或减速性损伤所产生的扭转或剪切力，使经白质进入基底核的小血管撕裂而致。

1. 临床表现　以外伤后早期出现完全偏瘫，而意识障碍相对较轻为特征。

2. 早期诊断　需靠 CT 检查，并根据血肿大小、累及范围及病情能否稳定决定手术。

3. 治疗　患者伤后意识有所改善，血肿小于 30mL，未穿破脑室者，颅内压不超过

25mmHg，CT 无严重脑室、脑池受压且中线移位未超过 10mm，可保守治疗，否则应及早手术。单纯性基底节血肿可采用钻孔穿刺引流术，必要时可注入尿激酶数次以促使固态血块液化后排出。基底节血肿破入脑室则直接行脑室穿刺放置导管引流。

（四）颅内创伤性动脉瘤出血

颅内创伤性动脉瘤出血（TICAs）是颅脑创伤后特殊并发症，发生率虽然较低，但死亡率及病残率高，是颅脑损伤患者延期死亡重要原因之一。

1. 临床特征

（1）头痛、脑神经麻痹、肢体无力或麻木、癫痫、神经行为障碍等。

（2）CT 可见脑内、脑室、蛛网膜下腔、硬脑膜下或硬脑膜外出血及鼻腔大出血（图 4-12）。

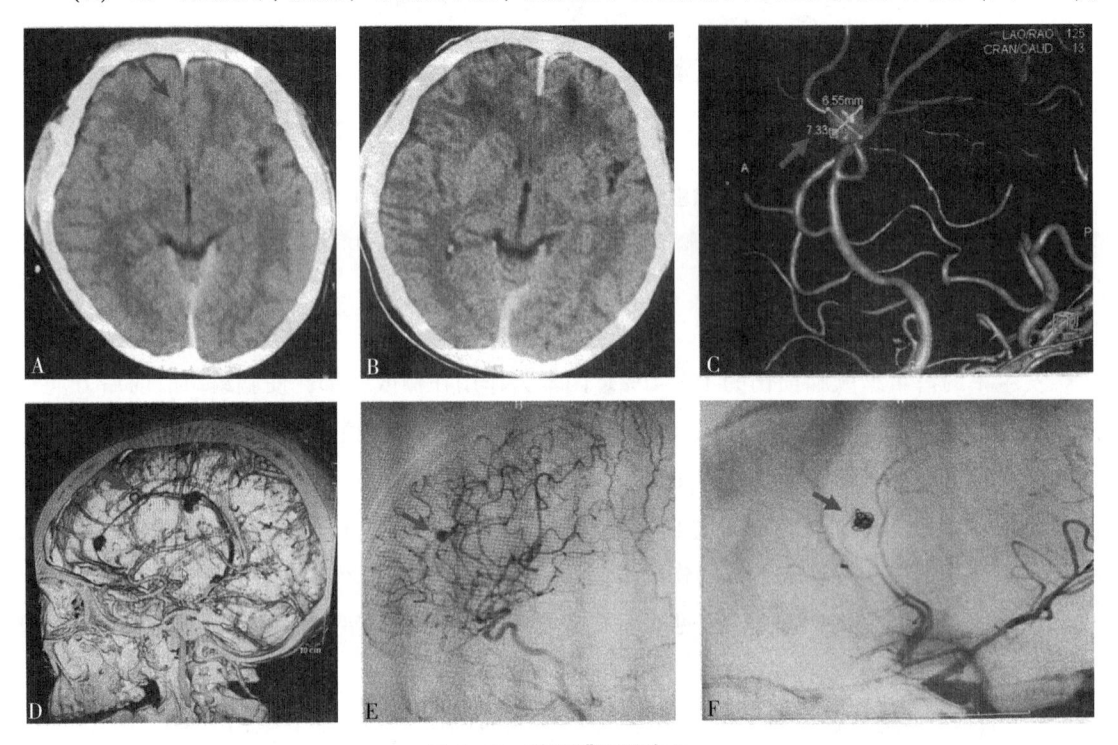

图 4-12　蛛网膜下腔出血
A. 伤后 1 天未见蛛网膜下腔出血；B. 伤后 12 天出现蛛网膜下腔出血；C、D. CTA 检查示胼周血管动脉瘤；E、F. 介入栓塞治疗

（3）继发性脑血管痉挛表现为脑缺血甚至脑梗死、脑积水等。

2. 创伤性动脉瘤临床分型

（1）急性型：颅脑创伤后迅速形成，可为急性颅内血肿的出血源，常伴有严重脑创伤，意识障碍深，多在清除血肿时发现或急诊血管造影时确诊，易遗漏，预后与原发及继发性脑损伤的程度密切相关。

（2）亚急性型：有轻或重度颅脑损伤历史，治愈后动脉瘤破裂出血，病情突然加重或恶化，甚至死亡，腰椎穿刺血性脑脊液，CT 扫描显示蛛网膜下腔出血，一般发生在伤后 2 周（图 4-13）。

（3）慢性型：多为创伤性颈内动脉海绵窦段动脉瘤，头部受伤后反复鼻腔大出血，出现海绵窦综合征。

3. 颅脑创伤后行脑血管造影的指征

（1）闭合性颅脑损伤 CT 无明显异常，经治疗症状好转，伤后 2~3 周病情突然加重或恶化，腰椎穿刺血性脑脊液，CT 有蛛网膜下腔、脑室出血。

（2）反复出现鼻腔大出血，伴有眼外肌麻痹和突眼。

（3）CT 扫描见脑内、脑室、脑池内出血邻近颅内大血管，且与外伤性颅内血肿常见部位不符。

（4）颅脑穿透伤，致伤物或骨折片穿过脑动脉主干区域；或早期清创后出现颅内延迟性出血。

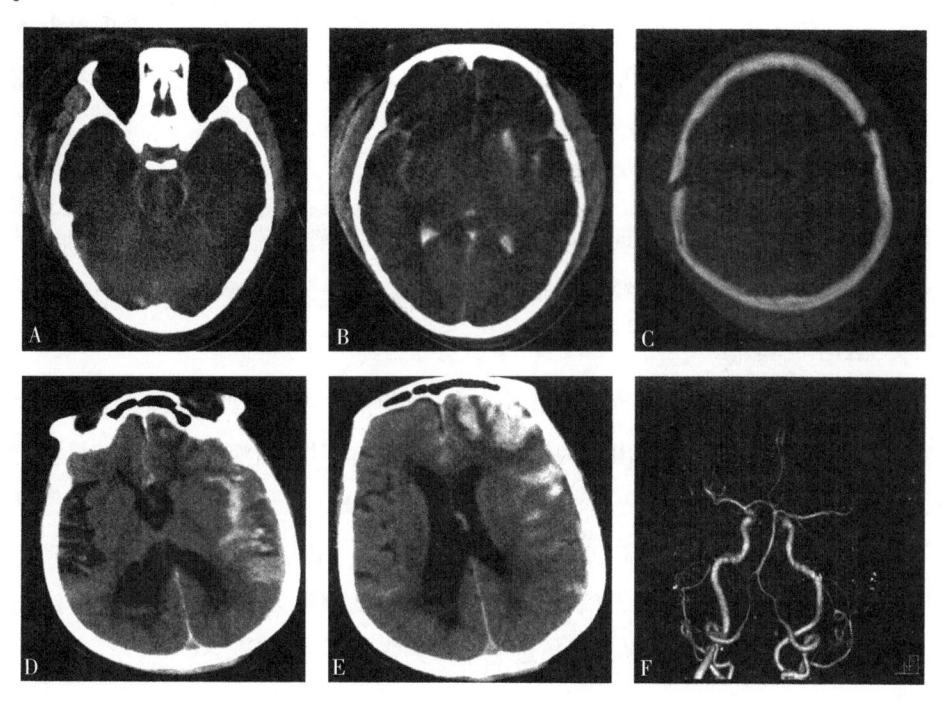

图 4-13　创伤性蛛网膜下腔出血

4. 治疗原则

（1）脑浅表血管创伤性动脉瘤：即使原发性脑创伤和破裂后病情严重，因病变易于显露，手术难度不大，一经确诊应及时手术治疗。

（2）位于深部血管创伤性动脉瘤：因大多为假性动脉瘤，瘤囊薄、无瘤蒂、不易夹闭，多需阻断载瘤血管，手术风险大，宜先予止血、脱水等治疗，病情缓解后手术。

（3）颈内动脉海绵窦段动脉瘤易发生致命性鼻腔大出血，或破裂形成颈内动脉海绵窦瘘，确诊后首选血管内治疗，选择可脱球囊、弹簧圈或颅内支架等方法栓塞。

（张建军）

第四节 头部外伤并发症和后遗症

颅脑损伤的并发症和后遗症（complications and sequelae of craniocerebral injury）包括脑脊液漏、颈内动脉海绵窦瘘、外伤性颈动脉闭塞、外伤性脑动脉瘤、脑神经损伤、外伤性癫痫、外伤性颅内感染、外伤性低颅压综合征、颅内积气、脑脂肪栓塞、脑积水、脑膨出、颅骨缺损、脑外伤后综合征及迁延性昏迷等。

一、外伤性脑脊液漏

颅骨骨折后形成脑穿透伤时，蛛网膜和硬脑膜同时撕破，即可导致脑脊液漏。其发生率在颅脑损伤中患者中为2%~3%。与颅骨骨折的部位关系密切，在前颅底骨折患者中发生率为25%~50%。发生时间多数为伤后立即出现或数日内发生，也有少数患者于术后数月至数年内发生。

（一）脑脊液鼻漏

多见于前颅底骨折，患者表现为单鼻或双鼻有血性脑脊液流出，常伴有"熊猫眼"、嗅觉丧失或减退，也可以伴有视神经或动眼神经损伤。

（二）脑脊液耳漏

常为中颅底骨折累及鼓室所致，当鼓膜也有破裂时即出现脑脊液耳漏，而鼓膜完整时脑脊液可经耳咽管流向咽部。当流出液为清亮的脑脊液时，对漏出液进行术后定量测定即可确定是否为脑脊液。

治疗：大部分患者经采用头高位、避免擤鼻、咳嗽、用力屏气、保持大便通畅、适当脱水或服用减少脑脊液分泌药物如乙酰唑胺等处理，1~2周后漏口闭合，脑脊液停止。约有2%~3%患者经上述治疗经久不愈，若超过1个月则需要手术治疗。

二、脑外伤后脑积水

重型颅脑损伤后继发脑积水者相当多见，发生率为10%~34%。可分为急性和慢性两类。急性者是由于血块阻塞脑脊液循环通路及蛛网膜绒毛被红细胞阻塞影响脑脊液吸收所致，多为梗阻性，表现为伤后持续昏迷不醒或病情稳定后意识状况又进行性恶化，伴有颅内压增高表现；慢性者发生于伤后3~6周或6~12个月，为脑脊液吸收障碍所致，多为交通性，典型者出现痴呆（智能低下）、步态不稳、尿失禁三联征。头部CT扫描可见脑室扩大，额角周围有低密度区即"戴帽现象"，脑沟正常或消失。但要注意与脑萎缩鉴别，后者脑室扩大的同时伴有脑沟、脑池增宽，脑室周围无透亮区。治疗一般采用脑室-腹腔分流术。

三、颅骨缺损

脑外伤后的颅骨缺损大多是由于治疗需要所造成的，如凹陷粉碎性骨折摘除颅骨片是为缓解颅内压等。颅骨缺损小，而硬脑膜完整者，很少出现症状。较大面积的颅骨缺损破坏了颅腔完整性，使得颅内压不能维持正常的平衡和稳定，易受颅内外环境变化的影响，还影响美观。因此，缺损直径在3cm以上者应行颅骨修补术。修补的时间：一般在伤后3~6个月修补；感染伤口完全愈合后1年以上修补；小儿的颅骨缺损不宜在5岁以前修补，常待10岁以后修补。修补材料常用的有：医用有机玻璃、钛板、硅橡胶板、仿生人造颅骨等。直径小于3cm及位于颞肌、枕肌下的颅骨缺损不必修补。

四、外伤性癫痫

可分为早期和晚期发作两类，前者为伤后一个月内发作，约占16%，其中伤后24小时内发作者称为即刻发作。早期发作主要是由于凹陷骨折、脑挫裂伤、蛛网膜下腔出血、脑水肿、血肿等引起。晚期癫痫指损伤后一个月以上发作者，占84%，主要由于脑挫裂伤，脑膜脑瘢痕、脑萎缩、脑内囊肿、蛛网膜炎、异物感染等因素引起。早期发作中70%为局限性发作，晚期以大发作为主。外伤性癫痫的治疗，以药物治疗为主，大多能控制，一般服药至少2年，完全控制后仍需继续服药1~2年，而后逐渐减量、停药。常用的药物有苯妥英钠、苯巴比妥、卡马西平、丙戊酸钠、地西泮等。对药物治疗无效的难治性癫痫可行癫痫灶切除、胼胝体切开等。

五、脑创伤后综合征

颅脑创伤以后有头痛、头晕、记忆力减退、注意力不集中、烦躁、抑郁等一系列的身体、情感、认知方面的表现，如果这些症状持续3个月以上，伤员神经系统检查无明显体征则称为脑创伤后综合征。其发病原因究竟是器质性还是功能性，目前尚无定论。可能是轻微器质性损伤的前提下，加上伤员身心因素与社会因素等而促成。主要表现为头昏、头痛，头痛常为胀痛、跳痛，下午为重，常在额、枕部，头顶部压迫感，环形紧箍感，终日昏沉，焦虑不安。头痛可因失眠、劳累、心情不佳或外界喧闹而加剧。患者还常有情绪不稳、容易疲劳、失眠、注意力涣散、记忆力减退、喜怒无常、易激动等表现，有时尚可出现耳鸣、心悸、血压波动、多汗、性功能减退或月经紊乱等。

大部分患者脑电图检查正常，部分伤员有异常改变但无特异性；CT及MRI显示脑部无明显异常。脑创伤后对综合征的预防和治疗同样重要。

医师或家属对伤员应主动关心、耐心开导，使其正确认识疾病，解除其对"脑创伤后遗症"不能治愈的忧虑，树立战胜疾病的信心。同时，针对主要症状积极对症治疗。也可以采用中西医结合治疗。伤员应积极参加户外活动,锻炼身体,生活应有规律,纠正不良的习惯和嗜好,尽早地恢复力所能及的工作,学习新的知识和技能,主动参与社会交往,建立良好的人际关系,心情开朗、情绪稳定、家庭和睦更有益于脑创伤后综合征的完全康复。

六、迁延性昏迷

脑外伤后长期昏迷不醒,对外界失去反应的状态,也称为植物状态,一般指昏迷至少持续3个月以上。患者多在伤后最初1~2个月呈深昏迷,以后1~2个月刺痛时可出现睁眼反应。继而有本能的自发睁眼,或漫无目的眼球运动,不能按吩咐动作,对语言无反应;逐渐对痛刺激有缓慢的肢体回缩反应,肌张力高,常有强握、吸吮、磨牙和咀嚼动作,患者终日处于似睡非睡状态,有时眼球随人或物移动,但缺乏有目的动作,不能主动调节整体位、不主动索食。四肢肌张力高,双上肢屈曲紧抱在胸前,被动强伸时可有痛苦表情,偶尔呻吟,双下肢内收、内旋,角膜反射、咳嗽反射均存在。目前无有效的治疗方法。可用脑代谢赋活剂、改善脑血液循环药物,予高压氧治疗,加强护理,维持营养,防治各种并发症。

(张建军)

第五章

脑血管疾病

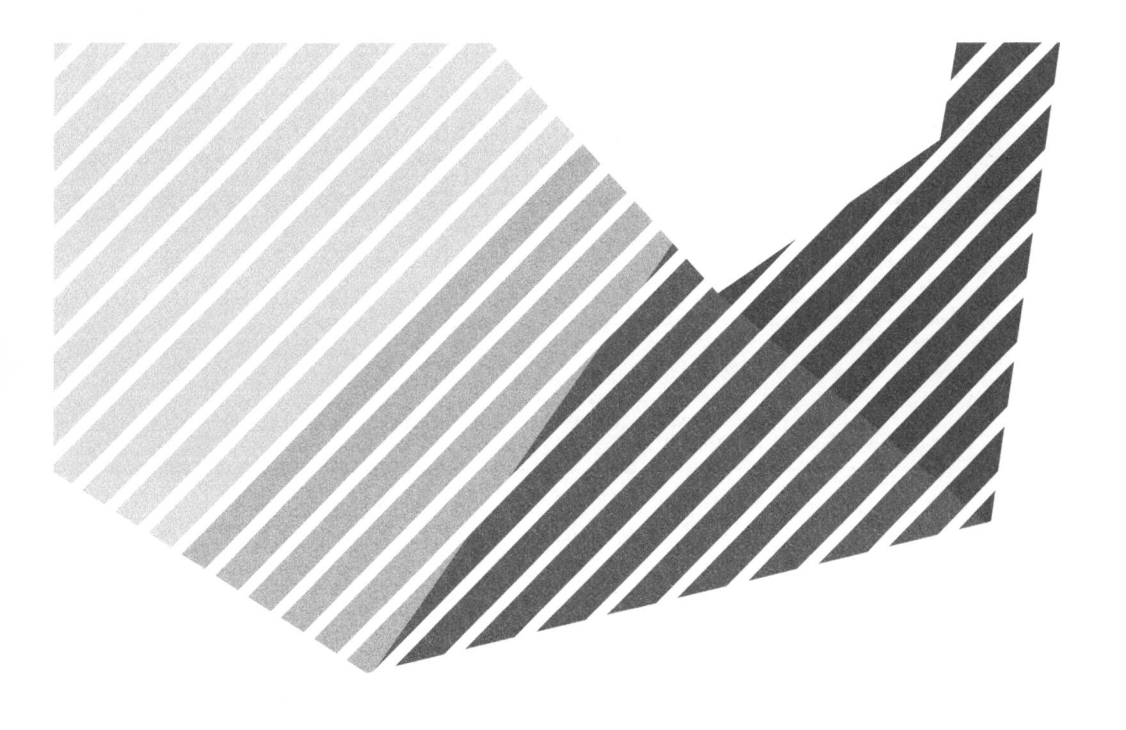

第一节 蛛网膜下腔出血

蛛网膜下腔出血（subarachnoid hemorrhage，SAH）是脑底或脑表面病变血管破裂出血，血液进入蛛网膜下腔所致，常见于颅脑损伤，但通常所指是自发性蛛网膜下腔出血，习惯简称"蛛血"。其发病率受地域或种族影响有一定差异。国内迄今尚未有相关流行病学方面结果。

一、病因

可能由于检查技术的发展与普及，颅内动脉瘤破裂导致的蛛网膜下腔出血所占比例由原来的50%上升至75%~90%，其他可能引起出血原因见表5-1。

表5-1 蛛网膜下腔出血原因

病因	占百分比（%）	CT显示出血部位
脑动脉破裂	85	各脑池，脑内或无出血
非动脉瘤性中脑周围出血	10	基底池、环池、脚间池为主
罕见病因	5	
脑动静脉畸形		基底池、脑表面
动脉夹层分离		基底池
硬脑膜动静脉瘘		基底池
垂体卒中		鞍上池
颈脊髓血管病变		枕大池、基底池
滥用可卡因		基底池、脑表面
Moyamoya病		基底池、脑表面、脑室

二、病理生理

当血液突然进入蛛网膜下腔会刺激蛛网膜及软脑膜、硬膜上痛觉纤维，产生脑膜刺激征象；若出血量大，产生的冲击力可能影响意识，甚至波及呼吸、循环中枢，或造成脑组织挤压导致相应神经功能障碍，或者致颅内高压发生脑疝；颅底或脑室出血早期可导致梗阻性脑积水，后期因脑脊液循环和蛛网膜粘连闭塞形成交通性脑积水；血液或其分解产物可刺激下丘脑引起相关功能紊乱；血液溶解后释放一系列血管活性物质，5-HT、血栓烷 A_2（TAX_2）、组胺等引起脑血管痉挛（cerebrovascular spasm，CVS）。

有研究发现SAH后脑脊液中的红细胞、白细胞溶血时释放出血红蛋白以及氧合血红蛋白是造成血管痉挛的主要因素。氧合血红蛋白诱导产生大量的自由基，引起脂质过氧化和磷酸酶 C、P 和 A_2 的活化，同时由血管收缩因子刺激释放内皮素活化 C 蛋白也致磷脂酶活化，磷脂酶具有分解磷脂作用，促进肌醇三磷酸刺激肌质网细胞内钙离子释放，然后导致细胞外钙离子通过二氢吡啶敏感性较强的，含有较高的电压依从性钙离子通道流入细胞内。自由基导致细胞膜干扰，钙离子泵影响细胞内钙离子移出，引起细胞内钙超载。许多文献均认为血管平滑肌的物理收缩开始于细胞膜的去极化以及细胞内钙浓度的上升。SAH 后血管痉挛的机制目前尚未完全阐明，除钙超载学说外，可能还包括免疫、炎症反应、一氧化氮、内皮素以及神经源性因素等，血管痉挛的发生可能是多因素共同作用的结果。

三、临床表现

（一）头痛

大多数 SAH 匀突然发生剧烈头痛，患者常讲述为"从未经历过的最严重头痛"，同时伴呕吐，之后疼痛逐渐减轻，可以持续 1~2 周。疼痛程度可因出血量多少而异，但个人对头痛反应不一样，有些老年人蛛网膜下腔积血很多，而疼痛并不严重。约 1/3 的动脉瘤性出血患者在之前几天可有轻微头痛，被认为是小量漏血或瘤囊扩大牵拉所致，或可能是出血进入瘤壁中致瘤囊急剧扩张或缺血。

（二）脑膜刺激征

常表现在出血量较多的患者中，出血量少以及年老者不常出现。

（三）视力障碍

急性颅内高压和眼静脉回流受阻致眼玻璃体下出血引起视物模糊、复视。

（四）刺激性症状

少数患者发生癫痫、有精神症状。

（五）意识障碍

部分患者有意识障碍、生命体征紊乱，常见于前交通动脉瘤、后循环动脉瘤破裂出血。

（六）神经缺失症状

大脑中动脉瘤出血若量大可产生偏瘫，语言障碍；颈内动脉后交通动脉瘤可以出现睑下垂、瞳孔散大等动眼神经损害表现。前交通动脉瘤出血除常发生额叶血肿外，血液还可进入脑室系统致梗阻性脑积水或脑室系统灌满血液（脑室铸形），而出现相关症状。

四、诊断

中老年人、突然发生剧烈头痛者，伴恶心、呕吐应首先考虑 SAH。可有意识障碍、脑膜刺激征、脑神经或肢体功能障碍。有些人可能发病前有激动、用力、排便困难等诱因。后交通动脉瘤常伴动眼神经麻痹，前交通动脉瘤则意识、精神障碍多见，中动脉瘤出血则偏瘫较多。无神经功能障碍者，头痛注意与全身或颅内感染、高血压病、偏头痛、鼻窦炎、肿瘤病变、颈脊髓血管畸形，以及酒精中毒区别。

非动脉瘤性中脑周围出血发生出血危险因素与动脉瘤相似，临床表现大致相同，但头痛多是渐进性,时间稍长,不伴意识丧失、癫痫及局灶性神经功能障碍。头部CT检查见表5-2。一般不会再次出血,预后好,出血原因认为是小静脉、毛细血管、基地动脉小分支出血,但是不能完全排除动脉瘤,特别是微小动脉瘤、形似芽孢状的小动脉瘤,DSA检查仍然有被漏诊的可能,对于首次DSA检查无异常征象者,宜在1个月后再行检查,微小动脉瘤做三维DSA检查较易发现。

表5-2 非动脉瘤性中脑周围出血

积血部位	占百分比(%)
脚间池	96
环池	88
单或双视交叉池	46
侧裂基底部	37
四叠体池	19

SAH后根据病情轻重临床上已有多种分级法,但应用较普遍的当是Hunt-Hess法,其他还有Botterell和国际神经外科联盟分类,后者主要依据Glasgow昏迷程度评分划分级别(表5-3),病情分级最好在患者情况稍稳定后确定,临床上如一些前交通动脉瘤出血早期有较严重的意识障碍,但几小时后逐渐清醒;梗阻性脑积水引流后病情也显著改善,诸如此类如按之前病情划分等级则分级都很高。

表5-3 动脉瘤性蛛网膜下腔出血的临床分级

分级	Hunt-Hess	Botterell	国际神经外科联盟
1	无症状或轻度头痛和颈强直	清醒,有或无蛛网膜下腔出血体征	Glasgow昏迷评分15分,无运动功能缺损
2	中到重度头痛,颈强直除脑神经外无其他神经缺损症状	嗜睡,无明显的神经系统缺损症状	Glasgow昏迷评分13~14分,无运动功能缺损
3	嗜睡,谵妄或有轻度神经缺损症状	嗜睡伴神经系统缺损症状,或有脑内血肿	Glasgow昏迷评分13~14分,有运动功能缺损
4	昏迷,中到重度偏瘫,可有早期去脑强直和自主神经紊乱	明显的神经系统缺损症状,大的脑内血肿情况恶化,或患者神经缺损不严重而年龄较大,或有脑血管病病史	Glasgow昏迷评分7~12分,有或无运动功能缺损
5	深昏迷,去脑强直,垂死表现	垂死状态,生命中枢衰竭,去大脑强直	Glasgow昏迷评分3~6分,有或无运动功能缺损

(一)腰椎穿刺检查

自CT广泛应用以后,少有靠腰穿检查明确SAH诊断。对于出血量少或时间相隔较久的患者仍可通过腰穿了解脑脊液来判定是否有SAH。出血3周左右CSF外观显黄变。早期穿刺CSF中红细胞应注意与穿刺损伤出血区别,一般可将CSF分段留管,穿刺出血应该逐渐减少，但该方法不完全可靠，应将 CSF 标本置于 4℃ 条件下立刻离心，及时检查是否有黄变。若发病数小时后 CSF 用分光光度计未查到血红细胞或胆红素，可排除 SAH。

（二）头部 CT 扫描

头部普通扫描除可发现蛛网膜下腔出血外，还可显示脑内血块、脑室积血，较大动脉瘤还可见结节影。但出血量少，或 CT 扫描层面过厚可能显示正常。有报道在 1 553 例确诊为 SAH 患者中在 24 小时内检查有 3% 显示正常，92% 有 SAH，20% 有脑室内积血，19% 有脑内血肿，2% 有硬膜下血肿，8% 有占位效应，16% 有脑积水，5% 可见动脉瘤结节影，在出血后 5 天 27% 患者扫描正常。根据 SAH 血液积聚及脑内血肿情况，50%～70% 的患者可估计动脉瘤部位，如一侧鞍上池及侧裂池深部积血较多以颈内动脉、后交通动脉瘤常见；鞍上池及纵裂池积血多见于前交通动脉瘤；桥小脑角及桥前池积血常因后循环动脉瘤出血。SAH 并发颞叶脑内血肿多是后交通动脉瘤出血；侧裂区及基底核血肿多是大脑中动脉瘤出血；SAH 并发脑室内积血多见前交通动脉瘤出血。若出血主要在四脑室及延髓池，除考虑小脑后下动脉瘤外，还要注意颈脊髓血管畸形。Fisher 等将 SAH 的 CT 扫描结果分为四级（图 5-1），Ⅰ级：蛛网膜下腔少量积血；Ⅱ级：脑基底池出血较多呈片状；Ⅲ级：出血多有血块，并发脑内血肿；Ⅳ级：并发脑室内积血甚至脑室铸形。

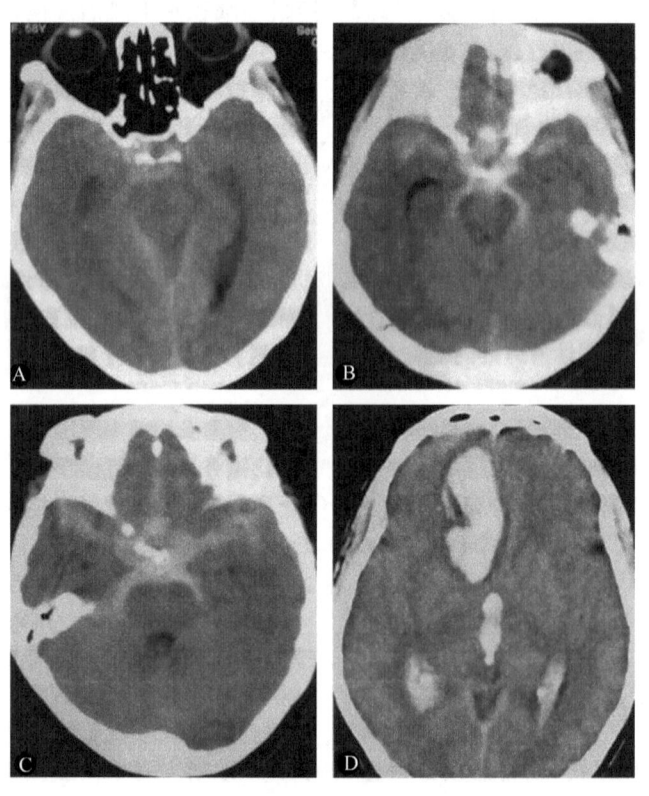

图 5-1　SAH 的 CT 扫描 Fisher 分级

A～D：Ⅰ级～Ⅳ级

头部CT血管成像（CTA）已较广泛用于颅内动脉瘤的筛查，检查采用多排螺旋CT在注射显影剂后快速扫描，经计算机处理重建脑血管图像。该检查技术简单、快捷、安全，经济实用，与一般血管造影比较，它还可以从各个方向和不同角度去观察血管及动脉瘤，比较清楚显示载瘤动脉，动脉瘤颈与相邻或穿支血管的关系。已有许多神经外科中心将该技术用于SAH患者急症检查，如出血与CTA检查结果吻合即给予早期手术或血管内介入治疗，否则应进一步做血管造影检查。

（三）磁共振成像（MRI）

MRI了解出血情况不如CT，对于造影剂过敏不宜造影检查者，可采用MRA技术，但较小动脉瘤可能被遗漏。该技术优势：对大型和巨大型动脉瘤并发有血栓者可显示动脉瘤形态、大小、瘤内血栓情况，以及与周围组织结构关系。

（四）脑血管造影

目前仍然是SAH患者最常用的病因学检查手段，只要患者生命体征较稳定，无严重的颅内高压征象，应尽早行血管造影检查。为避免遗漏多发动脉瘤，应有选择性地对双侧颈内动脉及双侧椎动脉插管造影，临床上遇见不少仅做一侧椎动脉造影而对侧小脑后下动脉瘤被漏诊。对四根血管造影未发现动脉瘤应加做双侧颈外动脉造影了解是否有硬脑膜动静脉瘘，或者再加脊髓血管造影排除脊髓血管畸形。SAH首次血管造影检查阴性者在7天后应再次行脑血管造影。有统计初次检查阴性的1 218例，对其中253例再次行血管造影，有11%发现动脉瘤。一些较微小的动脉瘤更易被漏诊。另外，载瘤血管重度痉挛、瘤内血栓形成也不易发现动脉瘤。3D血管造影技术因可旋转观察可减少动脉瘤漏诊。

脑血管造影发生造影剂过敏者罕见，约1/5万，因过敏致死约1/100万。造影过程中有可能发生动脉瘤再次破裂，有报道称大约3%在造影中可见血管外造影剂渗漏。SAH分级差的人再次出血机会大，有人主张此类患者在出血后6小时内不宜做血管造影。

五、治疗

（一）一般处理

有意识障碍、生命体征不稳定者应入住重症监护室，持续监测生命体征，保持气道通畅，或采用气管插管呼吸机辅助呼吸，加强口咽气道护理，避免低氧血症发生。清醒病员可住条件较好的普通病房，应卧床休息，房间灯光不要太亮刺眼，尽量限制会客，避免情绪波动、用力。一般人卧床大便困难，可常规给予缓泻剂以利排便。意识不清晰或老年男性小便困难应置保留尿管。不能进食者应置胃管鼻饲流质饮食。情绪紧张者予安定类药物稳定情绪及帮助睡眠。一般性头痛可口服止痛药物止痛。

SAH后习惯使用抗纤溶剂止血，迄今为止多数文献认为抗纤溶药物虽能减少再出血，但也增加了脑梗死的危险。一项479例SAH的实验随机分为氨甲环酸组和安慰剂组进行对比观察，3个月后治疗效果并无差异，再出血率治疗组9%，对照组24%；而缺血并发症治疗组为24%，对照组15%。抗纤溶药物还可能增加脑积水和静脉血栓形成的危险，故主张止血药物仅用于发生脑血管痉挛可能性小与短时间内不能做动脉瘤治疗的患者。

脱水剂应用：SAH后清醒者都有头痛，有些人头痛还很剧烈。无颅内压监测时脱水剂应以头颅CT扫描情况决定用或不用及用量。SAH后类似于无菌性脑膜炎，如颅内压不高则以口服镇静、止痛药处理。对有脑水肿者则可静脉输入20%甘露醇125~250mL，每8~12小时1次。对肾功能不良者尽量少或不输入甘露醇脱水，可选用甘油制剂、人体白蛋白和呋塞米脱水降颅内压。

糖皮质激素一般不使用，对改善预后无效还可增加消化道出血，也不利于高血压、糖尿病的控制。

昏迷患者因不能进食及脱水剂应用会导致水、电解质代谢紊乱，应严格计算每日出入量及测定电解质。24小时入量应在2 500mL左右，中心静脉压监测对重症患者了解血容量，掌握用药剂量以及输血、输液均有好处。

SAH以老年人居多，注意预防肺、心、泌尿道、消化道并发症。昏迷及下肢瘫痪患者还应注意压疮、下肢静脉血栓形成等并发症。

（二）出血病因治疗

动脉瘤破裂出血再次出血危险性极高，再出血通常比首次出血量更大，对脑组织破坏及颅内压影响更严重。一项动脉瘤手术时机的协作研究结果显示，出血后头24小时再出血率达4%，二周内达20%。第1次出血死亡率约40%，而再次出血死亡率高达67%。一般认为高血压、高龄、动脉瘤体较大、动脉瘤不规则或有子囊、动脉瘤位于主干血管上、动脉瘤囊长径与瘤颈之比大于1.6以及临床分级较高者更易发生再出血，故在动脉瘤出血早期头3天内，动脉瘤未处理前将高血压控制在接近正常范围以降低再出血风险，通常可应用镇痛、镇静药物，或用降血压药物来控制血压。

对于动脉瘤诊断明确的宜尽早处理，避免再次出血，现今倾向临床分级为Ⅰ、Ⅱ级者早手术或血管内介入治疗；Ⅲ级患者也可早期手术，但如已到血管痉挛期宜暂缓，特别是开颅手术后病情有可能加重；Ⅳ、Ⅴ级患者如分级高是因脑内血肿、脑积水所致，仍应及时手术清除颅内血肿和在脑积水引流同时处理出血动脉瘤，术后病情有可能逐渐好转。因脑缺血、脑水肿致高级别者不宜手术，应待病情好转，级别下降后再行动脉瘤处置。早期手术处理除可规避再次出血外还可及早清除蛛网膜下腔的血块，降低脑血管痉挛以及脑积水的发生，术后患者也可尽早下床活动而减少卧床时间。早期手术的不利之处在于颅内压较高，动脉瘤的显露较困难，手术中动脉瘤容易破裂出血，由于蛛网膜下腔血性脑脊液致术野不清晰，过度牵拉脑组织易致脑损伤等。两项关于动脉瘤手术时机的研究显示，在SAH后1周左右手术效果较更早或更晚手术者明显差，所以有主张要么在SAH后3天内手术，要么延至2周时再手术。

(三) 脑血管痉挛防治

SAH后脑血管造影有50%显示脑血管痉挛，综合文献影像学上20%~100%有血管痉挛征象。在出血后1周内即有脑血管痉挛，第2周达高峰期，可持续至第3、4周。在第1周末至第2周初，2/3患者有血管痉挛。另有人统计2 738例SAH其中1 842例发生血管痉挛，血管痉挛可以分为节段性和弥漫性，痉挛按血管直径收缩程度分为轻度（<25%）、中度（25%~50%）、重度（>50%）。

但影像学脑血管痉挛不一定有临床症状，只有血管收缩狭窄50%以上才会影响脑血流灌注，发生脑梗死者大约1/3。有人统计了32 188例SAH发生脑梗死10 445例，占32.5%。

关于血管痉挛的发生，有研究认为与蛛网膜下腔出血多、临床分级差、年龄小于35岁、吸烟、高血压、Wills环发育不佳等密切相关。其中蛛网膜下腔积血量多少关系更密切，Fisher分级Ⅱ、Ⅲ级患者发生血管痉挛概率远高于Ⅰ、Ⅳ级患者。老年人发生血管痉挛较年轻者低，可能是对"痉挛原"反应不敏感，但老年人或因血管硬化，脑血流代偿储备差发生症状性血管痉挛、脑梗死较年轻人危险性更大。

过去认为SAH后一半人有影像学脑血管痉挛，其中又有一半人因脑梗死致死，但近年来由于对SAH发生血管痉挛的重视，一些预防措施及钙拮抗剂得以应用，致死、致残率已下降至10%~15%，其措施包括：

高血容量、高灌注压、高动力学即"3H"疗法：适度增加SAH患者的血容量，稀释血液，提高脑的灌注压。对症状性血管痉挛患者采用晶体液扩容，以及应用胶体溶液如人体白蛋白稳定血容量，将中心静脉压稳定在8~10mmHg。血液稀释降低血液黏稠度，有利于氧气输送，但血细胞比容不低于30~35，血红蛋白不低于10g/L。若破裂动脉瘤已处理，可以将血压维持在160mmHg左右，可用多巴胺升高血压，如无效可用去甲肾上腺素升压，有人提出只要无心肺疾患的老年人，严重的血管痉挛患者可考虑甚至将血压升至200mmHg。

钙离子拮抗剂：临床已广泛应用的尼莫地平，可以通过拮抗二氢吡啶敏感的钙离子通道防治细胞内钙超载，具有扩张脑血管作用。多项研究证实尼莫地平可以降低出血动脉瘤患者的死亡率及致残率。在58篇2 526例SAH患者中，使用尼莫地平后迟发性脑梗死为16%，静脉用药较口服效果更好，成年人先可按每小时0.5mg静脉滴入，如对血压影响不明显可加大静脉滴入剂量，二周后改口服，持续到三周。如用药后血压下降可加用多巴胺维持血压保护脑的灌注压不受影响。除尼莫地平外尼卡地平也有相似作用。国外正在试用的甲磺酸替拉扎特是一种脂质过氧化物酶抑制剂，也已应用于动脉瘤性SAH。

凝血块清除：早期清除凝血块减少血液即分解产物对血管的刺激已被证实对防治脑血管痉挛有效。能够在早期手术处理动脉瘤同时尽可能冲洗、吸出蛛网膜下腔的血液和凝血块，在冲洗盐水中加入重组纤溶酶原激活物（rt-PA）对加快廓清CSF中血块有效。有研究显示,如在出血后48小时内手术清除积血可提高手术治疗效果。

罂粟碱应用:手术中将罂粟碱棉片贴敷于痉挛血管后几分钟可见收缩发白的血管变红润、增粗,但持续作用时间较短。有人采用鞘内或动脉内注入罂粟碱可缓解血管痉挛,但作用持续时间仍然有限。

血管内球囊扩张术:对症状性血管痉挛患者应用血管内球囊扩张,或在脑血管造影时出现严重痉挛性狭窄行扩张已被证实有效,但扩张仅能到达1级血管,2、3级血管不易进行扩张。另有报告若能早期扩张脑血管痉挛患者中可有1/3到1/2的症状得到改善。

(四) 脑积水

动脉瘤出血后早期因脑室内大量积血导致脑室扩张,或因凝血块致导水管、第四脑室堵塞,或因蛛网膜下腔特别是基底池血块引起脑脊液循环不畅产生脑积水。SAH 2~3周后则可因吞噬细胞以及成纤维细胞增生致蛛网膜下腔粘连,蛛网膜颗粒闭塞形成交通性脑积水。蛛网膜下腔积血较多和脑室积血,以及高龄、临床分级差者易发生脑积水。SAH后早期有脑室扩张占20%,多见于前交通动脉瘤与后循环动脉瘤出血,有报道前者需行分流术约19%,后者更高达53%,中动脉瘤发生脑积水较少。

对有意识障碍、颅内压升高的脑室扩张应急诊行脑室外引流手术,如动脉瘤诊断已明确可以同时手术夹闭动脉瘤。先做脑室穿刺引流待脑压下降后开颅处理动脉瘤已不困难,如前交通动脉瘤在清除直回血肿后可同时吸除进入脑室系统积血,置入引流管于侧脑室后角方向还可吸出后角、下角内血液。如动脉瘤已做介入处理还需行单纯脑室外引流者可注入rt-PA以加快血块溶解;未做动脉瘤处理者脑室外引流不宜过快,过快的颅内压降低可能增加动脉瘤跨壁压力而引发再次出血,主张ICP维持在25mmHg以上以降低这种危险。慢性脑积水根据脑室内CSF情况决定引流方式,如CSF不够分流标准可暂行腰池外引流缓解颅内高压。

(李 猛)

第二节 脑血管畸形

一、脑动静脉畸形

脑动静脉畸形(arteriovenous malformations,AVM)是颅内血管畸形中最常见的一种,属于高发病率的先天性脑血管疾病,发病高峰期一般认为在20~40岁,在颅内各部位均有可能发生,主要存在颅内异常扩张的动静脉直接交通,无中间的毛细血管床,包括供血动脉、畸形血管团和引流静脉3个部分,发病率约为颅内动脉瘤的1/10。

(一) 病因学

据估计,AVM出现在胚胎发育期的第4周和第8周,也有假说认为,AVM在出生后会继续生长。AVM 确切的病因尚不清楚，目前有以下几种说法：①AVM 是在毛细血管丛内的永存的动静脉直接相通。②AVM 是动态变化的，源于无序的血管生长，如"增生性毛细血管病"。③AVM 源于毛细血管和和静脉之间结合部再塑形的功能异常。④AVM 可能代表着瘘性的脑动脉瘤。

（二）流行病学

以人群为基础的统计数据非常有限，AVM 的总发病率 0.005%～5%，有尸检证据表明人群中总检出率约为 4.3%，另有对 3 200 例脑肿瘤患者的尸检检出率约为 1.4%，其中 12.2% 为症状性的。AVM 的性别差距不大，男性略多见（约 55%），好发于 20～40 岁的年轻人，平均发病年龄大概在 31.2 岁。AVM 多为单发，幕上的额叶、颞叶、顶叶、枕叶都是高发部位。AVM 可并发其他脑血管疾病，最常见的是脑动脉瘤，有报道大约 50% 的 AVM 患者同时患有脑动脉瘤，通常这样的患者更容易发生出血、癫痫和神经功能异常。

与 AVM 有关的疾病包括：①遗传性出血性毛细血管扩张症，是一种血管结构的常染色体显性遗传性疾病，常累及脑、鼻、皮肤、肺、胃肠道。②家族性脑动静脉畸形，病例少见，大多数为自发性。③Wyburn-Mason 综合征，比较少见，特点是脑和视网膜存在动静脉畸形。④Sturge-Weber 综合征，是一种神经皮肤病，常累及软脑膜、视网膜和面部等。

（三）病理与病理生理

1. 病理

（1）从解剖上来看：AVM 可在双侧半球分布，更多累及大脑半球或功能区。AVM 的供血动脉主要有终末供血、穿支供血和过路供血 3 种类型。AVM 的畸形血管团可致密存在，也可弥散分布，小则几厘米，大至整个脑半球；相邻的脑组织因既往出血的含铁血黄素沉着所染色，表面的脑膜可增厚并纤维化，也可以表现为胶质增生和钙化。多发的 AVM 占 9%，常伴有相关的血管综合征（遗传性出血性毛细血管扩张症）。

（2）从组织学上来看：AVM 的动脉异常扩张，管壁存在变薄、退变或缺少中膜、弹力板。以往观点认为畸形血管团内部不存在正常脑组织，而目前研究认为 AVM 中可有正常脑组织，但一般不具有功能。畸形血管团内部可散在动脉瘤或硬化的脑组织，血管壁可存在中膜肥大，无法分辨是动脉或是静脉；静脉"动脉化"，管壁增厚，但缺乏弹力板，不是真正的动脉结构。

2. 病理生理　AVM 多数是高排低阻型，供血动脉和引流静脉的压力逐渐增高（尤其是流出道狭窄）与出血直接相关。有的观点认为，AVM 的"盗血"导致周围脑组织局部 CBF 降低，周围脑组织的自动调节引起症状出现，但也有前瞻性研究否认了这种说法。AVM 的发育可使功能区脑组织结构重组，增粗供血动脉、巨大畸形血管团和粗大引流静脉、静脉球等可产生占位效应，导致周围脑组织受压移位。

（四）自然病程

AVM 最常见的临床表现是脑出血，约占出血性卒中的 1%，年出血率为 2%～18.7%，出血风险高低取决于既往有无出血病史，无出血病史的每年出血率为 2%～4%，首次出血后再出血风险显著增加，出血后第一年的再出血率约为 7%，然后逐年下降，大概第 3 年可降至基线水平。

AVM 出血的风险差异很大，关于高风险因素争论较多，尚无明确结论，一般认为高危因素包括以下几点：①出血病史。②畸形团大小，对此尚无统一意见。③深部静脉引流。④单一静脉引流。⑤静脉引流不畅，静脉流出道狭窄或是反流。⑥幕下的病变。⑦脑深部的病变。⑧脑室周围病变。⑨血流相关性动脉瘤。⑩大脑中动脉穿支参与供血。⑪高血压。⑫炎性因子 IL-6 多态性。

AVM 的自然好转的极为少见。AVM 出血的总死亡率为 5%～30%，低于颅内其他疾病导致的出血死亡率，主要是由于 AVM 是先天性疾病，部分病变的相邻脑组织的逐渐适应性调节。

（五）临床表现

AVM 绝大多数表现为脑出血或癫痫后才被发现，一部分患者为隐匿性，伴随终生而无症状。此外，头痛和局灶性神经功能异常也很常见，少部分患者还有耳鸣症状。2 岁以下的儿童常表现为充血性心力衰竭，大头症和癫痫。

1. 出血　最常见症状，约占临床表现的 53%，并且超过一半以上表现为颅内血肿，其次是蛛网膜下腔出血和脑室出血。与畸形相关严重的血管痉挛偶尔被提及，但并不常见。

2. 癫痫　临床表现的 5%～20%，年发生率为 1%～4%，可表现为局灶性的或是全身性的，表现方式，常可提示病变所在部位，病变位于颞叶和顶叶的更易发生癫痫，其中病变位于顶叶的癫痫多表现为局灶性的，而额叶的动静脉畸形更多的是引起广泛性的癫痫。

3. 头痛　约占临床表现的 15%，未破裂的脑动静脉畸形也可以引起头痛。曾有报道 AVM 与偏头痛和其他头痛综合征有关。头痛部位与病灶位置无明确相关。

4. 局灶性神经功能异常　包括视觉、听觉异常，肌张力障碍，锥体束征阳性，进展性理解力、记忆力下降等。这可能与 AVM 引起的盗血现象和脑组织重构、移位相关。

（六）辅助检查

主要是影像学检查，包括 CT、MRI、CTA、MRA 和 DSA。影像学资料必须结合临床表现和神经系统查体结果才能做出 AVM 的诊断。

1. CT　为诊断急性出血的最佳影像学检查。未出血的 AVM 的 CT 平扫常为阴性，粗大的供血动脉、引流静脉或静脉球可表现为高血管信号，巨大的 AVM（广泛的供血动脉、畸形血管团和粗大的引流静脉、静脉球）可造成局部脑组织移位、脑室受压或脑积水。

2. MRI　对微小病变的检出率明显高于 CT，可精确定位病变的解剖位置，可检出相关动脉瘤,对开颅切除手术的指导意义很大。

3. CTA/MRA　敏感性高于 CT 和 MRI,无创、便捷,但对于手术治疗的指导性不如 DSA。

4. DSA　敏感性最高,微创、低风险,是诊断脑动静脉畸形的"金标准",可准确分辨供血动脉(含血流相关性动脉瘤)、畸形血管团和引流静脉(含静脉球),对指导治疗可提供最有价值的信息。

(七)治疗

脑动静脉畸形(AVM)治疗的目的是尽可能完全切除或栓塞畸形血管团,消除或者减少 AVM 破裂出血风险,控制癫痫发作,减少局灶性神经功能损害,改善盗血,恢复脑组织正常血供。目前 AVM 的治疗方法主要包括显微外科手术切除畸形血管团、血管内栓塞畸形血管团及立体定向放射治疗3种治疗方法,每种治疗方法既可以作为单一的治疗方式,也可以与其他治疗方式结合使用。临床工作中,影响手术方式及效果的因素较多,包括 AVM 大小、位置、供血动脉(来源和数量),引流静脉(是否存在深部引流),是否并发动脉瘤及脑出血、患者全身状况等。因此,AVM 的治疗应结合具体情况采取个体化治疗方案,目前临床上结合 Spetzler-Martin(S-M)分级,AVM 推荐治疗原则为(表5-4)。

Spetzler-Martin Ⅰ~Ⅱ级:AVM 首选显微外科手术治疗,次选放射治疗,因为外科手术后产生永久性神经功能障碍的风险较小,但是否考虑外科手术还要考虑到神经外科医生是否具有丰富的经验。

表5-4　AVM 推荐处理原则

S-M 分级	深部穿支	大小	首选处理方法	次选处理方法
Ⅰ~Ⅱ级			外科手术	放疗
Ⅲ级	无		外科手术	放疗
	有	<3cm	放疗	观察
	有	>3cm	观察	放疗后手术或栓塞
Ⅳ~Ⅴ级	无		外科手术和栓塞	观察或放疗
	有		观察	放疗后手术或栓塞

Spetzler-Martin Ⅲ级:AVM 的治疗效果主要取决于是否有深部穿支供血,若无深部穿支供血,处理原则同Ⅰ~Ⅱ级 AVM;若有深部穿支供血,则需要考虑 AVM 的大小,直径小于3cm 的 AVM 首选放射治疗,直径大于3cm 的 AVM 处理原则同Ⅳ~Ⅴ级 AVM。

Spetzler-Martin Ⅳ~Ⅴ级:AVM 治疗上存在巨大挑战,一般采取先栓塞再外科手术,残余病变进行放疗的方案。大于3cm 的 AVM,采取放射治疗的治愈率很低,外科手术效果也不理想,并可能导致一定程度的永久性神经功能缺失及较高的死亡率,因此不进行手术而动态临床观察也是一种选择。

1. 一般治疗　对于年龄较大、仅有癫痫症状且能通过药物有效控制、位于脑重要功能区、脑深部或病变广泛的患者，可以考虑临床随访观察及保守治疗。加强医患沟通，让患者了解 AVM 的自然史并正确认识该疾病，消除患者紧张情绪，指导患者保持良好的生活习惯，避免过度疲劳和心情激动，积极控制血压，必要时给予抗癫痫药物治疗。

2. 血管内栓塞治疗　AVM 的血管内栓塞治疗是通过栓塞材料闭塞畸形血管团达到治疗目的的治疗方法。

（1）血管内栓塞治疗目的

1）治愈性栓塞：完全栓塞畸形血管团，使畸形血管团和早期静脉引流不再显影，从而达到解剖学治愈，且有远期影像学（脑血管造影）随访证据。远期造影随访的意义在于，①可以发现术后即刻造影未能发现的少量残余病灶。②供血动脉侧支吻合形成或血管再通。一旦静脉出口处血栓形成，且再无新引流静脉形成而获得治愈，一般而言，当远期造影证实畸形团无造影剂显影而完全闭塞、无动静脉分流、病灶内无造影剂滞留，则可以认为以后不会发生再通。临床上，体积小、位置表浅、单一动脉来源终末支供血动脉的 AVM 较易达到治愈性栓塞。

2）选择性部分栓塞：治愈性栓塞困难的 AVM，如体积大，多支动脉供血、过路型供血，细小的脑膜侧支供血，治疗上可以闭塞血管构筑上的薄弱环节，主要针对病灶内伴发的假性动脉瘤、供血动脉末端动脉瘤、动静脉瘘致静脉压力增高（静脉瘤形成），从而以恢复脑组织正常血液循环，减少盗血、控制癫痫发作，降低 AVM 发生破裂出血的概率，同时也可以为其他治疗创造有利条件。

3）联合治疗的组成部分：显微外科手术或放射治疗前，通过选择性部分栓塞 AVM 中的深部供血动脉、闭塞高流量动静脉瘘、闭塞伴发动脉瘤，从而缩小病灶体积、降低术中出血风险，提高治疗安全性、降低患者的致残率和死亡率。巨大型、高流量的 AVM 外科手术切除宜在血管内栓塞治疗 1~3 周后进行，放射治疗宜在血管内栓塞治疗 2~3 个月内进行。

（2）血管内栓塞材料：为了达到理想的栓塞效果，人们曾经尝试过多种栓塞材料进行 AVM 的栓塞，栓塞材料包括硅胶球、凝血块、丝线段、聚乙烯醇（PVA）颗粒、酒精、硬膜切片、吸收性明胶海绵等，但均受限于栓塞效果不可靠、材料可控性差、再通率高等原因而仅用于外科手术前栓塞，而不能作为治愈性栓塞的理想材料。20 世纪 70 年代末至 80 年代初先后问世的新型液体栓塞材料。氰基丙烯酸异丁酯（IBCA）和氰基丙烯酸正丁酯（NBCA），由于该材料在与血液接触后就能发生聚合，从而起到永久性栓塞的效果被广泛应用于临床，其中 NBCA 因为其使用的安全性、有效性，是美国食品药品监督管理局（FDA）批准的栓塞材料。与以往的液体栓塞材料相比，Onyx 具有如下特点：①Onyx 黏附性低，能有效控制注胶速度，术中粘管发生率低，治疗结束后撤除微导管更容易且安全。②借助压力梯度效应，后续注入的 Onyx 胶可以推动前面注入的 Onyx 胶继续向前移动和弥散，到达更细小、微导管无法到达的分支血管中,从而使病灶达到尽可能完全栓塞。③Onyx 对病灶渗透能力很强,注入病灶后变成海绵状膨胀物并闭塞畸形团,达到永久性栓塞。④透视下显影良好,但是,过度不透射线也是 Onyx 的不足之处,使得在栓塞过程中,畸形团栓塞程度不能很准确地被估测出来。

(3) 血管内栓塞疗效影响因素

1) 微导管与畸形团的接近程度:如果微导管无法有效接近畸形血管团,栓塞材料则可能进入微导管与病灶间的正常分支血管,从而引起正常脑组织缺血和脑功能受损。影响微导管与病灶接近程度的因素包括供血动脉的来源(软膜动脉、硬膜动脉、穿支动脉和脉络膜动脉)、位置、弯曲程度和管径。其中硬膜动脉血管来源的 AVM 因易于发生血管再通或侧支循环的建立而容易复发,穿支动脉和脉络膜动脉来源的 AVM 栓塞风险显著增加。

2) 病灶大小:Yasargil 将畸形血管团分为,①隐匿型(血管造影和外科手术不能发现病变)。②隐蔽型(血管造影和外科手术不能发现病变,但组织学可见)。③微型(血管造影可见)。④小型(1~2cm)。⑤中型(2~4cm)。⑥大型(4~6cm)。⑦巨大型(大于6cm)。通常情况下,只有供血动脉明确的小型 AVM 较易在不引起手术并发症的条件下达到永久性完全栓塞,而较大畸形血管团因多伴有硬膜动脉和穿支动脉双重供血,完全栓塞难度较大。

3) 血流动力学特征:AVM 内动静脉分流的数量、形态、速度决定了栓塞材料能否在畸形血管团内选择性沉积。因此可以将 AVM 分为丛状、瘘管状和混合型 3 种类型,其中丛状 AVM 动静脉分流数量较多、直径较小、流速较慢;瘘管状 AVM 动静脉分流数量较少、直径较大、流速较快;在较大的 AVM 多为混合型。栓塞材料在丛状 AVM 中使用较为安全,治愈率高。

总之,AVM 很少能够达到治愈性完全栓塞,一般而言,结构相对简单、单支供血的小型 AVM 易于解剖治愈;位置较深、多支供血(尤其是穿支供血、侧支供血)的中-大型 AVM 多采取选择性部分栓塞病变中出血高危因素的方式达到治疗目的;复杂型 AVM 的治疗策略则应充分考虑到治疗的风险效益比。

(4) 在 AVM 血管内栓塞治疗中 Onyx 胶的使用技巧

1) 尽量选择粗大、迂曲小而又允许适当反流的供血动脉为靶血管。

2) 微导管尽量进入或尽可能接近 AVM 畸形血管团内。

3) 选择最佳治疗工作角度,以便很好观察 Onyx 的弥散情况和及时发现反流。

4) 利用 Onyx 胶的压力梯度特性,采用"堵塞/前推"技术,实现 Onyx 在畸形团内的充分灌注。

5) 结合反流长度和反流时间,判断拔除微导管的时机,防止粘连、留置微导管。

6) 巨大型脑 AVM 不应力求一次完全栓塞,因为可能增加灌注压瘤壁破裂致脑出血的风险，多采取分次或者分期栓塞。

7）栓塞较大 AVM 后应控制性降压 24 小时或以上。

（5）血管内栓塞治疗并发症：AVM 血管内栓塞治疗的并发症主要包括，①误栓（栓塞材料误入正常供血动脉）。②黏管和断管（微导管被栓塞材料黏附于血管内、撤管时发生断裂致部分微导管留置体内）。③脑血管痉挛。④正常灌注压突破致术后脑出血。

临床上一般认为，如下 AVM 病变不适合进行血管内栓塞治疗：①动静脉分流量高、流速快的瘘管状 AVM。②仅有细小的深部重要穿支供血的 AVM，如脑干 AVM。③部分脊髓 AVM。

3. 显微外科手术治疗　显微外科手术因其可以切除病灶、并发出血时可以清除血肿，减少血肿对周围脑组织的压迫损伤，是治疗 AVM 的重要方法。

（1）手术适应证

1）既往或近期有颅内出血，Spetzler-Martin Ⅰ～Ⅲ级的 AVM，除非累及下丘脑、基底核区、脑干等区域的病灶，可行手术切除。

2）无颅内出血史，AVM 位于表浅非功能区，直径在 6cm 以下，可行手术切除。

3）药物难治的顽固性癫痫，切除病灶有助于控制癫痫发作。

4）进行性神经功能损害。

5）改善盗血，恢复正常脑组织血流。

6）颅内血肿急性期，脑疝倾向，挽救生命。

（2）手术治疗指征影响因素

1）患者因素：①年龄，年轻患者手术耐受性好、神经修复能力强。②基础身体状况，基础疾病会增加麻醉、手术风险。③症状，有进行性神经功能障碍、癫痫发作难以控制、反复出血的患者比无症状患者更能接受手术治疗。④心理因素。

2）病灶因素：关于 AVM 病灶的诸多分类方法中，Spetzler-Martin 分级标准可以进行初步的手术难度估计和术后神经功能情况评估，因此在临床中被广泛采用。一般认为，小型 AVM 较大型 AVM 具有更高的出血发生率，分析原因是小型 AVM 供血动脉压远高于大型 AVM 供血动脉压所致。根据统计学分析，Spetzler-Martin 分级Ⅰ～Ⅲ级 AVM 的自然出血危险性高于外科手术干预的危险性，手术治疗对该级别 AVM 有明显优势，应积极采取手术治疗。Ⅳ～Ⅴ级 AVM 外科手术危险性高于自然出血危险性，应根据具体情况决定行综合治疗或保守治疗。

3）医生因素：具有丰富 AVM 治疗经验的神经外科专科医生手术治愈率较高、并发症率较低。

（3）手术时机：急诊（破裂出血）AVM 和择期（未破裂出血）AVM 的手术治疗策略应区别对待，遇到危及生命的急诊 AVM 应紧急处理，除非病灶较小可以一并切除外，治疗目标旨在清除血肿、彻底止血、充分减压、最大限度地保护正常脑组织，对于未处理或残留病灶可于患者病情稳定3周至半年后择期处理。

（4）显微外科手术切除AVM的步骤

1）辨别病灶：认真比对脑血管造影影像与镜下观察到的实际情况，动脉化的引流静脉是辨别病灶最重要的线索，对于深部的病灶往往可以循着引流静脉逆向寻找。此外，术中超声和神经导航均可以帮助确定病灶的位置。

2）阻断表浅供血动脉：仔细辨别病变的供血动脉和病变附近的正常血管，原则上，只有进入畸形血管团的血管才是供血动脉，应小心分离、阻断。有时很难区分供血动脉和动脉化的引流静脉，鉴别方法可临时夹闭该血管，畸形血管团以远的血管如果塌陷了则是引流静脉，如果继续搏动则是供血动脉。对于紧邻甚至穿过病灶供应正常脑组织的动脉，小的、供应非功能区的可予以切断，但务必应保留其主干。

3）环形切除畸形血管团：手术的关键在于尽量紧贴畸形血管团边缘实施环形切除，既往发生过出血的病灶周围通常存在胶质带，可沿此胶质带进行分离、切除。

4）切断深部供血动脉：处理深部供血动脉是AVM手术的关键和难点，处理这类血管要求术者有足够的耐心、一根一根地妥善处理，遇到出血点不要简单地压迫了事，一旦动脉血管断裂回缩进脑实质后继发的出血可能导致严重的脑实质、脑室内血肿。

5）切断引流静脉，完整切除病灶：原则上，AVM的引流静脉应该最后被切断，因为过早地切断引流静脉可能导致病灶内血液回流受阻，增加术中出血风险。如果重要的引流静脉出血，可用吸收性明胶海绵或其他止血物堵住出血点轻微压迫止血，切忌轻易切断该引流静脉。分离病灶过程中切忌过分牵拉，避免损伤重要的引流静脉引起出血，尤其是位于窦旁、小脑幕上下的引流静脉。当处理好供血动脉、病灶边缘完全分离后切断引流静脉，完整切除病灶。

6）止血：完整切除病灶后应彻底止血，确认无出血后应将患者血压升高15~20mmHg，镜下观察10~15分钟再次确认有无出血，创面残腔铺上一层可吸收止血纱，术后应适当控制性降压，预防灌注压突破。

（5）并发症

1）术中并发症：①术中血肿，AVM破裂或过早切断引流静脉。②脑实质挫伤，不能紧贴血管团进行游离、切除。③脑组织缺血，正常脑血管被切断。

2）术后并发症：①出血，AVM残余组织出血、不牢靠的止血、灌注压突破。②癫痫发作，术后可预防性使用抗癫痫药6个月。③神经功能缺失，尤其见于重要功能区术中受损。

4. 立体定向放射治疗 利用现代立体定向技术和计算机技术，将单次大剂量高能质子束从多个方向和角度聚集到治疗靶点上，使之产生局灶性坏死而达到治疗疾病的目的。目前，临床中用于治疗AVM的立体定向技术主要有γ刀、X刀和粒子刀等，其中由于γ刀创伤小、无出血、并发症少，应用最为广泛。γ刀治疗AVM的原理是放射线引起的畸形血管内皮增生、血管壁发生结构破坏逐渐被胶原性物质代替，最后血管壁增厚硬变，进行性血管腔狭窄以及随之而出现的血流速度缓慢，最终导致血栓形成和AVM闭塞。

（1）γ刀治疗AVM适应证：①病灶直径<3cm或体积<10mL。②病灶位于脑深部或重要功能区。③显微外科手术切除术后或血管内栓塞治疗术后病灶残余、复发。④全身情况差，不能耐受开颅手术。

（2）γ刀治疗时机：治疗过程中，病变位于重要功能区、位置较深、直径<3cm的AVM最适合行γ刀治疗；病变并发颅内血肿者，若血肿量较小且无脑疝征象，可待血肿吸取、水肿消退后再行γ刀治疗；若血肿量大且有脑疝征象，应立即急诊开颅清除血肿并酌情切除畸形血管团，术后需行造影等影像学检查，了解有无病变残留，残留病变可行γ刀治疗；大型AVM则宜先行血管内栓塞或手术切除治疗，减小病变体积后再行γ刀治疗，或者分期行γ刀治疗。

（3）γ刀治疗效果影响因素：由于γ刀治疗效果具有时间延迟性，其效果除了与放射剂量、病变位置、大小、靶点选择有关外，还与治疗后的观察时间有关。目前认为①决定病变闭塞率的是放射剂量，包括中心剂量和边缘剂量，其中边缘剂量起决定因素。在病变大小相同的情况下，病变的可能闭塞率=（35.69×边缘剂量-39.66)%。②γ刀治疗的疗效不如手术切除那样直接、迅即，其作用是渐进的、持续的，时间越长，疗效越明显，平均治愈时间为术后2~3年。③病变体积越大，完全闭塞率逐渐下降。④靶点选择定位在畸形血管团本身，不包括供血动脉和引流静脉，从而减少了治疗靶点的容积，缩小了范围，有利于提高边缘剂量，促进血管巢的闭塞，同时避免正常供血动脉受损，减少缺血并发症，亦可避免引流静脉意外过早闭塞，降低脑水肿、脑出血风险。

（4）γ刀治疗并发症：①放射性脑水肿引起的头痛、头晕、恶心、呕吐。②放射性神经功能损伤。③新发癫痫。④迟发性脑出血。

5. 综合治疗　目前，对于大型、S-M高分级、位于重要功能区且结构复杂的AVM，很难依靠单一治疗手段达到治愈目的，综合治疗可结合各种治疗方案的优点，避开单一治疗方案的缺点，扩展了可治疗病变的范围，明显提高治愈率，降低致残率和病死率。根据治疗顺序，综合治疗可分为：①手术+放疗。②栓塞+手术。③栓塞+放疗。④放疗+手术。⑤栓塞+手术+放疗等几种类型。临床上，结合具体病变情况，采取个体化治疗方案。

（八）预后与展望

脑动静脉畸形的诊断治疗一直以来都是神经外科医生研究的重点，随着医学影像学技术的发展，各种检查方法的进一步完善，有效地提高了脑AVM诊断的准确性。在治疗方面，内科治疗开始受到越来越多的重视，对于那些手术风险高而且未破裂出血的AVM是否需积极手术治疗仍有待进一步研究。在根治方法上，分级较低的脑AVM仍然以显微外科手术和血管内栓塞治疗为主要手段，而综合治疗结合了各种治疗方案的优点，在大型、复杂的脑AVM上有着明显的优势，是目前发展的趋势。另外，对于脑AVM患者，根据每个患者的具体情况制订出最适合患者的个体化治疗方案，是神经外科应该努力的方向。

二、隐匿性血管畸形

颅内隐匿性血管畸形（angiographically occult vascular malformations，AOVM）是指脑血管造影检查不显影，经组织病理学或手术证实的颅内血管畸形。一般认为，其病理类型包括海绵状血管瘤、毛细血管扩张症、小型脑动静脉畸形、静脉性血管畸形等，是常见的自发性颅内出血的重要原因。

（一）海绵状血管瘤

1. 概述　海绵状血管瘤（cavernous angioma，CA）最早于1854年由luschka描述。Russell和Rubinstain根据病变组织由海绵状血管腔隙组成，将其命名为CA。其实该病并非真正的肿瘤，而是一种缺乏动脉成分的血管畸形。CA曾被认为是一种少见的脑血管畸形，只有在手术或尸检时才能明确诊断。随着医学影像学的发展，特别是MRI上CA特异性的影像学表现，该病的报告日渐增多。临床发病率仅次于AVM，一般人群发病率为0.4%～0.9%。占脑血管畸形的8%～15%，其中脑干CA占9%～35%，脑室内CA占2.5%～10.8%。脑外型CA占0.4%～2%。CA好发于30～50岁，男女发病率无明显差异，妊娠期及儿童期出血率较高，经自然病史研究发现，症状型患者年出血率为1.6%～6.5%。脑内型CA常见于大脑半球皮层、皮层下、脑干以及侧脑室等部位。脑外型常见于颅中窝、鞍旁等部位。单发病灶患者多于多发病灶患者，多发病灶患者约占25%。

CA病因不清楚，可能与遗传、性激素、血管内皮生长因子和细胞凋亡等有关。目前存在两种学说：①先天性学说，CA是一种常染色体不完全显性遗传疾病，迄今已发现55%的CA有明显家族遗传史，散发病例也可能存在同样的遗传机制。目前认为，与CA发病有关的基因主要有CA1、CA2和CA3，可能的突变基因定位于7q11.2-q21者称CA1，定位于7p13-15区者称CA2，而定位于3q25.2-27区者称CA3。40%的家系致病基因位于CA1，20%位于CA2，40%位于CA3。CA1～CA3均有家族遗传倾向。研究显示家族性和（或）多发CA多见于西班牙裔。②后天性学说，认为常规放疗、病毒感染、外伤、手术、出血后血管性反应均可诱发。Zabramski等追踪6个家族21人，随访2.2年发现17个新生CA病灶，每个患者每年出现0.4个新生病灶。

CA病理表现包括：病变为暗红色圆形或分叶状血管团，没有包膜但边界清楚，呈桑葚状，其内为蜂窝状的薄壁血管腔隙，切面如海绵状。缺乏明显的供血动脉和引流静脉，可见大量的小血管进入病变内，内部或周围常有小的出血灶，周围脑组织常有黄染的胶质增生。镜检见丛状、薄壁的血管窦样结构，其间有神经纤维分隔，窦间没有正常的脑组织，窦壁缺乏弹力层和肌肉组织，没有明显的供血动脉和引流静脉。另外大多数 CA 都有复合型的病理改变，如纤维瘢痕形成，新近或陈旧性出血，相邻脑组织可见胶质增生，窦腔内血栓形成、机化及钙化、窦壁玻璃样变性以及囊变等。目前认为出血、血栓形成伴有机化和再通是 CA 增大的原因。

2. 临床表现　CA 可以无症状，大多表现为癫痫发作、出血和局灶性神经功能缺失。

（1）无症状：患者无任何临床症状或仅有轻微头痛，占总数的 11%~44%，部分患者也可以发展为有症状者，Robinson 等报告 40%CA 患者在 6 个月~2 年内发展为有症状患者。

（2）癫痫：大多数脑内 CA 位于幕上脑实质内，癫痫发作是其最常见症状表现为各种形式的癫痫，病灶位于颞叶、伴钙化或严重血黄素沉积者发生率较高。CA 对邻近脑组织压迫造成缺血，继发于血液漏出等营养障碍，病灶周边脑组织含铁血黄素沉着以及胶质增生或钙化成为致痫灶。

（3）出血：CA 患者每人年出血率为 0.25%~3.1%。几乎所有的患者均有亚临床微出血，但有临床症状的出血者较少，为 8%~37%。首次明显出血后再出血率增高。大脑半球深部 CA 更易出血，与 AVM 出血不同，CA 的出血一般发生在病灶周围脑组织内，较少进入蛛网膜下腔或脑室，出血后预后较 AVM 好。女性患者，尤其是妊娠妇女、儿童及既往出血者出血率较高，反复出血可引起病灶增大并加重局部神经功能缺失。

（4）急性及进行性局部神经功能缺失：常继发于病灶出血，症状取决于病灶部位与体积，占 15.4%~46.6%。

3. 辅助检查

（1）CT 检查：脑内型 CA 表现为界限清楚的圆形或卵圆形的等或稍高密度影，常并发斑点状钙化。病灶周围无水肿及占位效应，急性出血可表现为较均匀的高密度，增强后，病灶无或轻度强化。

（2）MRI 检查：MRI 上典型表现为"爆米花"样高低混杂信号，病灶周见低信号环环绕。瘤巢内反复慢性出血和新鲜血栓内含有稀释、游离的正铁血红蛋白，使其在所有的序列中均呈高信号。陈旧性血栓与反应性胶质增生呈长 T_1、长 T_2 信号。病灶内胶质间隔和沉积的含铁血黄素表现为网格状的长 T_1、短 T_2 信号。病灶内钙化在 T_1WI 和 T_2WI 上均为低信号。病灶周边可见含铁血黄素沉积呈环状低信号，T_2WI 最明显。增强扫描可见瘤体轻度强化或不强化。磁共振磁敏感加权成像（susceptibility weighted imaging, SWI）与常规 MRI 相比，对 CA 内出血的检测更为敏感，尤其是早期和微量出血。

（3）PET 检查：CA 表现为正常或低放射性核素摄入，有别于高摄入的肿瘤。

4. 诊断与鉴别诊断　对于初次癫痫发作、颅内自发出血，或有局灶性神经功能障碍的患者应该考虑脑 CA。脑内型主要与高血压脑出血、脑内肿瘤出血相鉴别，脑外型须与脑膜瘤、神经鞘瘤、垂体瘤等相鉴别。

5. 治疗

（1）保守治疗：无症状的或仅有轻微头痛的 CA，可保守治疗，定期随访。建议早期 6 个月复查 1 次，病变稳定则以后每年复查 1 次。

（2）手术治疗

1）适应证：有癫痫表现的患者应该积极考虑手术。反复出血、位置表浅、进行性神经功能障碍的脑干 CA 也可以手术治疗。儿童患者致癫痫的发生率显著高于成人，早期手术可以防止癫痫对儿童智力的长期损害以及消除癫痫对认知与精神行为的影响。

2）手术方法：对 CA 伴癫痫者，手术时应同时切除病灶和周边不正常的脑组织。术前对致痫灶评估和术中皮质脑电图监测有利于致痫灶的定位和切除。术中不仅要切除病灶，同时应该将病灶周围的致痫组织全部切除。进行脑干 CA 手术时，入路应以最近为原则，同时要利于暴露和操作，术中应仔细辨认解剖标志、血管走行路径、脑干形态和颜色，并结合影像学资料对病灶区进行定位。脑外型 CA 多位于颅中窝海绵窦区，手术相当困难，术中见肿瘤呈紫红色，边界清晰，被膜光滑与颅中窝底硬膜相延续，瘤内实质成分少，出血凶猛，常因术中大出血被迫终止手术，手术并发症和病死率较高。

（3）放射治疗：立体定向放射治疗对 CA 的疗效不肯定，不能有效阻止海绵状血管瘤增长和再出血。伽马刀治疗效果欠佳，仅对位于重要功能区或手术残留的病灶才辅助放疗。脑海绵状血管瘤无明显血供，不适合血管内介入治疗。

CA 属良性病变，经正确的诊断及治疗，预后良好。

（二）毛细血管扩张症

1. 概述　颅内毛细血管扩张症（intracerebral capillary telangiectasia，ICT）是一种罕见的小型脑血管畸形，又名脑毛细血管瘤（capillary angioma），与脑动静脉畸形（AVM）、脑静脉性血管畸形和脑海绵状血管瘤一起构成脑血管畸形的 4 种基本类型。ICT 常发生在颅后窝，大脑半球亦可见到。患者极少发生破裂出血，一般无症状且影像学表现不明显，诊断较困难。该病病因不明，可能是毛细血管发育异常所致。ICT 发病率不详，通常在尸检中意外发现，尸检中的检出率被引用得最多的是 0.04%~0.1% 和 0.1%~0.15% 两种。无性别差异，尸检中患者年龄多为 40~80 岁。ICT 通常为单发占 78%，多发者占 22%，多见于遗传性出血性毛细血管扩张症。病灶通常直径小于 3cm，表现为正常脑实质中小型、红色、斑块状、边界不清的病灶，有时呈瘢痕状，没有粗大或异常的供血动脉。镜下由许多细小扩张的薄壁毛细血管构成，只有一层内膜细胞，没有弹力纤维，缺乏肌层及纤维组织，管腔内充满了红细胞，到处可见到小静脉杂于其间，间质内常杂有神经组织，内含变性的神经元、神经胶质及髓鞘纤维，这是 ICT 与海绵状血管瘤的根本区别，其周围少有胶质细胞增生及含铁血黄素沉积现象。

2. 临床表现及检查　通常无症状，可因并发其他脑血管病而被意外发现。有症状者的

ICT 极罕见，若不行病理检查无法确诊。虽然症状性 ICT 多数表现为出血，但在各种类型的脑血管畸形中，ICT 是出血率及侵袭性最小的一种。

（1）CT：平扫一般没有异常发现，有时可见颅内出血，增强后可呈不同程度的强化。

（2）MRI：MRI SE 序列上，ICT 于 T_1WI、T_2WI 常表现为等或稍低信号，T_2WI 可以表现为稍高信号，无占位效应及出血，增强后 T_1WI 表现为轻度强化。磁共振磁敏感加权成像（susceptibility weighted imaging，SWI）利用组织间磁敏感性的差异产生图像对比，ICT 在 SWI 上磁敏感性增强，有特征性表现，SWI 对其检出优于常规 MRI。

（3）DSA：大多数无阳性发现，也可有以下表现。①出现丛状小血管。②出现消失延迟的毛细血管。③出现伸展扭曲的小动脉。④出现早期充盈的扩张静脉或水母头状的髓质静脉等。

ICT 与 AVM 和静脉性血管畸形的鉴别较为简单。AVM 在 DSA 上可见供血动脉、引流静脉和畸形血管团，CT 和 MRI 上亦可见畸形血管。静脉性血管畸形在 DSA 静脉期呈现"水母头"征，而动脉期和毛细血管期正常，典型者在 MRI 和 MRA 上即可确诊。ICT 与海绵状血管瘤在 DSA 上均无异常，但后者在 MRI 上有特异性改变。

3. 治疗　ICT 大多数无症状，不需要治疗。有症状者可给予对症治疗，若出现破裂出血则根据血肿的大小及部位采用保守或手术治疗。此病预后良好，个别脑干 ICT 出血者预后较差。

（三）脑三叉神经血管瘤病

1. 概述　脑三叉神经血管瘤病（encephalotrigeminal angiomatosis）又称 Sturge-Weber 综合征（SWS）或脑面血管瘤病，是一种罕见的以颜面部和颅内血管瘤病为主要特征的神经皮肤综合征。属脑血管畸形的一种特殊类型，亦是错构瘤病的一种。

确切病因不清，一般认为系胚胎的 4~8 周时原始血管发育异常所致。SWS 多系散发，近年来仅在少数病例中发现有 3 倍体染色体，故 SWS 同其他错构瘤病不同，系先天性疾病而非遗传性疾病。

SWS 无明显的性别差异，白种人发病率高于黑种人，黄种人发病率目前尚不清楚。

病理改变为一侧面部、软脑膜和脉络丛的血管瘤。面部血管瘤为毛细血管扩张或毛细血管瘤，类似于胚胎期毛细血管，缺乏弹力层与平滑肌，常位于一侧三叉神经的分布区。患侧半球可见萎缩、变硬，软脑膜局限性增厚，血管异常增生、充血。常见于顶叶与枕叶。镜下见软脑膜毛细血管-静脉性畸形，由薄壁小静脉及毛细血管组成，部分血管透明变性、闭塞，周围神经纤维及神经元减少与变性，胶质增生钙化。钙化呈松散状或团块状，部分可见于皮质血管内或血管周围间隙。进行性钙化、继发性脑实质变性和胶质增生可能是导致智能进行性衰退的原因。SWS 常累及同侧眼球脉络膜与视网膜，呈蜂窝状，致先天性青光眼。

2. 临床表现　患者多于 10 岁前发病，表现为癫痫、智力障碍及偏瘫，占 89%。主要临床特征为一侧颜面的焰色痣（naevus flammeus，NF）、肢体抽搐、对侧偏盲、偏瘫、智能减退，同侧青光眼。面部血管瘤多呈葡萄酒色或灰红色，边缘清楚，扁平或轻度隆起，手指压可褪色，常位于一侧三叉神经的分布区。肢体抽搐多为对侧肢体局限性运动性发作，其次为全身大发作，与脑部病变的部位有关。偏瘫多晚于癫痫，癫痫出现越早，偏瘫发生率越高。癫痫与面部NF的相关性较低，与智能和肢体功能障碍有关。约半数患者有不同程度的智力障碍，可能与软脑膜血管瘤附近皮质慢性缺氧、频繁癫痫和反复静脉阻塞有关。当病灶累及枕叶和视放射时，常发生对侧偏盲。先天性青光眼常在同侧，发生机制可能为小梁发育异常和巩膜静脉高压，与面部NF相关，上睑部NF患者多发生严重的青光眼。眼底检查可见脉络膜血管瘤，视网膜变性、视网膜剥离和萎缩，可致患者视野缺损或视力下降。

3. 辅助检查

（1）头颅平片：脑组织钙化，呈散在状、线状或脑回状，多见于枕叶，患者年龄越大，钙化越明显。其他部分患者可见局部颅骨增厚。

（2）头颅CT及MRI：局部脑萎缩引起脑沟脑回增宽，蛛网膜下腔扩大。皮质下可见迂曲的脑回状钙化。多见于顶枕叶。患侧颅骨代偿性增厚。增强后可见局部脑萎缩的皮质脑回样强化，是最特征的表现。MRA示皮质静脉数量减少，深静脉增多增粗。

（3）脑血管造影：顶枕叶毛细血管在毛细血管期和静脉期呈弥漫性均匀性密度增高，皮质静脉减少，深部髓静脉扩张增多，皮质血流主要由扩张的深髓静脉经室管膜静脉系进入深静脉系。

（4）脑电图：患侧半球皮质电活动减少，出现痫样放电与局限性慢波。

（5）SPECT：患侧半球局限性灌注下降。

（6）PET：患侧半球脑代谢率下降，氧利用率增高。

4. 诊断　典型患者根据临床表现即可诊断；非典型者（如缺乏面部NF）以及早期患者需辅以影像学检查。头颅CT和MRI是诊断该病的有效临床手段，有文献报道SWS典型的影像表现包括：①颅内影像特点的脑回样钙化，假性加速化的髓鞘化，脉络丛增大，以及其他静脉异常改变，缺血及脑萎缩。②颅板增厚。③眼球改变为眼球增大或缩小，为眼积水（buphthalmos）及牛眼（ox eyes），脉络膜血管瘤（choroidal angioma），巩膜毛细血管扩张（episcleral telangiectasia）等所致。

5. 治疗　目前该病尚无根治性方法，主要采取对症治疗，防止病变发展及产生继发性损害。控制癫痫以药物为主，难治性癫痫用手术方法将钙化、强化区域脑叶切除，术后癫痫发作次数可能减少。关于手术时机尚有争议，有人主张早期手术以防止正常脑组织发生不可逆损害，并能改善学习状况，防止智力进一步衰退，而晚期手术仅能防止癫痫发作，对已形成的智力障碍无效。静脉血栓形成可能是SWS进行性神经损害的主要原因之一，目前主张口服阿司匹林（60~325mg/d）以预防静脉血栓的形成，有研究显示小剂量阿司匹林能减少

SWS 患者卒中样发作的频率。面颈部浅表血管畸形或血管瘤多采用激光治疗。对伴青光眼者，予药物降眼压或行抗青光眼手术，多数眼压可被控制，也有报道非穿透性深层巩膜切除术对控制 SWS 相关的青光眼短期效果较好。

三、静脉性血管畸形

（一）概述

脑静脉性血管畸形，又名发育性静脉异常（developmental venous anomaly，DVA），或静脉血管瘤（cerebral venous angioma），是由放射状排列异常的髓静脉汇入中央扩张的静脉干构成，周围是正常的神经组织。随着 MRI 的应用和影像技术的发展，现已是常见的脑血管畸形之一。尸检报告该病的发生率占脑血管畸形的 2.5%～2.6%，国内报道 DVA 占各类脑血管畸形的 1.7%～3.3%。常常单发，可在任何年龄段发病，多发年龄段 30～40 岁，男性稍多于女性，约 65% 发生于幕上，最常见于额叶（40%），特别是在靠近侧脑室额角处。约 35% 发生于幕下，常位于靠近四脑室小脑半球内。

DVA 病因尚不清楚，多认为在脑的胚胎发育过程中，当动脉系统发育即将完成时，由于宫内意外因素，造成正常静脉通路阻塞，致胚胎髓静脉代偿扩张，扩张的深髓静脉被大的穿支静脉引流至邻近表浅静脉窦和（或）室管膜下静脉而形成。另外，后天因素如肿瘤压迫、血栓形成、动静脉分流引起的静脉压升高，造成静脉回流受阻，导致髓质静脉代偿性扩张，甚至形成畸形血管团。有些病例研究显示，其发生与人类第 9 对染色体短臂的基因突变相关，遵循常染色体显性遗传规律。

DVA 病理所见：异常静脉管壁由覆盖扁平上皮的纤维结缔组织构成，无内弹力板，肌纤维及弹力纤维丧失，管壁可增厚、透明变性。镜下见畸形静脉成分，其间有正常脑组织相隔。组织学上，DVA 的组成是单个或多个扩张的髓质静脉，汇集到一支中心静脉，穿越大脑半球或小脑半球引流入浅静脉或深静脉后进入相邻的静脉窦，无明显供血动脉及直接的动-静脉引流短路。

（二）临床表现

大多数 DVA 患者临床上很少出现症状，经常为偶然发现的颅内病灶。DVA 的症状与其部位有关，癫痫发作是最常见的临床症状，其次为局部神经功能障碍。幕上病变患者多存在慢性头痛、癫痫及局部神经功能受损等表现；幕下病变表现为步态不稳或颅后窝占位症状，小脑病灶更易出血。

（三）辅助检查

1. CT　平扫可以显示正常，约半数发现异常，常见圆形高密度影，系扩张的静脉网，亦可见高密度的含铁血黄素沉着或钙化，增强扫描可见圆形、线形增强血管影。CTV 特征性表现在静脉中晚期出现伞状或树枝样深部髓静脉汇集到单根粗大的引流静脉，然后汇入表浅皮层静脉或硬膜窦。

2. MR　MRI表现为引流静脉在T_1WI呈低信号，T_2WI亦呈低信号，部分引流静脉在T_2WI呈高信号或显示不清，与血管管腔较细、流速较慢或空间伪影有关。髓静脉网在T_1WI呈等或低信号，T_2WI呈等或高信号，与血流较慢有关，且发现率明显较引流静脉低。SWI对DVA非常敏感，对其血管细节显示较好，在无需使用造影剂的情况下，借助SWI的静脉血管的磁敏感效应，能直观地观察到引流静脉的形态特征、引流去向，清晰显示DVA的"水母头"样改变及更多更细小的髓静脉血管。

3. DSA　是诊断DVA的最佳影像学方法，典型表现是在静脉期出现许多细小扩张的髓静脉呈放射状汇入一条或多条粗大的导静脉，表现为"水母头"征或"海蛇头状""车辐状"改变。

与DVA并存的血管性病变并不少见，常见的是海绵状血管畸形、毛细血管扩张症等。DVA患者中13%～40%的并发海绵状血管畸形。这些患者的脑出血发生率明显高于单纯海绵状血管畸形患者。有学者认为，DVA、海绵状血管畸形、毛细血管扩张症本质上属于同类疾病。

（四）治疗

早期认为DVA有较高的出血率，需手术治疗。有研究认为与其他脑血管畸形相比，DVA属良性病变，主张保守治疗。许多作者发现，DVA的引流静脉同时是正常脑组织的引流静脉，切除后会致静脉引流突然中断，出现脑充血和脑水肿，尤其在颅后窝中线部的风险更大。目前多数学者反对手术治疗，尤其是对无症状、无出血、症状轻或功能区的DVA更是如此。对有癫痫或头痛者给予抗癫痫药或止痛药，对反复出血或形成较大血肿者可考虑手术。

四、硬脑膜动静脉瘘

（一）概述

硬脑膜动静脉瘘（dural arteriovenous fistula，DAVF）是指动静脉交通在硬脑膜及其附属物大脑镰和小脑幕的一类血管性疾病，也称为硬脑膜动静脉畸形（DAVM）。

发病机制尚不清楚，先天性学说认为：硬脑膜存在极其丰富的血管网，存在50～90μm直径的正常"动静脉交通"的特殊结构，以静脉窦附近为最多，在胚胎发育过程中，如血管发育不良，极易导致DAVF发生。获得性学说则认为：生理情况下，硬膜上存在动静脉的细小分流或潜在连接，当颅脑外伤、头部手术、炎症及体内雌激素水平的改变等引起静脉窦闭塞时，静脉压逐渐升高，并逆向传递，使硬膜上原来存在的动静脉间细小分支扩张，进一步失去自动调节功能，直至形成DAVF。

DAVF占颅内血管畸形的10%～15%。总体出血率12.7%～42.0%，年发生率为1.8%，出血病例死亡率为20%~35%。好发年龄为40~60岁。

DAVF多以瘘口部位和引流静脉分类，根据瘘口所在位置分为横窦、乙状窦、海绵窦等多种类型，也可按照病变所属区域进行划分，如硬膜窦区、海绵窦区、天幕区、颅底区等。该分类由于对临床诊治的指导作用较为局限，目前已逐渐被引流静脉分型所替代。

根据引流静脉进行分类，以Djindjian分型与Cognard分型最佳。Djindjian分型：Ⅰ型，血液引流到通畅的静脉窦，症状以颅内杂音为主，很少引起颅内高压及神经系统症状；Ⅱ型，血液引流到静脉窦并反流到皮层静脉，以慢性颅内压增高为主；Ⅲ型，血液直接引流到皮层静脉，使其扩张，甚至呈动脉瘤样变，以SAH为主要症状；Ⅳ型，血液引流入静脉湖，占位效应显著，颅内压明显增高，出血率高，常有神经功能障碍。Cognard分型是对Djindjian分型的改良，其Ⅰ、Ⅱ型症状较轻或无明显症状；Ⅲ型由于有皮层静脉引流，出血率达40%；Ⅳ型有皮层引流伴静脉瘤样扩张，出血率更高达65%；Ⅴ型，血液引流入脊髓的髓周静脉，50%出现进行性脊髓病变。

（二）临床表现

DAVF各病例之间临床差异很大，患者可能无症状或有较轻的临床症状，也可能有急进性神经系统症状。研究表明DAVF的静脉引流方式决定临床风险和自然史。根据静脉引流方式的不同可分为4类：①自皮层向静脉窦引流，称为顺流，症状主要由动静脉短路引起，可表现为搏动性耳鸣及颅内血管杂音，海绵窦区DAVF可表现为突眼，球结膜充血水肿。②静脉高压，血流自静脉窦逆流至皮层，称为逆流，症状由扩张、迂曲、薄壁的静脉引起，可发生颅内出血、头痛、神经功能障碍。③直接引流到蛛网膜下腔或皮层静脉，使这些静脉呈瘤样扩张，是蛛网膜下腔出血的主要原因。④硬脑膜动静脉瘘伴有硬脑膜或硬脑膜下静脉湖，血流直接引流到静脉湖中，该型病情严重，常出现占位效应。

从发生率来看主要症状为搏动性颅内血管杂音，占67%，杂音可在病变局部或遍及整个头部，瘘口部位杂音最响，并向周围传导，音调高低取决于动静脉短路情况。半数患者可出现头部钝痛或偏头痛，也可呈搏动性剧痛，活动、体位变化或血压高时症状加重。其原因为：静脉高压导致的颅内压增高；扩张脑膜动静脉对脑膜的刺激；小量颅内出血等。轻偏瘫和呕吐发生率也达50%，原因为颅内压增高和巨大静脉湖占位效应。颅内出血占20%，多因粗大迂曲的引流静脉破裂所致，与瘘本身无关。出血后，表现为相应的占位效应，重者出现昏迷，甚至死亡。癫痫发作与耳鸣各占15%，多因正常脑静脉回流受阻，局部充血、水肿所致。其他还包括视力减退、眼部症状、步态障碍、眩晕、脑积水及心功能不全等，发生率多在10%以下。

（三）辅助检查

1. CT　主要表现有骨质异常，硬膜窦异常扩大及脑血管的异常，如颅骨内板血管压迹明显，大静脉窦的异常扩张。病情发展严重时甚至可见广泛的脑皮层静脉迂曲扩张，呈蚯蚓状。

2. 磁共振成像（MRI） 可以提供患者蛛网膜下腔及脑实质的情况，能较清楚地显示瘘口、增粗的供血动脉，迂曲扩张的引流静脉及静脉窦的情况，MRI显示瘘口紧邻硬膜窦，并有"流空"现象，可提示本病。

3. DSA 选择性脑血管造影是目前确诊和研究本病的可靠手段，了解供血动脉，瘘的位置和引流静脉和静脉窦。其方法为：①选择性颈内动脉和椎动脉造影，排除脑动静脉畸形，并了解这些动脉的脑膜支参与供血的情况。②颈外动脉超选择造影，显示脑膜的供血动脉及动静脉瘘的情况，寻找最佳的治疗方法和途径。③了解引流静脉及方向、瘘口位置和脑血流紊乱情况，有助于解释临床症状和判断预后。

（四）治疗

近年，对DAVF的治疗方法主要包括介入神经放射治疗、外科手术和立体定向放射治疗等。治疗原则是闭塞硬脑膜静脉窦壁上的瘘口。各治疗中心所采取的治疗策略和具体方法各有不同，但疗效已明显提高，文献报道的治愈率为66%~89%。

血管内栓塞治疗逐渐成为治疗DAVF的发展趋势。主要包括经动脉栓塞、经静脉栓塞和联合栓塞。早期选用的栓塞材料主要是颗粒和弹簧圈，但弹簧圈和颗粒栓塞常只能闭塞供血动脉主干，不能闭塞瘘口，由于硬脑膜动脉吻合丰富，所以常只能缓解症状而不能治愈且易复发，目前已基本放弃这两种栓塞材料。NBCA黏管严重、弥散性差，临床应用栓塞DAVF治愈率低。Onyx具有不易黏管、弥散性好、注射易控制等优点，使用可较为容易通过动脉将引流静脉栓塞，从而达到治愈的目的。经静脉途径栓塞是治疗DAVF的主要方法，最安全、有效。术中采取的静脉途径包括固有的静脉窦、皮质引流静脉、未显影的静脉窦及通过手术暴露静脉或静脉窦直接穿刺。栓塞材料主要是可控或游离的纤毛弹簧圈或普通弹簧圈，也可使用液体栓塞剂。

手术治疗应将病变全部切除，关键是闭塞硬脑膜与软脑膜之间的异常沟通。由于瘘口所在位置特别是脑深部结构如小脑幕缘、环窦等处的瘘口完全切除是不可能的，并具有较高的手术危险。外科治疗主要采取窦孤立、窦切除等方法，适用于上矢状窦和侧窦区。对小脑幕区、枕骨大孔区和大脑凸面的，由于常经皮质静脉引流，可通过外科手术切断引流静脉而治愈。

立体定向放射治疗DAVF的文献较少，报道的治疗效果较理想，但尚不能作为主要的治疗方法。

（李 猛）

第三节 缺血性脑血管疾病

缺血性脑血管疾病（cerebral ischemic disease）是由于各种原因导致颅内外血管狭窄、闭塞造成急性或者慢性，一过性或者进展性脑组织缺血、缺氧损害的一系列疾病总称。引起血管狭窄和闭塞的原因有脑血管硬化、先天畸形、外伤、炎症、肿瘤、动脉瘤、手术损伤等。脑血管疾病急性发作称为卒中（stroke），该病呈"三高"（发病率高、致残率高和死亡率高）的特点，严重危害其患者的健康，并影响其生活质量，甚至危及患者的生命。同时该病也给患者及其家庭和社会带来沉重的医疗、经济和社会负担。

一、脑缺血的病理生理

（一）脑的供血和循环

正常脑的重量为1 300~1 500g，占全身体重的2%，脑是一个特殊的需氧器官，耗氧量很大，心脏每分钟搏出5 000mL血液，其中750~1 000mL（占15%~20%）供应脑。单侧颈内动脉血流量约350mL/min，双侧颈内动脉血流量占全脑血流量的85%；单侧椎动脉血流量100mL/min，双侧椎动脉供血占全脑血量的15%。

脑组织血流以每分钟每100克脑组织所流过的血液量来计算，正常情况下CBF为50mL/（100g·min）±10mL/（100g·min）。CBF降到18~20mL/（100g·min），脑皮层诱发电位减低，脑电波逐步消失；当CBF降至15mL/（100g·min），脑皮层诱发电位和脑电波完全消失，即使脑细胞存活，但功能消失，神经轴突间的传导中断，如此时脑血流增加或者恢复，脑功能可以完全恢复。当CBF降至8~10mL/（100g·min）时，神经细胞膜的离子泵功能衰竭，细胞内水肿内部结构破坏，血流进一步减少出现细胞而死亡，脑梗死形成。单侧大脑中动脉每分钟有75~125mL的血通过，一侧颞浅动脉及枕动脉每分钟也有150mL的血通过。脑血循环停止3秒，代谢即起变化；停止60秒，神经元活动停止；停止4~8分钟，即出现不可逆转的脑梗死。

正常脑血管靠扩张和收缩来调节脑血流量，而血管的扩张和收缩有赖于体循环血压、动脉血二氧化碳分压（$PaCO_2$）和氧分压（PaO_2）。正常动脉血$PaCO_2$为40mmHg（1mmHg=133.332Pa），PaO_2为100mmHg。当$PaCO_2$发生变化时，由于酸性CO_2分子透过内皮的数量不同，可导致细胞外的pH值改变，因而引起脑血流量的改变。$PaCO_2$增高时，脑血管扩张，CBF增加；$PaCO_2$降低时，脑血管收缩，CBF减少。$PaCO_2$每变化1mmHg，CBF即变化5%。一般氧分压对CBF影响不大。

脑血管对血压的变化在60~180mmHg范围内有自动调节功能：当血压升高时，脑血管收缩而使脑血管阻力增加；血压下降时，血管扩张而使脑血管阻力下降，此两种变化可维持正常脑血流量。血压变化超过自动调节范围后，CBF随血压的升降而增减。

脑的局部微循环由微动脉、毛细血管及微静脉组成。微循环主要靠化学物质调节，脑缺血发生后微循环中血流变慢、淤积，最后静脉血流停滞，发展为血栓。脑急性缺血和梗死后局部脑组织代谢产物聚积，脑血管内血流压力降低，脑血管的自动调节从代偿发展为失代偿，血流速度减缓，血流量降低，局部CBF可减少30%~40%。健侧脑区对二氧化碳的反应也可能消失或减退。治疗的首要目的是尽早、尽快、有效恢复改善局部血流速度、血流量。

脑缺血区的血供改善主要靠侧支循环的代偿，一侧前循环受阻后，来自前交通动脉及后交通的血流是决定颅内缺血区域血流动力学代偿的关键因素，并且颈外系统也可参与供血。脑动脉闭塞的患者脑血管造影发现，从对侧颅内动脉系统供血的有77%，从基底动脉供血的有54%，从同侧颈外动脉系统经眼动脉逆行供血的有60%，经脑膜动脉至大脑皮质动脉的有48%。

（二）脑缺血半暗带

在脑梗死区周围有一缺血区域，称为"半暗带"（penumbra）。缺血区的体积可以比中心梗死区大数倍，半暗带内的rCBV及rCBF处于边缘状态，细胞仍存活但无功能，神经传导停止，rCBV及rCBF增加可使此区内的神经细胞恢复功能。已有证据表明，急性缺血性卒中患者的半暗带区的灌注异常可持续5~7天。"半暗带"曾经是手术治疗脑缺血疾病的根据。目前半暗带的检查主要通过PET、PWI、PCT，并且还可较早发现CT阴性的缺血灶、脑梗死早期。

缺血半暗带检测最初是通过正电子发射型计算机断层显像（positron emission computed tomography，PET）。PET可以评估缺血半暗带的范围，系列研究发现某些脑缺血患者缺血半暗带甚至在症状发生后16小时仍能检测到。磁共振弥散成像（diffusion-weighted imaging，DWI）与灌注成像（perfusion-weighted imaging，PWI）不匹配也可以发现缺血半暗带存在，在急性缺血性患者中进行的DWI和PWI成像研究，通过从梗死核心区中识别出半暗带，观察半暗带是否演变为脑梗死和指导缺血性疾病治疗有其重要应用。

（三）神经血管单元

美国国立神经病学与卒中研究所（NINDS）于2001年提出神经血管单元（NVU）概念。神经血管单元由神经元-胶质细胞-血管构成，包括神经元、星形胶质细胞、小胶质细胞、血管内皮细胞、血管周细胞、基底膜以及细胞外基质。NVU概念的产生使得神经学科医师对中枢神经系统多种细胞形态和功能的认识得以更新。NVU概念强调维持正常脑功能自稳状态的血管、细胞和基质之间信号传递的动态性。NVU组成成分间信号联系，如神经血管偶联（neurovascular coupling，NVC）、细胞间通讯、神经血管再生以及相关神经营养因子、离子和介质共同参与。这些信号失调和偶联功能障碍会引发功能失调和疾病。

如何在诸多靶点中选择有效的干预措施，改善NVU的内部稳态和保证脑细胞功能的正常运行，逐渐成为研究重点。既往脑缺血损伤研究大多局限在神经元的保护，将大脑中不同的细胞群体和结构分割开来研究，忽略了大脑功能的整体性和不同结构间的相互作用。NVU概念的提出，为临床治疗缺血性脑卒中提供了新的靶点，也为血管搭桥手术治疗缺血性脑血管病提供了新的理论依据。

二、病因及临床分类

病因包括心源性脑缺血、血液学异常，大血管病变和脑小血管病变所致的栓子。动脉粥样硬化性疾病在老年人最常见，其重要的危险因素有高血压、糖尿病、吸烟和高脂血症等。大血管病变可导致较大面积脑梗死，小血管病变可导致腔隙性梗死。心房颤动导致脑梗死主要病因之一，由于心肌梗死导致的局部心壁运动功能减退或心肌病和瓣膜异常可以诱发血栓形成导致心源性栓塞。另外红细胞增多症和血小板增多，以及骨髓增殖性疾病也是脑缺血的危险因素，可能与血液的高凝状态有关。对于年轻患者，除了其他卒中危险因素，动脉夹层或卵圆孔未闭也是脑缺血的病因。大多数脑缺血患者的症状是由于血栓性栓塞，由于短暂性脑缺血发作（transient ischemic attacks，TIA）或由于血流动力学不足（hemodynamic vascular insufficiency）引起卒中的患者只占很小部分。

从发生脑缺血的部位来讲，分为前循环脑缺血和后循环脑缺血。发生前循环脑缺血多是由于颅内血管栓塞，栓子主要来源于病变的心脏和颈总动脉分叉部粥样硬化溃疡病变。后循环脑缺血的发作多是由于椎-基底动脉系统的低血流灌注，椎动脉和基底动脉很少发生粥样硬化溃疡病变；其病变特点是椎动脉狭窄或闭塞，而后部循环缺乏较大的侧支循环血管。脑缺血性疾病临床包括短暂性脑缺血发作、脑栓塞、脑梗死和烟雾病。

（一）短暂性脑缺血发作

1. 定义　传统定义TIA是指伴有局灶症状的短暂的脑血液循环障碍，以反复发作的短暂性失语、瘫痪或感觉障碍为特点，症状和体征在通常在数分钟、数小时内消失，一般不超过24小时内消失。随着神经影像学和临床研究的发展，TIA患者中部分人颅内已经出现了梗死灶。

早期对有TIA病史的患者进行组织病理学检查，发现有与短暂性神经功能缺失相对应的顶叶小区域皮质神经元缺血性改变。动物实验也证明，在0.14mL/（g·min）或以下的脑血流量或大脑中动脉可逆性闭塞超过45分钟，可出现选择性神经元坏死或梗死区。后来，CT和MRI显示出TIA患者有缺血性脑损害。有28%的TIA患者可在CT上检出与神经症状相对应的脑梗死，当TIA症状持续45~60分钟以上时，这些病灶检出率可高达80%。所以，TIA可以分为真正的TIA和短暂性症状及体征的脑梗死。Greg Albers教授系统回顾了Stroke杂志发表的TIA定义及评价，对文中颇受争议的讨论部分提出了美国心脏学会/美国卒中学会（AHA/ASA）的TIA新定义，即不伴有急性梗死的脑、脊髓、视网膜缺血发作导致神经功能障碍的综合征。新旧定义相同点，仍是中枢神经系统短暂性局部缺血发作，发作后症状完全恢复。虽然新定义在一定程度上过于强调影像学证据，可能会造成因检查方法的不同，对TIA诊断结果的差异，但是新定义强调以组织改变为基础，不单纯以时间为界来区分TIA或脑梗死，认为TIA是一种医学急症，有助于急性脑缺血的早期评估和治疗。

2. 临床表现　TIA 好发于中老年人（50~70岁），男性多于女性。发病突然，迅速出现局限性神经功能或视网膜功能障碍，多于 5 分钟左右达到高峰。持续时间短，恢复快，不留后遗症状。可反复发作，每次发作的症状相对较恒定；前循环 TIA 常见症状为对侧单肢无力或轻偏瘫，偏身麻木或感觉减退，失语，也可出现对侧单肢或半身感觉异常。后循环系统 TIA 的表现体位改变后突发眩晕、平衡失调，少数可伴耳鸣。

3. 鉴别诊断　异常脑电图，CT、MRI 检查发现脑内局灶性病变，心电图、超声心动图和 X 线检查异常，持续时间超过 24 小时，不具备眼球震颤外其他神经系统定位体征，TIA 可与部分性癫痫、梅尼埃病、心源性晕厥等鉴别。

（二）脑栓塞

脑栓塞（occlusion of brain arteries）主要发生在大动脉分叉及转折处，血栓或颈动脉的粥样斑块脱落可造成颈内动脉或大脑中动脉栓塞。

根据骤然起病，数秒至数分钟内出现偏瘫、失语、一过性意识障碍、抽搐发作等局灶性症状，有心脏病史或发现栓子来源，诊断不难。同时并发有其他脏器栓塞、心电图异常均有助于诊断，头部 CT 和 MRI 可明确脑栓塞部位、范围、数目及是否伴有出血。

（三）脑梗死

脑梗死（cerebral infarction）是指脑部供血中断，又无充分侧支循环代偿供血时导致的脑组织缺血、缺氧坏死和脑软化，产生的神经系统症状群。不包括全脑性缺血和缺氧性坏死，如窒息和心跳、呼吸暂停引起的全脑病损。

1. 脑梗死按病变部位和范围分类

（1）颈动脉系统梗死：主要表现为病变对侧肢体瘫痪或感觉障碍；主半球病变常伴不同程度的失语，非主半球病变可出现失用或认知障碍等高级皮层功能障碍，其他少见的临床表现有意识障碍、共济失调、不随意运动及偏盲等。

（2）椎-基底动脉系统脑梗死：累及枕叶可出现皮质盲、偏盲；累及颞叶内侧海马结构，可出现记忆力下降；累及脑干或小脑可出现眩晕、复视、吞咽困难、霍纳氏综合征、双侧运动不能、交叉性感觉及运动障碍、共济失调等。累及脑干上行激活系统容易出现意识障碍。

（3）腔隙性脑梗死（lacunar infarct）：腔隙性脑梗死指脑或脑深部穿通动脉阻塞所引起的缺血性梗死，直径为 0.2~1.5mm，主要累及脉络膜动脉、大脑前动脉、大脑后动脉或基底动脉的深穿支。腔隙性梗死主要见于高血压病患者。腔隙性梗死多发生在壳核、脑桥基底、丘脑、内囊后肢和尾状核；另外也可累及内囊前肢、皮质下白质、小脑白质和胼胝体。腔隙性梗死一般预后较好。但多次发生腔隙性梗死或称腔隙状态，可出现假性延髓性麻痹和血管性认知功能障碍。腔隙性梗死的表现常见四种类型：①纯运动障碍（pure motor hemiparesis）。②纯感觉卒中（pure sensory stroke）。③轻偏瘫共济失调（ataxic hemiparesis）。④构音障碍-手笨拙综合征（dysarthric clams hand syndrome）。

2. 脑梗死按照病情发展分类

（1）可逆性神经功能障碍（reversible ischemic neurological deficit，RIND）：发生RIND脑梗死灶范围小，出现的神经功能障碍较轻，24小时以后逐渐恢复，一般在1~3周内功能完全恢复。

（2）发展性卒中（stroke in evolution，SIE）：SIE症状逐渐发展，在几小时、几天、几周，甚至几个月内呈阶梯状或稳步恶化，常于6小时至数日内达高峰。DSA常显示颈内动脉或大脑中动脉闭塞（图5-2，图5-3分别为脑梗死发病12小时及72小时CT表现，左侧大脑中动脉区域低密度改变逐渐明显）。

（3）完全性卒中（complete stroke，CS）：突然出现中度以上程度的局部神经功能障碍，于数小时内达高峰，并且稳定而持续的存在。以后症状可能时轻时重，但总的趋势是无进步。其症状及体征包括偏瘫、偏盲、失语及感觉障碍，随闭塞的动脉不同症状各异。主要是颈内动脉闭塞、大脑中动脉闭塞和脑动脉多发性狭窄。

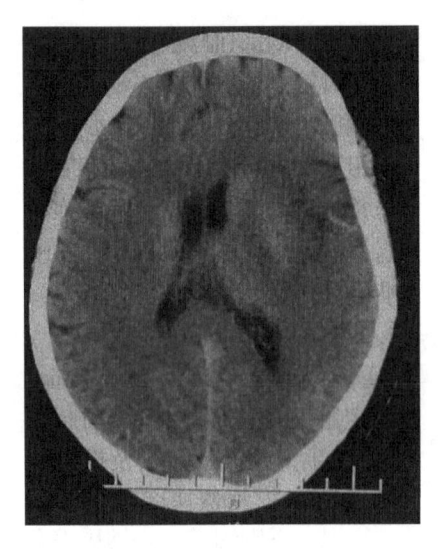

图 5-2　发病 12 小时 CT　　　　图 5-3　发病 72 小时 CT

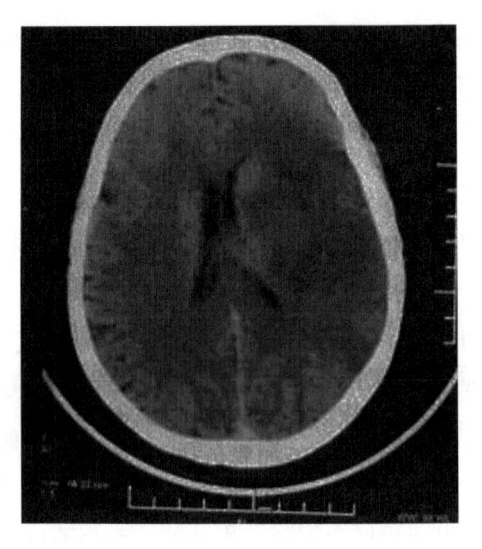

三、诊断

缺血性脑血管病根据病史及神经系统阳性发现可以初步判定出病变血管的部位，是颈内动脉系统，还是椎-基底动脉系统，是血栓还是栓塞，栓子的可能来源在哪里，并按照TIA、RIND、SIE和CS的分类对患者做出诊断分型。脑缺血疾病的诊断除临床资料外，影像学辅助检查非常重要。

1. CT和MRI扫描　缺血性脑卒中患者首先做CT扫描，可以区分脑缺血及脑出血。TIA患者CT扫描多无阳性发现，少数可表现为轻度脑萎缩或在基底节区有小的软化灶。RIND

患者的CT表现可以正常，也可有小的低密度软化灶。CS患者则在CT上有明显的脑低密度梗死灶，可有脑室扩大。脑梗死初期CT一般不能发现缺血灶，24~48小时后低密度区才逐渐显现。IRI检查能够克服CT早期阴性结果的缺点，可以在脑卒中6小时后发现早期脑梗死部位。梗死灶呈长T_1和长T_2改变，表示存在细胞毒性脑水肿。在24小时左右，梗死灶内血-脑脊液屏障破坏，注射Gd-DTPA做MR增强扫描可见明显的信号增强。发病1周后梗死灶仍可表现长T_1和长T_2，但T_1值较早期缩短。如梗死灶内有出血，呈T_1值缩短而T_2值仍然延长。

磁共振弥散成像（diffusion-weighted imaging，DWI）是基于水分子运动成像原理，主要用以急性期和超急性期脑梗死的诊断，缺血后数分钟即可显示异常高信号，10~14天后高信号开始降低。DWI在一定程度显示不可逆的梗死灶，磁共振灌注成像（perfusion-weighted imaging，PWI）则显示脑梗死的低灌注区。利用灌注减低与弥散异常范围的差异，可用来估计缺血"半暗带"的范围。

2. CT血管成像（CTA）、磁共振血管成像（MRA）、数字减影血管成像（DSA） CTA头颈部检查可以发现颅内及颈部血管狭窄梗死部位，扫描完成后图像重建可获得容积再现（VR）、最大密度投影（MIP）及多平面重建（MRP），实现颅颈血管立体多角度筛查，最小血管直径0.6~2.5mm，2mm以下血管显示率为98.5%。

3. 增强磁共振血管造影（dynamic contrast enhanced MR angiography，DCEMRA） 较非对比增强磁共振血管成像对血管腔的显示更加可靠，评估狭窄程度更加真实。CTA是血管内直注射造影剂，通过薄层扫描，计算机三维重建显示血管结构，可以多角度观察、分辨血管结构，并且根据需要选择或者保留骨性结构作为影像及解剖定位参照是重要的血管成像技术，应予推荐。

CTA、MRA是目前脑血管病检查中无创检查主要手段，可实现脑血管病"初步筛选"，结合临床可以使相当一部分患者完成诊断，而不需要血管造影（数字减影血管成像：digital subtraction angiograph，DSA）检查。

脑血管复杂病变DSA仍然是诊断的"金标准"，并且3D-DSA对血管构造的反应更加精确、直观，CTA、MRA、DSA的综合应用对脑血管病的诊断、治疗方案选择非常重要。对缺血性脑血管疾病的诊断，可以清楚、直观、立体显示缺血的责任血管、狭窄及梗阻位置，对于颈动脉狭窄，可明确狭窄程度及长度，但对于动脉斑块的诊断不如彩色超声。

4. CT灌注成像（CTP）和磁共振灌注成像（PWI） CTP是指在静脉注射对比剂的同时，对所选层面进行连续多次扫描，观察对比剂在脑组织血管内的动态变化过程，并获得某一像素的时间密度曲线，根据数学模型计算出脑血流量（Cerebral blood flow，CBF）、脑血容量（cerebral blood volume，CBV）、平均通过时间（mean transmit time，MTT）和最大峰值时间（time to peak，TTP），能准确反映脑组织血流灌注情况，并通过CTP图像中CBF、

CBV 和 MTT 的变化来判断不同区域的缺血程度，进而评价血流动力学改变。320 排 CT（也称全脑 CTP）在血管增强和全脑灌注方面有其独特的优势，具有更大的扫描范围，能够缩短扫描时间，减少容积效应，减少放射性对比剂的用量。有研究表明，在急性大脑中动脉供血区卒中患者中，病灶侧的 CBF、CBV 和 MTT 与对侧相比存在显著差异，其中以 MTT 最为敏感，CBF 次之。研究表明，CTP 对诊断 3 小时内急性发作的缺血性脑卒中敏感度为 64.6%，准确度为 76%。

TIA 患者行全脑 CTP，可表现为 TTP 和 MTT 明显延长，CBF 有轻度降低，CBV 轻度增高，这种灌注异常表现属于脑梗死前期 I 2 期；患侧 TTP 和 MTT 明显延长，CBF 有轻度降低，CBV 基本正常，属于脑梗死 II 1 期，提示脑灌注压下降引起脑局部血流动力学异常，并且脑局部循环储备力开始失代偿，导致神经元功能发生异常，若不及时干预，CBF 下降到超过脑代谢储备力，就会引起神经元形态学改变，从而发生不可逆的脑梗死。

CTP 显示病灶的中心区及周边区各相对灌注参数值差异均有显著性。CTP 不仅能早期发现缺血灶，还可运用 CBF 图与 CBV 图的不匹配区来确定缺血半暗带的存在和范围。

磁共振灌注成像（perfusion weighted imaging，PWI）也是提供组织血流动力学检查重要手段，灌注参数有相对脑血容量（relative cerebral blood volume，rCBV），相对脑血流量（relative cerebral blood flow，rCBF），相对最大峰值时间和 MTT 等，其中 MTT 是一个非常敏感的指标。PWI 评价血流动力学改变与 CT 灌注彩色成像基本一致，但是 rCBV 及 rCBF 比 CTP 准确性稍高。

5. 超声检查

（1）多普勒超声检查（transcranial Doppler，TCD）：可以判定脑底动脉环、大脑前动脉、大脑中动脉、大脑后动脉、颈内动脉颅内段及椎-基底动脉等颅内大血管的血流方向、血流速度和搏动指数（PI）等，依此可判定哪根血管有病变。TCD 血流速度是反映管腔大小直接的、最敏感的指标，根据血流速度的变化和频谱所反映正常层流的消失、涡流的出现，以及两侧血流速度不对称，可以诊断管径减少超过 50% 的狭窄，对于未超过 50% 的狭窄则难以明确诊断。

（2）血管超声：缺血性脑血管病的血管超声是对于颈总动脉及颈内动脉狭窄程度及原因查找的较好手段，能够对颈动脉粥样斑块的大小、形状、血管狭窄程度、血流速度、方向做出准确判断。

6. 视网膜中心动脉压测定　颈内动脉的颅外段严重狭窄或闭塞时，大多数患者同侧的视网膜动脉压比对侧低。用眼动脉压测量计测量两侧视网膜中心动脉的收缩压及舒张压，如果两侧的压力相差 20% 以上则有诊断意义。

7. 血流储备能力的评价　脑血流储备能力的评价对评价患者的高危状态及预后、治疗选择有重要意义，目前评价方法有正电子发射断层显像（PET）、氙-CT（Xenon computed

tomography, Xe-CT)、单光子发射计算机断层显像（single photon emission computed tomography, SPECT)、CTP、PWI 等。

Xe-CT 脑灌注成像技术是一种传统测定活体组织灌注的影像学方法，应用稳态氙气与 CT 联合应用来测量脑血流量，能提供准确定量的脑血流量值，并且可以作为评估侧支循环、脑血管储备能力的手段。由于 Xe-CT 灌注成像能够准确测量脑血流量，并能通过负荷试验测量脑血管储备能力，因此可以超早期显示脑缺血的血流灌注情况，且能够发现缺血半暗带，为缺血性脑血管病的超早期诊断提供可靠的影像学信息，从而为制定有效的防治方案提供依据。

PET 能够提供脑组织的结构和功能信息，定量测定脑血流和灌注，是测定脑血流和灌注的金标准，但较高的费用限制了其临床应用。Xe-CT 因 Xe 具有放射性且来源困难，限制其临床应用。SPECT 不能提供脑血管的形态学信息。临床较多应用 CTP 及 PWI 来进行脑血流储备评估。

四、治疗

缺血性脑血管病的治疗包括病因治疗、对症治疗，分为内科治疗、介入治疗及外科治疗。颈内动脉狭窄被认为是脑缺血疾病的重要原因，采用内膜剥脱还是选择支架治疗一直以来有较多争论，目前研究表明采用内膜剥脱仍然是首选治疗方式。

（一）内科处理

TIA 的治疗主要是以病因治疗及预防。有报道认为 TIA 发作后一个月内发生卒中的概率是 4%~8%；在第一年内发生的概率是 12%~13%；以后 5 年则高达 24%~29%。TIA 发生率在椎-基底动脉供血区明显低于颈内动脉供血区，且后循环预后一般较前循环好。临床治疗以控制高血压、降低血黏度、改善高凝状态、控制血糖，如冠心病、心律失常、心功能不全和瓣膜病患者还应治疗心脏疾患。

脑栓塞治疗中有效的预防很重要。房颤患者可采用抗心律失常药物或电复律。如果复律失败，应采取预防性抗凝治疗。抗凝疗法目的是预防形成新的血栓，杜绝栓子来源，或防止栓塞部的继发性血栓扩散，促使血栓溶解。由于个体对抗凝药物敏感性和耐受性有很大差异，治疗中要定期监测凝血功能，并随时调整剂量。在严格掌握适应证并进行严格监测的条件下，适宜的抗凝治疗能显著改善脑栓塞患者的长期预后。血管扩张剂如罂粟碱或亚硝酸异戊酯对于部分发病后 2~3 小时心源性脑栓塞患者有一定疗效。气栓处理主张应采取头低位、左侧卧位；减压病应立即尽快给予高压氧治疗，可减少气栓，增加脑细胞供氧。当有癫痫发作，抗癫痫治疗同时停止应用神经兴奋性药物，适当脱水治疗并严密观察。脂肪栓的处理可用扩容剂、血管扩张剂、5% 碳酸氢钠注射液 250mL 静脉滴注，每日 2 次。足量的抗生素抗感染治疗是感染性栓塞主要治疗手段。

脑梗死属于急症，本病的病死率约为10%，致残率可达50%以上。存活者的复发率高达40%，脑梗死复发可严重削弱患者的日常生活和社会功能，而且可明显增加死亡率。脑梗死溶栓治疗适宜时间窗为发病4.5小时，尽可能静脉溶栓治疗，发病6~8小时内仍可进行适当的急性期血管内干预。脑梗死治疗强调个体化和整体化治疗，与神经外科、康复治疗努力实现一体化治疗，以最大程度提高治疗效果和改善预后。

1. 一般治疗

（1）基础治疗：卧床，避免和处理引起颅内压增高的因素，如头颈部过度扭曲、激动、用力、发热、癫痫、呼吸道不通畅、咳嗽、便秘等，注意血压控制、血糖水平的调节。高颅压症状明显，可使用甘露醇静脉滴注，必要时也可用甘油果糖或呋塞米等。

（2）控制血压：脑梗死急性期患者并发有高血压病时目前一般不建议降压治疗，血压降低会减少脑灌注，加重梗死区或者半暗带的缺血，使病情加重。有高血压病史者24小时病情稳定后再系统降压药物治疗；对于平均动脉压超过130mmHg或者收缩压超过180mmHg，使用降压药物，并首选口服降压药。

（3）控制血糖：空腹血糖应<7mmol/L（126mg/dl），糖尿病血糖控制的靶目标为<6.5mmol/L，必要时可通过控制饮食、口服降糖药物或使用胰岛素控制高血糖。在急性期血糖超过11.1mmol/L时可给予胰岛素治疗，治疗高血糖同时应注意避免低血糖，血糖低于2.8mmol/L时可给予10%~20%葡萄糖口服或注射治疗。

2. 抗血小板聚集及抗凝药物治疗　急性期（脑梗死发病6小时后至2周内，进展性卒中稍长）的抗血小板聚集推荐意见如下。①对于不符合溶栓且无禁忌证的缺血性脑卒中患者应在发病后尽早给予口服阿司匹林150~300mg/d。急性期后改为预防剂量50~150mg/d。②溶栓治疗者，阿司匹林等抗血小板药物应在溶栓24小时后开始使用。③对不能耐受阿司匹林者，可考虑选用氯吡格雷等抗血小板治疗。抗血小板药物的选择以单药治疗为主，氯吡格雷（75mg/d）、阿司匹林（50~300mg/d）都可以作为首选药物。对于有急性冠状动脉疾病（例如不稳定型心绞痛，无Q波心肌梗死）或近期有支架成形术的患者，推荐联合应用氯吡格雷和阿司匹林。

抗凝治疗，主要包括肝素、低分子肝素和华法林。其应用指征及注意事项如下：①无抗凝禁忌证的动脉夹层患者发生缺血性脑卒中或者TIA后，首先选择静脉肝素，维持活化部分凝血活酶时间50~70秒或低分子肝素治疗；随后改为口服华法林抗凝治疗（INR 2.0~3.0），通常使用3~6月；随访6月如果仍然存在动脉夹层，需要更换为抗血小板药物长期治疗。②溶栓后还需抗凝治疗的患者，应在24小时后使用抗凝剂。③少数特殊患者（如主动脉弓粥样硬化斑块、基底动脉梭形动脉瘤、卵圆孔未闭伴深静脉血栓形成或房间隔瘤等）的抗凝治疗，可在谨慎评估风险、效益比后慎重选择。④对大多数急性缺血性脑卒中患者，做好不进行早期抗凝治疗。

3. 降低血浆纤维蛋白原治疗　很多研究显示脑梗死急性期血浆纤维蛋白原和血液黏滞度增高，蛇毒酶制剂可显著降低血浆纤维蛋白原，并有轻度溶栓和抑制血栓作用。对不适合溶栓并经过严格筛选的脑梗死患者，特别是高纤维蛋白血症者可选用降纤酶（defibrase）、巴曲酶、安克洛酶（ancrod）等治疗。

4. 其他药物　目前常用神经营养药物：神经节苷脂、依达拉奉、丁基苯酞等。对一般缺血性脑卒中患者，不推荐扩容及扩血管治疗，脑卒中后早期血液稀释疗法有降低肺栓塞和下肢深静脉血栓形成的趋势，但对近期或远期病死率及功能均无显著影响。1次痫性发作不建议长期使用抗癫痫药物，脑卒中后2~3个月再发的癫痫应常规抗癫痫治疗。

5. 康复治疗　应尽早康复治疗，有研究结果提示脑梗死发病后6个月内是神经功能恢复的"黄金时期"，对语言功能的有效康复甚至可长达数年。

（二）血管内治疗

血管内介入治疗主要包括急性期的动脉内溶栓、狭窄动脉内膜旋切术和狭窄动脉支架置入，机械碎栓，机械取栓、血管内血栓抽吸等。溶栓治疗是目前最重要的恢复血流措施，重组组织型纤溶酶原激活剂（rt-PA）和尿激酶（UK）是我国目前使用的主要溶栓药，目前认为溶栓治疗时间窗为4.5小时内或6小时内。溶栓治疗有静脉溶栓及动脉溶栓两种方法。动脉溶栓使溶栓药物直接到达血栓局部，理论上血管再通率应高于静脉溶栓，且出血风险降低，目前尚无证据表明动脉溶栓效果优于静脉溶栓，机械碎栓，机械取栓、血管内血栓抽吸等治疗目前国内外虽有文献报道，但由于对设备及技术要求高，术中及术后颅内出血风险增加，其效果有待临床进一步证明。

1. 静脉溶栓

（1）适应证：年龄18~80岁；发病4.5小时以内（rt-PA）或6小时内（尿激酶）；脑功能损害的体征持续存在超过1小时，且比较严重；排除颅内出血，且无早期大面积脑梗死影像学改变。

（2）禁忌证：近期有过出血性疾病或手术及有出血倾向者。脑出血、蛛网膜下腔出血；近3周内有胃肠或泌尿系统出血；近2周内进行过大的外科手术；凝血机制异常，血小板严重减少者；严重心、肝、肾功能不全；严重糖尿病及高血压病；妊娠患者。

（3）静脉溶栓方法：①对缺血性脑卒中发病3小时内和3~4.5小时的患者，尽快静脉给予rt-PA（0.9mg/kg）溶栓治疗，其中10%在1分钟内静脉推注，其余持续滴注1小时。②发病6小时内的缺血性脑卒中患者，如不能使用rt-PA可考虑静脉给予尿激酶，应根据适应证严格选择患者。使用方法，尿激酶100万~150万U，溶于生理盐水100~200mL，持续静脉滴注30分钟。

2. 血管扩张术　球囊血管成形术和支架置入术最初用来治疗颅内动脉粥样硬化性脑血管狭窄，预防急性卒中。Phatouros应用球囊扩张术和支架置入术，使动脉粥样硬化性卒中患者闭塞的血管得到再通。目前应用的主要有 Wingspan、Neuroform、Enterprise、Leo 以及 Solitaire 等自膨式支架。自膨式支架具有良好的顺应性，血管痉挛的发生率较低，但它只适用于直径超过 2mm 的血管。血管痉挛是术中及术后最常见的并发症。支架置入后需要抗血小板聚集治疗，存在出血的风险；支架置入术可能引起迟发性的支架内狭窄。但由于术后恢复快，创伤较小，多数患者仍然选择，临床应用较多。

可回收支架是用于治疗急性缺血性卒中的最新装置。这种支架在急性缺血性卒中患者治疗的过程中，可起到再通闭塞管腔的作用，随后可被回收，不作为永久性置入。在回收的过程中，可以同时作为血栓切除装置。缺点是增加血管壁内皮损伤、血管痉挛的风险。

（三）外科手术治疗

1. 颈内动脉内膜切除术（CEA） 20 世纪 50 年代，Fisher 等在研究颅外颈动脉疾病与脑梗死之间关系时证实了颅外颈动脉疾病是引起短暂性脑缺血发作（TIA）及脑卒中的重要原因，并指出动脉粥样硬化多发生于颈动脉分叉部位，而分叉远端的颈内动脉分支和颅内血管则较少受累。手术切除受累的血管内膜既解除了颈动脉的狭窄，可迅速有效改善脑供血及预防脑卒中。Stully 等于 1953 年首先开始尝试进行颈动脉内膜切除术（carotid endarterectomy，CEA）以来，CEA 已成为脑血管手术中最常实施的方法之一。CEA 手术对有症状或无症状颈动脉严重狭窄者均有明显疗效，可减少脑卒中发生和 TIA 进行性加重，已经产生脑梗死灶（多为腔隙性梗死）的可阻止梗死灶进一步扩大。

（1）CEA 适应证

1）反复单侧颈动脉系统 TIA，颈动脉狭窄超过 70%。如双侧动脉均有狭窄，有症状的一侧先手术；双侧均有症状时，狭窄较严重侧先手术，三周后再做对侧手术；如双侧狭窄相似，选择前交通充盈侧先手术。如颈动脉近端、远端均有病灶，应选近端先手术。

2）TIA 表现短暂单眼盲（黑矇）发作或不完全性脑卒中，CT 无大的梗死或出血性梗死及占位征象，增强 CT 无血-脑脊液屏障破坏表现，尽管颈动脉狭窄程度未达到上述标准，也应手术。

3）颈动脉狭窄并发椎-基底动脉供血不足症状，后循环主要由前循环供血者。

4）无症状颈动脉狭窄者应根据狭窄程度、侧支循环、溃疡斑部位、是否出现梗死灶决定。

5）轻型进行性脑卒中内科治疗无效者，并有"2)"的 CT 条件。

（2）CEA 禁忌证

1）中-重型完全性脑卒中。

2）有严重冠心病或其他器质性病变者。

3）颈动脉狭窄范围超过乳-颚线（乳突尖与下颚角连线）达颅底，颅外手术不可到达。

4）颈动脉完全阻塞，并且血管造影显示没有侧支逆流到达岩骨段 ICA。

(3) 围术期危险因素（Mayo Clinic 标准）评估：根据患者的神经功能状态、全身情况和血管造影发现，患者出现神经功能障碍的风险最大，其次是全身情况，最后是血管造影结果。

(4) 颈动脉内膜切除方法：采用胸锁乳突肌前缘切口，显露颈总动脉、颈外动脉和颈内动脉近端，阻断颈部血管前，静脉注入肝素（1mg/kg）抗凝。在手术显微镜下，沿颈总动脉和颈内动脉前壁切开血管，用剥离子分离形成硬化斑块的血管内膜，动作轻柔仔细，防止穿破颈动脉壁，斑块切除完成后，头部血管端进行血管外膜固定1~2针，防止夹层、血栓形成阻塞血管。血管切口用血管缝合线（如：Prolene 6-0 Ethicon 缝线）连续缝合，当缝合完最后一针打结时，要放开颈内动脉放血冲洗处残留的斑块碎屑和空气。缝合完成后先放开颈外动脉，再放开颈总动脉，最后放开颈内动脉。局部止血后，术中B超检查血管内腔情况，若有管腔狭窄、内膜漂浮等现象，立即拆开缝线进行处理。术后用抗凝剂不是必须，用氯吡格雷或阿司匹林抗血小板聚集，治疗半年。

术后血压的控制非常重要。狭窄的颈内动脉恢复畅通，血流量显著增加，颅内血流量及血流压力相应增加，同时由于颈动脉窦刺激，血压在术后波动较大，造成颅内出血风险较大。因此，术后应严格控制血压，使血压下降至原来收缩压2/3，必要时辅以镇静治疗。

(5) 颈动脉临时转流管使用指征和方法：患者经全身麻醉后，术中电生理监测及经颅多普勒超声（TCD）使用。显露颈部血管后，首先试验性阻断术侧颈内动脉，如M1段血流明显下降，电生理监测波幅明显降低，则认为存在侧支循环代偿不良，需用颈动脉临时转流管。将颈动脉临时转流管的两端分别插入颈总动脉近端切口和颈内动脉远端切口内，通过止血带并充盈转流管两端球囊，排气后即可开放转流管并继续手术。颈动脉缝合至最后3~4针时，抽空转流管两端的球囊，取出转流管，再次阻断血管并完成血管缝合。

(6) 术中监测：术中脑电图、体感诱发电位、TCD使用可提高手术的安全性。术中评价和监测脑血流状态，对保证术侧脑血流灌注充足是十分必要的。脑电图或体感诱发电位监测术区电活动变化，以间接了解术侧脑血流是否充足。TCD持续监测术侧大脑中动脉血流速度；直接测定术侧颈内动脉远端反流压，以确定颈内动脉颅内段的代偿状况。

2. 去骨瓣减压手术　发生在颈内动脉末端或大脑中动脉主干的大面积脑栓塞，以及小脑梗死可发生严重的脑水肿，继发脑疝，应积极进行脱水、降颅压治疗，同时尽快进行去骨瓣减压术。

许多动物实验证实，大脑中动脉被阻断的时间越长，梗死区越大，水肿范围也越广，造成的神经功能障碍越严重。中动脉夹闭1~2小时可引轻微神经功能障碍；夹闭4小时出现小梗死区，中度神经功能障碍；夹闭6~24小时出现大面积脑梗死，偏瘫及昏迷。2小时后恢复血供，可出现进行性脑水肿；6~24小时后恢复血供，则出现梗死区出血。因此，实施血管重建手术可恢复脑缺血区血流循环，但进行性的水肿和出血常导致手术失败，手术的时机、手术方式应慎重选择。

用手术建立低流量侧支循环（采用间接血流重建+直接血流重建），STA-MCA 吻合，引起梗死区出血的概率较低。目前对于大面积脑梗死的治疗，可颞肌贴敷、去骨瓣减压，同时选择性应用 STA-MCA 吻合。如果患者已经脑疝形成，颅内压非常高，过长时间暴露脑组织会加重脑的缺血损害。为了使颞肌与脑皮层有较好血管重建，硬脑膜提倡放射状切开，且不主张用人工脑膜。对于脑梗死患者是否适合血管吻合手术，目前尚有较多争论。

五、疗效与展望

对于颅内血管狭窄、闭塞造成的脑缺血疾病，颅内外血管直接、间接重建是目前重要治疗手段。随着医学技术的进步，脑血管病检查手段的提高，重新思考、分析后许多学者认为，以往研究的设计存在很多不足，研究组没有纳入脑灌注血流动力学因素，并且有些中心病例数量过少，搭桥手术的效果应重新评价。随着神经外科显微技术的不断进步，颅内外血管搭桥技术重新得到发展。

关于颈内动脉狭窄的支架（carotid artery stenting, CAS）治疗和 CEA 治疗随机化对照研究显示：7 天以内症状发生率 CAS 高于 CEA；30 天卒中或死亡的发生率，支架术后（9.6%）显著高于内膜剥脱术后（3.9%），ECA 仍然是颈动脉狭窄治疗首选。

（唐文俊）

第四节 颅内静脉血栓

颅内静脉血栓（cerebral venous thrombosis, CVT）是多种原因所致由脑静脉系统狭窄或闭塞，脑静脉回流受阻的一组血管疾病，包括颅内静脉和静脉窦血栓，病因复杂，发病隐匿，表现多样，诊断困难，误诊率较高。

一、病因与发病机制

CVT 的发病率尚不清楚，各种原因引起的血管壁病变、凝血功能亢进、血流速度减慢均可导致临床发生 CVT。CVT 病因繁多，病因与危险因素之间并无明确界限。有报道 CVT 发病率成人为（3~4）/100 万，儿童 7/100 万。任何年龄段都可发生 CVT，男女比例 1∶3，好发于青年女性。国外文献报道大约 75% 的患者可以找到病因，但国内报告仅为 33%~40%。已知病因可分为感染性因素及非感染性因素，前者约占 20%，后者可能是 CVT 发生的主要原因，其中最常见为妊娠、产褥期和口服避孕药、脑外伤、恶性肿瘤、血液系统疾病、遗传、脑动静脉畸形等。有研究证实凝血因子基因多态性是 CVT 形成的重要危险因素。Amberger 发现家族性 CVT 患者中，20%~30% 的患者具有血栓形成的家族遗传倾向，大多数为凝血因子 V Leiden 突变。Sepulveda 等发现，凝血因子 G20210A 基因突变也可能是 CVT 的危险因素。我国香港和台湾的数据显示：在CVT病因中，凝血因子如抗凝血酶Ⅲ（AT-Ⅲ）缺乏占3.5%~9.6%，蛋白S和蛋白C缺乏占17.3%~32.9%。

脑水肿和出血性梗死是CVT最常见病理改变。静脉或静脉窦内有凝固的血块（感染性可为脓栓），其引流区域的血管扩张、血流瘀滞，局部脑组织水肿，梗死伴灶性出血、脑软化改变。当血栓为感染性，则可扩散影响周围脑膜及脑组织而引起局限性或弥漫性炎症，甚至形成脑梗死区域脑脓肿。

少数静脉窦内血栓及血栓生长引起局部血流动力学改变，静脉管腔狭窄血流速度加快，开放局部硬膜内的病理性血管通道，形成脑膜动静脉瘘，直接造成脑及脑膜的动脉血液经瘘口向皮层静脉内转流，发展为蛛网膜下腔和脑实质内的出血。

二、临床表现

CVT的无特征性临床表现，症状主要取决于其血流动力学改变受累范围、相应部位的神经功能损害。颅内压增高是最常见的症状，约80%的患者有头痛。其他如头昏、眼部的不适（包括视力障碍和眼胀或结膜充血）、癫痫、耳鸣、脑鸣和颈部不适等。单独大脑皮质静脉血栓的患者症状更加局限，如运动和感觉的异常，局灶癫痫等。如果血栓引起深静脉回流障碍，可影响深部核团及脑干功能，表现为出血、障碍。婴儿高颅压表现明显，喷射性呕吐，前后囟静脉怒张、颅缝分离，囟门周围及额、面、颈枕等处的静脉怒张和迂曲。老年患者高颅压症状不明显，轻微头晕、眼花、头痛、眩晕等。腰椎穿刺可见脑脊液压力增高，蛋白和白细胞也可增高。海绵窦、上矢状窦、侧窦、大脑大静脉等不同部位的CVT各有不同特点。

1. 海绵窦血栓（cavernous sinus thrombosis） 多系感染因素（眼眶周围、鼻部及面部的化脓性感染或全身性感染）造成，非感染性血栓形成罕见，病变可累及单侧或双侧海绵窦。起病急，发热、头痛、恶心呕吐、意识障碍等感染中毒症状，球结膜水肿、患眼突出、眼睑不能闭合和眼周软组织红肿。海绵窦内走行的动眼神经、滑车神经、展神经和三叉神经第1、2支神经损害，表现为瞳孔散大、光反射消失、眼睑下垂、复视、眼球运动受限、三叉神经第1、2支分布区痛觉减退、角膜反射消失等。进一步加重可引起视神经盘水肿、视力障碍。

2. 上矢状窦血栓（superior sagittal thrombosis） 急性或亚急性起病，最主要的表现是颅内压增高症状，如头痛、恶心、呕吐、视神经盘水肿等。多为非感染性血栓，与产褥期、妊娠、口服避孕药、婴幼儿或老年人严重缺水、感染或恶病质有关。33%的患者仅表现为不明原因的颅内高压，视神经盘水肿可以是唯一的体征。可出现癫痫发作，精神障碍。额顶叶静脉回流受阻，表现为运动或感觉障碍，下肢更易受累，可发展为局灶或完全性的癫痫。影响到旁中央小叶时会出现小便失禁。

3. 横窦和乙状窦血栓（lateral sinus and sigmoid sinus thrombosis） 常由中耳炎、乳突炎

引起。感染症状明显,患侧耳后乳突部红肿、压痛、静脉怒张、发热、寒战、外周血白细胞增高等,可出现化脓性脑膜炎、硬膜外(下)脓肿及小脑、颞叶脓肿。血栓扩展到岩上窦、岩下窦,影响同侧三叉神经、展神经,延伸至颈静脉,出现颈静脉孔综合征,表现为吞咽困难、饮水呛咳、声音嘶哑、心动过缓和耸肩、转头无力等。

4. 大脑大静脉血栓(vein of Galen thrombosis) 大脑大静脉是接受大脑深静脉回流的主干静脉,常表现为双侧病变,患者出现嗜睡,病情进展,出现精神症状、反应迟钝、记忆力和计算力及定向力的减退,手足徐动或舞蹈样动作等锥体外系表现,严重时昏迷、高热、痫性发作、去大脑强直甚至死亡。

三、诊断

对于有颅内压增高临床表现及体征,排除脑脓肿、良性颅内压增高、脑炎、感染性心内膜炎、中枢神经系统血管炎,动脉性脑梗死等疾病,均应考虑到脑静脉系统血栓形成的可能。

脑血管造影(DSA)被认为是诊断CVT的金标准。脑动静脉循环时间在静脉早期明显延长可至13秒以上,最长者达20秒;相应大静脉和静脉窦充盈缺损或不显影,可同时发生深静脉滞流,静脉窦显影时间延长,造影剂滞留,小静脉扩张、小静脉数目增多。

由于磁共振技术发展,其无创、成像迅速等特点,对较大的脑静脉和静脉窦病变显示较好,在急性期(0~3天)MRI可见T_1加权像正常的血液流空现象消失,呈等T_1和短T_2的血管填充影;亚急性期(3~15天)高铁血红蛋白增多,T_1、T_2像均呈高信号;晚期(15天以后)流空现象再次出现。

头颅CT仅可发现梗死区域脑组织缺血水肿、出血改变,不能明确病因。

四、治疗

目前CVT尚缺乏规范化治疗方案,除一般治疗外,主要是抗凝、溶栓治疗,抗凝治疗包括静脉使用肝素及皮下低分子肝素治疗,对症治疗主要是癫痫发作的控制和高颅压控制,如并发严重高颅压脑疝、颅内大量出血,则开颅手术清除血肿、去骨瓣减压。

1. 一般治疗

(1) 脑水肿治疗:根据颅内压情况,按一般治疗原则采用适当的手段,包括头抬高30°,过度换气使CO_2分压为30~35mmHg,静脉使用渗透性利尿剂等。

(2) 维持水、电解质平衡:不主张严格限制液体的摄入,适当补液有利于降低血液黏度。类固醇药物降低颅内压治疗有效性尚未得到证实,激素可促进血栓形成而加重病情。

(3) 抗癫痫治疗:对于病变波及功能区、有一次癫痫发作者应常规抗癫痫治疗。

2. 肝素治疗 研究表明肝素治疗可明显改善CVT患者的临床症状,预防血栓的发展,促进侧支循环建立,为闭塞的静脉窦部分或完全再通创造条件。有认为不考虑临床表现、病因和CT所见，都应用抗凝治疗，甚至出血性梗死也不是禁忌证。另有报道发现CVT在不使用抗凝治疗的情况下，仍有40%的患者有脑出血倾向。可能与CVT后静脉和毛细血管压升高，导致红细胞渗出有关。目前多数认为，在没有出血倾向及急性期内，CVT患者肝素治疗是安全的。对于发生并发症的危重患者，如需进行手术，停用肝素1~2小时后APTT可正常化。低分子肝素（LMWH）使用分为静脉内肝素和皮下注射LMWH，皮下注射LMWH：抗活化X因子180U/（kg·24h），2次/天。

3. 溶栓治疗　较多报道认为溶栓治疗能迅速溶解部分血栓，改善CVT患者静脉血流。目前临床常用肝素+尿激酶或者肝素+重组组织纤维蛋白酶原激活因子（rt-PA）进行溶栓治疗，并且认为rt-PA具有半衰期短、并发出血率低性等特点。溶栓治疗采用尿激酶或者rt-PA，使用剂量、给药途径、给药方法应遵循个体化原则，因其可能并发颅内出血，对于症状较轻的患者应谨慎选择。肝素治疗后病情无改善甚至加重者，可考虑溶栓治疗。

4. 口服抗凝治疗　对于CVT患者是否需要长期口服抗凝治疗，目前仍然缺乏客观依据。一般认为，CVT继发于短暂的危险因素，INR控制在2.0~3.0，口服抗凝治疗3月。对于有遗传性血栓形成倾向，如凝血因子G20210A基因突变、蛋白C、蛋白S缺乏者建议服用6~12月。多次发生CVT者，考虑长期抗凝。

5. 开颅手术治疗　对于并发脑出血的患者，由于脑静脉回流受阻和脑脊液吸收障碍导致急性颅内压增高，脑灌注压降低，发生脑疝时脑静脉回流障碍会进一步加剧，所以采取措施迅速降低颅内压，可显著提高脑灌注，改善脑供血，挽救患者的生命。

五、预后与展望

颅内静脉血栓及静脉窦血栓的治疗，及早诊断并规范化治疗，是神经外科医师面临的首要问题。对症临床症状严重、血栓形成进展快、脑深静脉或小脑静脉受累、化脓性栓子、患者昏迷及年龄过小或者并发颅内出血、脑疝CVT患者，预后不良。并发脑出血患者，开颅清除血肿可能会原位及其他部位甚至对侧再出血，治疗困难。目前有报道经动脉溶栓，多途径联合血管内治疗，支架置入，机械碎栓、取栓等治疗，治疗方法仍然处于探索阶段，疗效有待进一步观察。

（唐文俊）

第六章

神经系统肿瘤

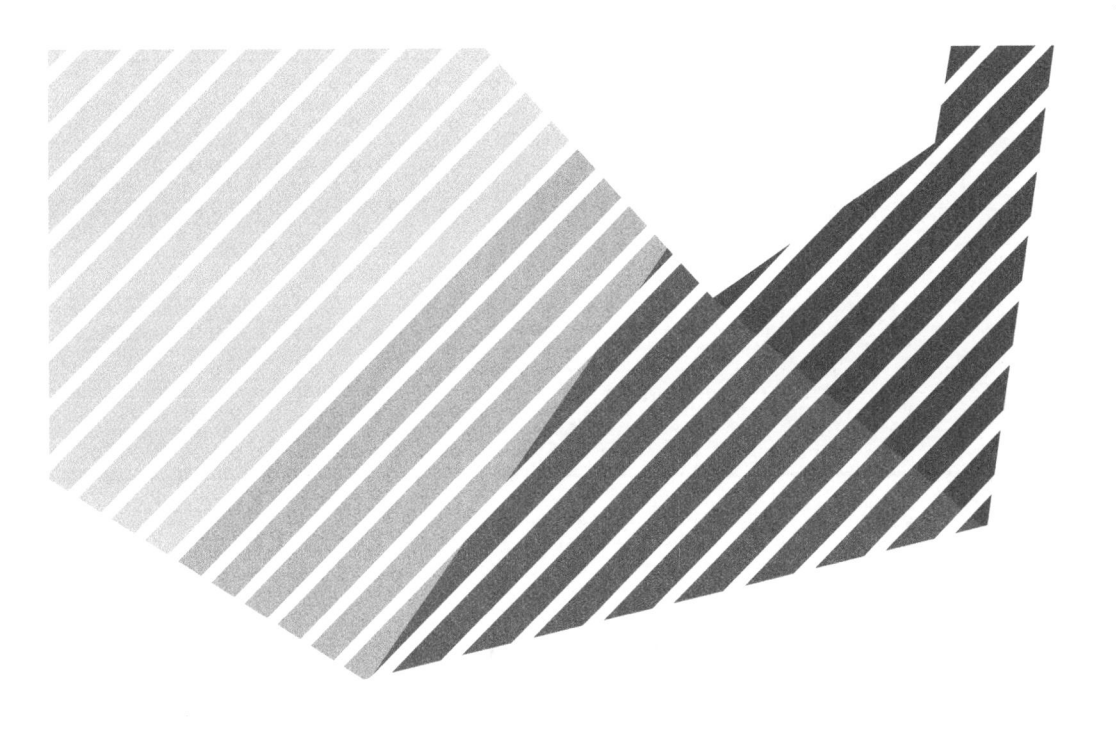

第一节 软骨瘤、软骨肉瘤

软骨瘤又称骨软骨瘤，是一种良性肿瘤，发生于软骨内骨化的骨骼，主要见于四肢骨和颅底骨，少数可与颅骨无明确关系，游离于颅内，如大脑凸面、脑室内脉络膜丛、桥脑内等部位。由于胚胎时颅底骨是软骨内化骨，因此软骨瘤好发于颅底不足为奇。但是穹窿为膜性化骨，没有软骨，因此发生于大脑凸面等处的软骨瘤其确切起源仍不清楚，可能来源于硬脑膜或从脑膜瘤内的纤维母细胞化生而来。软骨肉瘤可由软骨瘤恶变而来，也可直接由间质细胞发展而成，故又称为间质性软骨肉瘤。但软骨肉瘤成瘤机制并不十分清楚，有学者认为是从原始间叶细胞或者软骨母细胞发展而来，占所有颅内肿瘤的 0.02%。

一、发病率

软骨瘤占颅内肿瘤不足 0.5%，好发于女性，以 10~30 岁多见。软骨肉瘤占颅内肿瘤的 0.15%，占颅底肿瘤的 6%，无性别差异，可见于任何年龄，但以 30~50 岁好发。

二、病理及分类

（一）软骨瘤病理及分类

软骨瘤主要发生于四肢的长骨、短管状骨和颅底骨。

1. 主要病理分型

（1）内生性软骨瘤：是一种位于骨中央的软骨瘤，常单发。肿瘤大多位于手足短管状骨，少数位于长骨和扁骨。X 线上表现为境界清楚、圆形或卵圆形的透亮病变，中央见斑点状或环状钙化，骨皮质膨胀变薄。巨体形态为分叶状、灰蓝色软骨样肿块，间有浅黄色钙化区和灰暗红色斑点，常呈黏液样。组织形态上肿瘤由成熟透明软骨结节组成，结节内软骨细胞体积小，较一致，细胞核深染。

（2）骨膜软骨瘤：也称为近骨皮质软骨瘤或骨皮质旁软骨瘤，为少见的骨良性肿瘤。起源于骨膜或骨膜下的结缔组织。肿瘤好发于手足骨和四肢长骨的骨皮质表面，X 线表现为近骨皮质的透明病变，中央不规则钙化，皮质呈碟形凹陷，基部骨皮质常有反应性骨硬化。大体上肿块较小，直径为 2~3cm，为分叶状软骨样。光镜下软骨细胞丰富，可见不典型细胞核，易误认为软骨肉瘤。

（3）钙化和骨化性软骨瘤：部分内生性软骨瘤在 X 线上表现为致密钙化和骨化阴影，光镜下表现为成熟透明软骨，有高度钙化和软骨内骨化，好发于股骨下端和肱骨上端。其性质可能为软骨瘤性错构瘤而不是真性肿瘤，刮除术能将其完全治愈。

（4）多发性内生性软骨瘤：是主要累及一侧肢体整个长管状骨的多发性软骨瘤病，称为 Ollier 病或软骨结构不良，是一种少见的非遗传性软骨疾病。儿童期发病，表现为肢体不对称短缩畸形，X 线表现为干骺端病灶，向骨干扩展。可由于软骨柱的生长与骨纵轴平行，而产生特征性的条纹状阴影，伴斑点状钙化。多发性软骨瘤病同时伴有软组织和某些脏器多发性血管瘤称为 Maffucci 综合征。与孤立性内生性软骨瘤不同的是，Ollier 病和 Maffucci 综合征恶变为软骨肉瘤者可高达 30%。在多发性内生性软骨瘤或 Maffucci 综合征中，如出现颅底的钙化病灶，则软骨瘤为第一诊断，尽管有时脊索瘤或脑膜瘤也会出现类似的表现。有时，恶变的软骨瘤也会出现部分钙化。在 Maffucci 综合征患者中，软骨瘤肉瘤样变的可能性为 16% 左右。

颅内的软骨瘤的病理表现主要为第一种，偶可见颅内软骨瘤并发于软骨瘤病中，则其病理改变为第四种。总体而言，肿瘤为半透明灰白色，常与硬膜粘连，附近颅骨可增生。显微镜下可见不正常的软骨细胞，且有活跃增殖的迹象，伴程度不一的骨化或钙化，或纤维，或黏液成分。

2. 根据其部位可以将颅内软骨瘤分为 4 类

（1）生长于颅底，并侵犯鼻咽：最常见，好发于蝶-枕联合区。如发源于破裂孔周围的骨质联合处，此处的蝶骨、颞骨岩部、枕骨交会成星形，肿瘤位于硬膜外，其主体部分位于鞍旁的中颅窝底。有时也可位于斜坡后的后颅窝底，甚至长入桥小脑角。位于鞍旁的肿瘤常包绕并阻塞颈内动脉，压迫三叉神经半月节，并推移动眼、外展等颅神经。肿瘤也可能广泛破坏骨质，并向上、下方生长。因此，有时该类肿瘤也可见于鼻腔、鼻旁窦，甚至咽部，但极少见于头、颈的其他部位。有学者认为该类肿瘤主要起源于咽鼓管开口、蝶骨底部，或枕骨底部的软骨成分。从咽鼓管发源的肿瘤常位于鼻咽部，并不侵犯颅底，而被称为鼻咽部软骨瘤。相反，来源于蝶骨-枕骨联合的肿瘤常从颅底向下侵犯鼻咽部及咽旁间隙，而被称为颅底软骨瘤，或颅底的颅外软骨瘤。由于软骨瘤可以从骨周膜、软骨周膜、骨等组织上发源，所以该类肿瘤并不一定起源于蝶骨-枕骨联合。

（2）来源于软脑膜：有学者认为它起源于不正常的软脑膜母细胞。

（3）来源于硬膜：该类肿瘤都有包膜，与硬膜粘连紧密，有些还侵犯大脑镰。肿瘤色泽灰红，表面闪亮，与大脑及颅底无粘连，没有从大脑发出的供血动脉。但是相邻的骨质轻度增厚，伴有反应性增生。有学者认为，异型性生长的脑膜成纤维细胞有分化为软骨母细胞的潜能，甚至某些已经高度分化的脑膜瘤也会有仅在原始脑膜组织中才能发现的结构，包含骨结构。在一项 121 例脑膜瘤的研究中，发现其中的一类肿瘤具有骨及软骨的结构。因此，发源于脑膜上的软骨瘤十分可能来源于异型性生长的脑膜细胞。

（4）从脉络膜丛上生长起来的软骨性肿瘤：对其起源认识不详。

（二）软骨肉瘤病理及分类

可分 5 种类型：普通型、间质型、黏液型、清晰细胞型和间变型。还可根据细胞多形性，细胞核有丝分裂程度、体积大小及染色深浅，肿瘤侵袭性，将软骨肉瘤从低级别到高级别进行分类。

三、细胞遗传学

软骨肉瘤的细胞遗传学和分子变异千变万化。成软骨细胞 5q、9p、10q、11p、13q 和 19q 的部分缺损可能参与软骨肉瘤的形成。17p 和 9p 的进一步部分损失，在肿瘤的发展中起重要作用。在这个模型中，13q 的杂合子丢失促进了转移和（或）复发。这只是复杂的肿瘤生物学的简化模型，上述参与此过程的染色体很好地体现了软骨肉瘤基因异常的多样性。显然，这些肿瘤的遗传不稳定性为化疗干预提供了一个有吸引力但又捉摸不透的目标。

四、临床表现

由于肿瘤生长缓慢，病程可从数月至数年不等，甚至长达 10 余年。有报道认为女性发病率高于男性。临床表现可以有头痛、视力障碍等，取决于肿瘤所在部位，且与其他侵犯同一部位的病变相似，缺乏特征性的症状与体征。

生长于颅底的软骨瘤表现与一般生长于颅底的脑膜瘤、颅咽管瘤、脊索瘤等难以区别。

五、诊断及鉴别诊断

由于软骨瘤和软骨肉瘤在临床缺乏特征性，因此它们的诊断主要依靠以下几方面：

1. X 线平片　软骨瘤的 X 线平片表现为局部的钙化和骨质破坏。其钙化常表现为蘑菇样或粗糙的鳞片样，占 70%~90%。骨质破坏也很常见，钙化与骨质破坏同时发生被认为是软骨瘤 X 线片上的典型表现。来源于硬膜的软骨瘤在平片上可见小的钙化灶。有时可见邻近骨质增生，但是通常没有肿瘤侵犯。

2. CT　软骨瘤表现为高而不均匀密度肿块，呈分叶状如菜花或为类圆形，界限清楚，瘤内有点片状的钙化，或"C"形或螺纹状钙化。有这种钙化常表明肿瘤为软骨源性，可以是软骨瘤或软骨肉瘤。但是瘤基底部无骨质破坏是软骨瘤的典型表现，软骨肉瘤则常破坏软骨样底部，并呈现"多星夜空"现象，即钙化和骨碎片混杂在大量的软骨样瘤组织（呈等或略低密度）内。增强后肿瘤无钙化和无黏液变性部分可强化，呈现不均匀密度改变。

3. MRI　显示肿瘤内软骨基质与肌肉信号比，在 T_1 加权为低或中等信号，在 T_2 加权上为中等或高信号，钙化或骨碎片为低信号。肿瘤呈不均匀的增强。软骨瘤与脊索瘤的主要区别在于前者不常侵犯斜坡。软骨肉瘤的影像学表现基本同软骨瘤，但它体积常较大，溶骨破坏明显，钙化和骨化部分常较少。弥散 MRI 成像时，软骨肉瘤的 ADC 值明显高于颅咽管瘤。

鼻咽部和侵犯颅底的软骨瘤的鉴别诊断包括：①咽旁的实体性肿瘤，包括神经鞘瘤、动脉体瘤、腮腺后叶及小唾液腺肿瘤。②鼻后囊肿及肿瘤，包括皮样囊肿、下颌囊肿、幼年性血管网状细胞瘤、颅咽管瘤、脊索瘤、鳞样细胞癌。③上颌的肿瘤及囊肿。其他少见的鉴别诊断还包括钙化的动脉瘤与转移瘤。通过 CT 可以判断肿瘤的来源，MRI 可以鉴别肿瘤。

六、治疗

外科手术切除是本病的主要治疗方法，但是由于颅底骨常广泛受累，难以做到全切除，部分或大部切除肿瘤可解除颅神经受压迫症状，并获较长时期缓解。放疗和（或）放射外科治疗可作为术后辅助治疗。

（一）外科手术

手术切除是本病的主要治疗方法。但这些肿瘤通常不仅涉及斜坡，还侵袭海绵窦、颞骨岩部顶端和脑干等，侵袭和包绕神经与血管的结构，使手术切除非常困难。常规的显微外科入路因为手术时间长、创伤大、中线横向及双边区域的暴露受限制等问题，客观上增加了手术难度。而内镜的鼻内入路因为具有良好的视野暴露，被认为是现阶段斜坡软骨瘤及软骨肉瘤较好的手术方式之一。内镜鼻内入路能够提供的直视范围包括从鞍底到枕骨大孔，不但在横向方面不受颈内动脉的限制，最远可达圆孔及卵圆孔，而且通过这种入路，可以到达颞骨岩部的顶端和颈静脉孔。因此，手术医生在内镜手术过程中可以明确肿瘤边界及其与附近重要解剖结构的关系，提高肿瘤切除率，并有效减少手术创伤。但是由于颅底骨常广泛受累，难以做到全切除，有时部分或大部切除肿瘤可解除颅神经受压迫症状，获较长时期缓解。

（二）放疗和（或）放射外科治疗

可作为术后辅助治疗。因肿瘤侵犯斜坡，常常靠近垂体柄、脑干等重要结构，以往的常规放疗及二维单纯放疗因照射损伤和并发症较多等原因已不再使用。目前较认可的是肿瘤大部切除后行立体定向放疗、三维适形放疗或影像引导放疗等。立体定向放疗是现行使用较多的术后治疗方式。其定位准确，误差常<0.5mm；每条 γ 射线剂量梯度大，对组织损伤少。经手术联合立体定向放疗后的软骨肉瘤 5 年局部控制率可达到 86% 以上。其常见放射剂量在 30~70Gy，肿瘤周边剂量的平均值是 15~16Gy。垂体柄暴露在放疗范围内，应保持计量少于 30Gy 以保护垂体内分泌功能，脑干的暴露剂量需要控制在 60Gy 以下。

七、预后

肿瘤的预后与其生长部位密切相关。尽管部分切除肿瘤并非难事，肿瘤全切却很难达到，因顾及颅神经、静脉窦、动脉等重要结构受累，所以常影响肿瘤切除。不全切除者常会复发，需要进行多次手术。对于幼年患者，成功的手术可以使其智力不受影响，人格发育正常。

（李建广）

第二节 颈静脉孔区肿瘤

颈静脉孔（JF）位置深在、范围狭小，其内及周围穿行有重要的神经和血管。颈静脉孔区肿瘤属少见肿瘤，发病率低，仅约占神经系统肿瘤的 0.3%。除颈静脉球瘤外，以雪旺细胞瘤和脑膜瘤为主。其他肿瘤还有骨源性肿瘤、脊索瘤、表皮样囊肿、转移性肿瘤、黏液瘤、神经肠源性囊肿、血管外皮瘤、浆细胞瘤等。由于该区解剖复杂，结构变异多，不同患者甚至同一患者的两侧颈静脉孔在大小、位置和形状上也可有明显差别。因此，熟悉颈静脉孔区显微解剖结构，有助于理解该区病变的临床表现和选择适合的治疗方法。

一、显微解剖

(一) 颈静脉孔

由颞骨岩部和枕骨组成，通常右侧大于左侧。颈静脉孔可分为两部分：较大的静脉部（又称乙状部），位于后外侧，容纳颈静脉球、X 及 XI 颅神经和脑膜后动脉；较小的神经部（又称岩部），位于前内侧，容纳 IX 颅神经和岩下窦。颈静脉孔与鼓室、内听道、面神经管垂直段及前庭小管内口为邻，外上方则紧靠鼓室，内隔较薄骨质。与面神经垂直段间可有或无薄骨片相隔。因此，不但手术操作不当易损伤上述结构，而且颈静脉孔病变累及周围结构，可以面听神经等功能障碍为首发症状。

1. 神经结构

(1) 舌咽神经：是混合神经，包含运动、感觉和副交感神经纤维。其运动纤维起源于延髓疑核上部，穿出颈静脉孔，支配茎突咽肌。感觉神经元位于颈静脉孔附近的岩神经节和上神经节，接受来自外耳道和鼓膜后侧的痛、温觉和咽壁、软腭、悬雍垂、扁桃体、鼓室、耳咽管、乳突气房、舌后部、颈动脉窦和颈动脉体的内脏感觉以及舌后 1/3 的味觉。副交感纤维起源于延髓的下涎核，节前支经过耳神经和岩浅小神经到耳神经节，节后支循三叉神经的耳颞神经支配腮腺。

(2) 迷走神经：也是混合神经。其运动纤维起自疑核，与舌咽神经并行，经颈静脉孔出颅腔，支配除软腭张肌和茎咽肌以外的所有咽、喉、软腭的肌肉。感觉神经元在颅颈静脉孔附近的颈神经节和结神经节。颈神经节传导一部分外耳道、鼓膜和耳郭的一般感觉，中枢支进入三叉神经脑干脊髓核。结神经节传导咽、喉、气管、食管和内脏的感觉，以及咽、软腭、硬腭、会厌等部分的感觉，中枢支进入孤束核。副交感纤维起自第 4 脑室底部的迷走神经背核，分布于内脏器官。迷走神经受损时，主要造成软腭和咽喉肌的麻痹，表现为吞咽困难、声音嘶哑、言语不清等现象，有时还伴有心动过速。

(3) 副神经：是运动神经，由延髓根和脊髓根组成。延髓根起源于疑核，组成迷走神经尾端的几个根须，脊髓根起源于 $C_{1\sim5}$ 前角，自枕大孔进入颅腔，与延髓神经根组成副神经，经颈静脉孔穿出颅腔。因此，在颈静脉孔内，副神经难与迷走神经分离。副神经支配胸锁乳突肌和斜方肌。

2. 血管结构　静脉系统是颈静脉孔的最重要结构，由乙状窦水平段延续进入颈静脉球构成。岩下窦是除乙状窦外引流入颈静脉球的最大静脉窦，通常以多分支形式穿过颈静脉球的神经部和静脉部间的纤维分隔，回流至颈静脉球的前内侧部。其他如来自枕窦或耳蜗处静脉也可回流至颈静脉球。这些静脉结构成为手术中出血的主要原因。了解这些结构的分布，有助于术中控制出血。

与颈静脉孔关系密切的动脉主要有颈内动脉的上颈段和岩骨段，颈外动脉的后颅分支，以及椎动脉及其分支。具体有发自颈外动脉的咽升动脉脑膜支、耳后动脉脑膜支，常为颈静脉孔肿瘤的供血动脉。对血供丰富的肿瘤，术前可考虑行血管栓塞以减少血供。

（二）舌下神经管

管内有舌下神经。舌下神经是运动神经，其纤维起源于第 4 脑室底部的舌下核，向前外方伸出延髓，经舌下神经管穿出颅腔，支配所有牵引舌部的舌内、外肌肉。舌下核接受双侧皮质延髓束的支配，但颏舌肌的运动核仅接受对侧皮质的支配。

二、临床表现

临床表现复杂多样。由于肿瘤多侵犯或压迫邻近骨性或神经结构，颅神经损伤常为主要表现。颅神经损伤出现次序和损伤程度，与肿瘤位置和起源有关。如肿瘤向颅内生长，还可引起其他颅神经障碍，如面、听神经和三叉神经，并压迫小脑和脑干，引起共济失调和锥体束征。严重者影响脑脊液循环，出现梗阻性脑积水。如肿瘤向颅外生长，可扪及颈部肿块。

三、雪旺细胞瘤

（一）发病率

颈静脉孔区雪旺细胞瘤是指起源于Ⅸ、Ⅹ、Ⅺ颅神经的神经鞘瘤，占颅内肿瘤的 0.17%~0.72%，以及所有颅内雪旺细胞瘤的 1.4%~2.9%。

（二）临床表现

颈静脉孔区雪旺细胞瘤起病缓慢，常为患者忽略，由首发症状出现到就诊多经过数年。从临床表现很难判断肿瘤起源，而且典型颈静脉孔综合征（Ⅸ、Ⅹ、Ⅺ颅神经麻痹）并不总是出现。本组 94 例患者中以Ⅶ、Ⅷ颅神经麻痹最常见，其次为舌肌萎缩和后组颅神经障碍。文献报道中也以听力障碍和面瘫最为多见。

（三）辅助检查

1. CT　薄层颅底 CT 骨窗位（厚度 1~3mm，水平和冠状位）扫描可表现为颈静脉孔扩大，边缘整齐，周围密度增高，呈骨质硬化反应，无骨质破坏，可与颈静脉球瘤相鉴别。内听道多不扩大，可与听神经瘤相鉴别。平扫时肿瘤呈等密度或稍高密度占位。颅内部分可在脑桥小脑角处呈强化表现，易误诊为听神经瘤。需采用 MRI 检查鉴别。

2. MRI 为主要诊断方法。在 T_1 和 T_2 加权像上其信号同听神经瘤，即 T_1 等或低信号，增强后明显强化，T_2 高信号。肿瘤位于或长入颈静脉孔，可与听神经瘤相鉴别。MRI 不仅有助于术前诊断，还有助于设计手术方案及术后随访。当肿瘤变大，使颈静脉孔与内听道相通时，严格区分本瘤与听神经瘤则存在困难。

3. MR 静脉成像技术（MRV） 可以无创显示颅内静脉回流，有助于判断病灶与乙状窦、颈静脉球和静内静脉的关系，有利于手术方案的设计。

（四）诊断

结合临床表现和影像学检查，可作出定位判断。需与颈静脉球瘤、听神经瘤、脑桥小角瘤脑膜瘤、胆脂瘤、转移瘤等相鉴别。

术前肿瘤分级有助于治疗方案的设计和预后判断。Kaya 等提出了肿瘤的三型分型法：A型，肿瘤主体位于颅内，仅有部分位于颈静脉孔内。B 型，肿瘤主体位于颈静脉孔内，无或仅有少许向颅内外生长。C 型，肿瘤主体位于颅外，仅有少部分侵入颈静脉孔或颅内。Samii 根据肿瘤生长方向和颅内外累及程度，对颈静脉孔区雪旺细胞瘤提出四型分型法，增加了同时累及颅内外的 D 型，即哑铃型。A 型：肿瘤原发并大部分位于颅内，颈静脉孔有扩大；B 型：肿瘤原发于颈静脉孔，并向颅内扩展；C 型：肿瘤原发于颅外，向颈静脉孔区扩展；D 型：哑铃型，颅内外沟通。

（五）治疗

1. 手术治疗 雪旺细胞瘤属良性肿瘤，肿瘤全切除，可有较好预期。如不能全切除肿瘤，可缩小肿瘤体积，减少压迫症状，为放射外科治疗创造条件。术后或 γ 刀后复发肿瘤，由于局部解剖结构破坏，增加了再次手术和颅神经保护的难度。随着颅底外科技术和微创理念的发展，多数能做到全切除或次全切除肿瘤，死亡率和病残率显著降低。有统计资料的 130 例患者中，105 例全切除，全切率达到 80.77%，12 例次全切除；13 例大部或部分切除，未见病死率。美国 Fukushima 报道了 81 例颈静脉孔区神经鞘瘤的治疗结果，认为对于该区的神经鞘瘤应该采取相对保守的手术入路和手术切除方法，可以明显降低后组颅神经的功能障碍，未见明显的复发率增加。复发肿瘤可采用现代放射外科方法治疗。

（1）手术入路：肿瘤大小、位置和范围，以及颈内动脉和颈内静脉受累程度决定手术入路。对于 A 型肿瘤，可直接采用乳突后枕下入路；B 型、C 型和 D 型可根据肿瘤生长方向，选择联合经颈-乳突入路。优点在于可保留骨管内面神经，在迷路和耳蜗下方磨除岩骨可保留听力和前庭神经。有研究者认为 A 型和多数 B 型肿瘤可采用乳突后枕下入路；对局限于颈静脉孔区或 D 型中以颅内生长为主的肿瘤，可采用改良远外侧入路，以获得较大手术视野；单纯生长于颅外的肿瘤，可采用经下颌骨入路和 Fisch 颞下窝入路；哑铃状生长肿瘤，需联合多种入路切除颅内外肿瘤或分期手术。

（2）手术方法

1）雪旺细胞瘤与其他部位的神经鞘瘤一样，应先做瘤内切除，待瘤体缩小后，再分离肿瘤周围蛛网膜间隙。

2）手术中最重要的是保护颈内静脉，肿瘤生长过程中常包绕颅神经和颈静脉球。

3）手术应尽量保持后组颅神经完整。Samii 认为在雪旺细胞瘤的手术中常有 30% 左右的颅神经功能障碍（暂时或永久性）。笔者认为颈静脉孔区狭小，操作过程中常引起后组颅神经损伤。操作关键在于从颅外尽可能地开放颈静脉孔区，使颈静脉球部完全暴露，有助于保护颅神经。同时严格按肿瘤界面分离，细心解剖可减少神经损伤的可能性。

4）采用改良远外侧入路，通常无需磨除枕骨髁，只需将颈静脉结节部分磨除，扩大脑干腹侧暴露，减少对脑干牵拉。

（3）并发症：术后常出现颅神经功能障碍，主要有后组颅神经受损，多数为暂时性，经治疗多能恢复。面神经损伤也常见。由于手术中磨除乳突、颈静脉孔区骨质和暴露颈部肌群，术后脑脊液漏和皮下积液发生率较其他手术高。如出现后组颅神经功能障碍如吞咽困难或呛咳，应及时经鼻放置胃管；同时应保持呼吸道通畅，必要时气管切开；雪旺细胞瘤术后发生脑脊液漏，容易引起严重感染，导致死亡，因此术中应严格用骨蜡封闭骨窗缘，暴露气房需及时封闭，并严密缝合硬膜，缝合缘采用生物胶加固封闭。对分离的颈部肌群应严格解剖复位，术后局部做加压包扎。

2. 放射外科治疗　雪旺细胞瘤对普通放疗不敏感，一般不对肿瘤进行放疗。但随着放射外科如 γ 刀或射波刀对听神经瘤治疗的有效性得到证实，有学者开始采用放射外科治疗颈静脉孔区神经鞘瘤。Nuthukumar 和 Kondziolka 报道采用 γ 刀治疗 17 例颈静脉孔区神经鞘瘤，经 6~74 个月随访，8 例肿瘤缩小，8 例肿瘤大小稳定，1 例增大。治疗后无新增神经功能障碍。但其长期效果和由于放射反应引起的颅神经功能障碍有待进一步观察。Peker 报道了 17 例颈静脉孔区神经鞘瘤患者，进行 γ 刀治疗，随访 64 个月，显示 13 例肿瘤缩小，4 例肿瘤未见明显变化，肿瘤控制率达到 100%。证实对于小型或中等大小的颈静脉孔区神经鞘瘤，γ 刀治疗是一种有效的方法。

四、颈静脉球瘤

（一）历史背景、发病率及病因

1743 年，Van Haller 首次提出"颈动脉体"的概念。1880 年，Riegner 完成了首例颈动脉体外科切除术。1840 年，Valentin 最早报道了鼓室球，他认为在鼓室神经附近的小的细胞簇是一个神经节。随后 1878 年，Krause 也完成了相关报道，指出颈静脉球与颈动脉体的相似性。1945年，Rosenwasser报道了一例中耳颈动脉体瘤的手术切除，进一步强调了这种相似性理论。1941年，Guild描述了位于颈静脉球外膜的颈静脉体。

1951年，Winship和Louzan将起源于此区域的副神经节细胞的肿瘤称为"颈静脉球瘤"。1953年，Guild通过对88例人颞骨切片的大样本研究分析，确定了颈静脉球、鼓室和迷走神经3个主要的解剖学结构，奠定了现代颈静脉球病因学的分类基础。

颈静脉球瘤很少见，分别约占头颅肿瘤和全身肿瘤的0.6%和0.03%。可在22~90岁发病，但多见于中年，女性多于男性。病程长短不一，数月至数年。肿瘤多单发，3%~5%的患者可合并全身其他部位的副神经节瘤。部分病例有家族性显性遗传倾向。

颈静脉球瘤起源于颈静脉球外膜的副神经节，是神经外科最多见的副神经节瘤。位于颈静脉孔区的副神经节数量和部位不固定，可位于颈静脉球外膜及鼓室管内，也可沿舌咽神经的鼓室支、岩小神经和迷走神经的耳支分布。起源于上述分布区的副神经节瘤均可累及颈静脉孔区，故很难鉴别其确切起源。因此，可将累及颈静脉孔区的副神经节瘤泛称为颈静脉球瘤。

其病因不明。神经节细胞来源于神经嵴的神经母细胞瘤，既有神经元细胞的特征又有内分泌功能，属于神经内分泌细胞。细胞化学和超微结构研究已证实，颈静脉球瘤有化学感受器的功能，其细胞质内有典型的儿茶酚胺分泌颗粒。1%~3%的颈静脉球瘤有神经内分泌功能活性，血浆中儿茶酚胺水平升高，产生相应症状。部分病例可见全身多病灶多中心性生长。

（二）病理

肿瘤质地较韧，色暗红，富含血管或血窦。可有包膜，但如向周围浸润，包膜可不完整。光镜下，肿瘤由巢状和分叶状排列的较苍白的主细胞和围绕周围的扁平状支持细胞组成。主细胞圆形或多角形，核圆形或卵圆形，染色质空淡，排列成巢状，在主细胞巢周围广泛分布的薄壁毛细管和网状纤维结构（称为"Zellballen"现象）。支持细胞S-100呈阳性，也可观察到副神经节瘤中较为少见的表现：瘤细胞周围有致密的纤维组织包绕，形成广泛的纤维网。瘤细胞可压迫神经束，并浸润神经内膜。S-100免疫组化染色可判断肿瘤是否浸润神经。免疫组化分析证实嗜铬粒蛋白、突触素、神经特异性烯醇化酶和神经丝蛋白呈阳性。有3%~50%发生恶变，恶性变的判断标准为细胞异型、核分裂、局部浸润和周围播散，免疫组化表现为MIB-1、P53、Bcl-2和CD34阳性。少数可发生远处转移。肿瘤的富含血管特性主要取决于VEGF和PDGF的血管生成作用。超微结构可以看到富含去甲肾上腺素、肾上腺素和多巴胺能分泌颗粒。由于存在儿茶酚胺和神经肽，它们被归为胺前体摄取和脱羧酶系统（APUD）或神经内分泌系统。

（三）遗传及分子生物学特点

在已报道的颈静脉球瘤中，家族性颈静脉球瘤占20%~40%，遗传变异已经部分阐明。

文献报道的家族性颈静脉球瘤的最大一个亚型（约占全部颈静脉球瘤的 10%）已经被证实在 11 号染色体的两个区域存在生殖系突变：位于 11q23.1 的 PGL_1、位于 11q13.1 的 PGL_2。两个区域均编码琥珀酸脱氢酶（SDH）亚单位，前者主要与 D 亚单位关系密切，D 亚单位位于线粒体膜，参与柠檬酸循环及线粒体呼吸链。Baysal 等指出，SDH 是细胞氧感应系统的重要组成部分，其突变可以使细胞对氧的反馈失能，导致缺氧状态，激发细胞增殖。这种缺氧诱导的增生理论有流行病学证据支持，表明居住在海拔较高的地区或患有慢性呼吸性疾病的人群颈静脉球瘤的发病率明显增高。

多发性神经纤维瘤病（NF）的遗传学关联证据尚不明确。非家族性 NF 的病理机制尚未阐明，但是血管生成机制和凋亡机制是研究较热的领域。大多数的血管生成相关因子（如成纤维细胞生长因子、血小板源性生长因子、转化生长因子 $β_1$ 等）在非家族性 NF 肿瘤中均低表达。而血管上皮生长因子和血小板源性内皮细胞生长因子在细胞水平（65%）和基质水平（77%）均有广泛分布。对内皮素 1 也有类似报道。实验研究已经证实，抗 VEGF 治疗可以减小大鼠颈静脉球瘤的体积。而对于凋亡的机制，在颈静脉球瘤中发现 bcl-2 高表达。由于 bcl-2 是 bax 的抗凋亡同系物，过表达可以抑制凋亡而增加细胞的存活。bcl-2 与鼠双微基因（MDm2）、NF-κB 和其他因子一样，可以抑制凋亡途径，是目前肿瘤发生机制中研究较广泛的因子。

（四）临床表现

颈静脉球瘤多单发，少数可双侧同时发生。多见于有家族史者，或伴有其他部位的化学感受器来源肿瘤，如颈动脉体瘤。大多数起病隐蔽、缓慢生长，影响周围神经血管结构，才引起有关表现。

常见临床表现有以下几种：

1. 进行性单侧听力下降，伴耳鸣　传导性或神经性耳聋，肿瘤血供丰富，可出现搏动性耳鸣。耳镜检查：鼓膜呈充血膨隆，外耳道可见灰红色肿块，伴随脉率而搏动，甚至出血。有些病例反复出血可致慢性中耳炎、脑膜炎及耳源性脑脓肿，产生相应的症状、体征。

2. 面瘫　面神经受累提示肿瘤侵及脑桥小脑角、内听道、中耳、乳突、面神经管及茎乳孔等。

3. 眩晕　肿瘤侵及迷路或直接压迫前庭神经。体检可发现眼震，水平性眼震多见。

4. 颈静脉孔区综合征　后组颅神经麻痹，多见于巨大肿瘤。

5. 后破裂髁综合征　Ⅸ-Ⅻ颅神经同时受累，有舌肌萎缩和伸舌偏向患侧。提示肿瘤同时侵及颈静脉孔及枕骨髁区。

6. Horner 综合征　大型颈静脉球瘤可向前生长并包绕颈动脉，产生 Horner 征，提示病变侵及咽旁间隙内的颈交感干或颈内动脉周围的颈内动脉交感丛。

除上述颅神经症状外，还可因脑脊液循环受阻，产生梗阻性脑积水，出现颅高压症状，以及行走不稳、共济失调等小脑症状，锥体束征阳性，颞叶癫痫等中颅窝受累的临床表现。向颅外长入颈静脉或沿颈静脉生长，可于颈部扪及肿块。少数患者血浆中儿茶酚胺水平升高，表现为血压升高、心悸、烦躁等。

（五）辅助检查

1. CT 薄层颅底 CT 骨窗位（厚度 1~3mm，水平和冠状位）扫描是估计骨侵犯程度的最好方法，可提供颈静脉孔区结构破坏情况。颈静脉球瘤表现为颈静脉孔区骨质不规则破坏。平扫时病灶表现为等密度略高或略高密度占位，但病灶常向周围侵犯破坏颞骨岩部、颈动脉管、中耳，或脑桥小脑角和颅中窝，并可能向外延及外耳道。增强扫描，病灶呈均一强化。

2. MRI 可显示肿瘤位置及生长方向。平扫为等信号（T_1 加权）和高信号（T_2 加权），因供血丰富，在 T_1、T_2 加权像上均可见点状或线状流空信号，特别在 T_1 加权增强像出现显著"黑白相间现象"，此为特征性表现。注射造影剂后病灶均匀强化。

3. MR 静脉成像技术（MRV） 除了显示大型肿瘤的静脉回流外，更有助于判断病灶与乙状窦、颈静脉球和颈内静脉的关系。尤其是判断静脉系统有无闭塞，对于手术方案设计帮助较大。

4. 血管造影 颈静脉球瘤术前应做脑血管造影，目的在于：①评价肿瘤血供，了解肿瘤是否已侵犯颈内动脉和确认静脉系统走向。②了解肿瘤是否已阻塞乙状窦和颈静脉球，判断对侧乙状窦是否通畅。③了解颈内动脉侧支代偿情况，必要时行颈内动脉球囊闭塞试验。④可行供血动脉栓塞，减少术中出血。

T_1 加权（平扫增强）MRI（A→F）和 DSA 颈外动脉（G、H）和右椎动脉（I）及左椎动脉（J）造影显示肿瘤和其血供

5. 羟基苯丙酸胍（MIBG） 放射显影应用于含神经内分泌颗粒的肾上腺外副神经节肿瘤及神经母细胞瘤的标记，有助于颈静脉球瘤与脑膜瘤、雪旺细胞瘤及骨源性肿瘤等的鉴别诊断。

6. PET/CT 或 PET/MRI 可发现恶变颈静脉球瘤的转移。

7. 化验室检查 儿茶酚胺（血和尿）和香草扁桃酸（尿）增高提示肿瘤具神经分泌功能。SDH 分子分析和遗传研究有助鉴别家族性可疑患者染色体 11 突变。

（六）诊断

联合临床表现、特征性耳镜下表现和影像学检查，诊断颈静脉球瘤多不困难。诊断重点在于术前权衡治疗方法、手术入路和预后判断。有多种分级方法，较为常用的是 Glasscock-Jackson 分级法和 Fisch 分级法。

(七) 治疗

1. 栓塞治疗

（1）适应证：大型颈静脉球瘤术前辅助治疗，年老体弱无法接受手术者或复发病例的姑息性治疗。

（2）目的：减少手术出血，降低输血量并缩短手术时间，利于肿瘤边界的分离和分块切除，保护颅神经等周围结构，Fisch 分型 C 型和 D 型的颈静脉球瘤，术前栓塞应作为常规辅助治疗。术前栓塞与手术时间间隔不宜过长，以免血管再通或侧支循环开放，降低疗效。

（3）栓塞方法：颈静脉球瘤主要由颈外动脉系统供血。大型颈静脉球瘤多呈分叶状生长，各叶供血动脉来源于颈外动脉的不同分支。肿瘤前叶还可有颈内动脉的颈鼓室支参与供血。Fisch 分型 D 型的肿瘤，向颅内侵入硬膜外的部分，常可见颈内动脉岩骨段（C_5）或海绵窦段（C_4）发出分支供应。肿瘤侵入颅后窝硬膜下部分常有椎-基动脉、小脑后下动脉（PICA）及小脑前下动脉（AICA）发出分支供应。对于大型、多分叶的肿瘤，需行颈内、外动脉各分支超选择性插管，逐一栓塞。Fisch 分型 C 型的肿瘤一般可获完全性栓塞，D 型肿瘤可获大部栓塞。肿瘤颈内动脉颅内分支供血明显，而超选择性栓塞失败时，可试行同侧颈内动脉球囊临时阻断试验。如患者可以耐受，则可行颈内动脉岩骨段球囊阻断。肿瘤以椎-基动脉系统供血占优势的病例，大多栓塞困难。

（4）并发症：①发热。②短暂性耳痛。③术后伤口愈合延迟。④脑缺血。⑤后组颅神经麻痹等。

2. 手术治疗

（1）适应证：肿瘤进行性增大，有神经系统功能障碍者均应首选手术治疗。

（2）手术入路

1）限于鼓室内的小型肿瘤可采用耳科手术入路，如耳道入路或耳后入路（与乳突入路的鼓室成形术相仿）。

2）肿瘤体积较大累及颈静脉孔区则需采用颅底手术入路，分为以下 3 类：外侧颅底入路、经颅后窝入路和经岩骨鼓室部入路。

A. 外侧颅底入路：用于已侵犯岩骨段颈内动脉的中大型颈静脉球瘤。平卧，耳后"C"形切口，依据肿瘤向前扩展范围切断或保留外耳道，依据肿瘤向颅外扩展的范围延长颈部切口，以充分暴露肿瘤及供应血管为宜。于颈部暴露颈内动脉和周围神经结构，识别颈内动脉、颈外动脉、颈内静脉、舌下神经襻和迷走神经等。自二腹肌沟中游离二腹肌后腹，如肿瘤巨大，必要时切断二腹肌，以利暴露。乳突切除范围局限于茎乳孔及面神经乳突段后，磨除颈静脉突，至迷路，从后外侧暴露颈静脉孔区。如需增加侧方显露，术中可以向前牺牲外耳及中耳结构，但需保留迷路。如患者术前已有听力丧失，向内侧磨除迷路可以进一步扩大术野。切除枢椎横突及枕骨髁后，肿瘤颅外部分大多可充分显露并切除。肿瘤侵入颅内部分可以联合外侧枕下乙状窦前或乙状窦后开颅以切除。

B. 后侧入路：包括枕下乙状窦后入路、远外侧入路及远外侧经髁入路。适用于以颅内部分为主的肿瘤患者。

传统的枕下乙状窦后入路通过牵开小脑半球可以显露脑桥小脑角和颅内颈静脉孔区，但无法显露枕骨大枕区和下斜坡区。

远外侧经髁入路则可以弥补上述不足。侧卧，患侧耳后直切口，下缘达乳突尖后，根据肿瘤大小，向颈部相应延伸。在胸锁乳突肌前缘游离出颈内静脉、颈内动脉、颈外动脉及迷走神经、舌下神经和副神经。以寰椎后弓外侧的椎动脉沟为标志，游离椎动脉。颈外动脉诸分支（如枕动脉、咽升动脉等）常有分支参与肿瘤供血而增粗，可邻近肿瘤将其一一电凝切断。进一步暴露枕骨后外侧直达颈静脉孔，此时颈静脉球常受肿瘤推移或侵入。枕下开颅，骨窗范围上至横窦，外侧至显露乙状窦全程，打开颈静脉孔后外侧，在茎乳孔及面神经乳突段后磨除乳突，磨除颈静脉突，进一步从后外侧显露颈静脉孔区。磨除颈静脉结节后可充分显露下斜坡至中线，但需小心保护邻近通过的颅神经，由于颈静脉球瘤患者颈静脉孔区骨质大多破坏，故上述骨性结构的磨除多不困难。颈静脉球瘤大多侵犯颈内静脉及静脉窦（乙状窦或横窦），如术前DSA或者MRV证实上述静脉回流已经闭塞，可在肿瘤近端阻断，切开静脉窦切除肿瘤或连同肿瘤一起切除静脉窦。肿瘤远端结扎并切断颈内静脉，将肿瘤连同上述结构及受累硬膜一并切除。注意保护岩下窦。肿瘤侵入颅内部分多位于硬膜外，联合枕下乙状窦前、后开颅多暴露充分。虽然肿瘤表面血管丰富，但可用双极电凝镊电凝并使肿瘤表面皱缩，切除肿瘤多无困难。如肿瘤长入硬膜下，可在乙状窦后剪开硬膜，分离肿瘤与脑组织边界，切除肿瘤颅内部分。肿瘤分离过程中注意保护面、听神经和后组颅神经。取自体筋膜修补硬膜缺损，取自体脂肪填充岩骨磨除后的残腔。

C. 颞下窝入路：从外耳道前，经岩骨鼓室，暴露牵开颈内动脉岩骨段，抵达颈静脉孔区及中上斜坡前侧，并在此基础上联合外侧入路。适用于Fisch分型B型或C型的颈静脉球瘤手术，特别适用于肿瘤沿着颈动脉岩骨部或咽鼓管侵及岩尖并长入中颅底的病例。

术中需去除颞颌关节表面的骨质，并于颅外暴露颈内动脉直至海绵窦段。同时需磨除中颅底骨质，暴露圆孔和卵圆孔。

(3) 手术并发症：取决于肿瘤的大小、血供和侵犯部位。

1）颅神经损伤：包括面瘫、听力丧失、吞咽困难、声音嘶哑、呛咳等。

2）重要血管痉挛或损伤：包括颈内动脉、椎动脉及颈外动脉等，可导致大脑半球或脑干缺血，严重者可致死亡。

3）脑脊液漏。

4）术后感染。

3. 放疗

（1）适应证

1）术后残留肿瘤者。

2）老年患者或全身情况差不能耐受手术的患者。

3）肿瘤小，无或仅有轻微临床症状者。

4）复发或转移性肿瘤者。

5）双侧颈静脉球瘤，一侧术后残留严重后组颅神经功能障碍的患者，对侧肿瘤无法手术者。

6）患者及家属顾及手术风险，拒绝手术。

（2）并发症

1）组织及颞骨放射性坏死。

2）延迟性中耳炎、耳道积液。

3）喉头狭窄。

4）下颌骨放射性坏死。

5）外耳道狭窄等。

（3）疗效有争议：支持者认为，组织学观察显示放射性能导致肿瘤水肿、纤维化、含铁血黄素沉着、血管壁退行性变，伴内膜增生、血栓形成。影像学检查提示肿瘤放疗后缩小、生长减缓甚至相对静止。临床观察部分病例放疗后症状缓解，故放疗有效。反对者强调，显示放疗后副神经节瘤细胞本身没有明显放射性改变，肿瘤病灶仍然存在，生长只是暂时抑制。患者已有的临床症状、体征缓解有限（特别是C型和D型），且有效率各家报道差别很大。放疗后并发症（如上述）造成新的临床症状，如偏瘫、眩晕、共济失调、耳鸣、咀嚼困难和吞咽困难等。局部放疗不能阻止肿瘤远处转移。放疗造成局部组织粘连，给手术肿瘤分离、局部解剖带来困难。

4. 放射外科治疗　如γ刀、射波刀和质子刀。其适应证和并发症基本同常规放疗。2012年，俄罗斯学者Golanov首先报道了射波刀治疗颈静脉球瘤的临床经验，34例颈静脉球瘤患者中，4例接受立体定向放射外科治疗，平均剂量（17±3.1）Gy（13.7~22Gy）。30例接受低分割剂量治疗，3~7次分割剂量，总剂量为18~35Gy。平均随访时间为8个月（1~20个月）。肿瘤控制率达到100%，患者治疗后不需要其他治疗（如显微外科手术或再次放疗）。颅神经功能障碍发生率很低，而且是暂时性的。报道显示听神经的功能保留率达到75%。证实应用射波刀系统通过立体定向放射外科和低分割剂量治疗颈静脉球瘤是有效的。

五、脑膜瘤

(一) 发病率

虽然后颅窝的脑膜瘤经常累及颈静脉孔区，但是原发于颈静脉孔区的脑膜瘤十分罕见。文献报道不足100例。原发于颈静脉孔区的脑膜瘤仅占后颅窝脑膜瘤的4%。原发的颈静脉孔区脑膜瘤起源于颈静脉球附近的蛛网膜细胞。

(二) 病理

该区脑膜瘤以上皮型和纤维型为主，约占80%（12/15），极少数为不典型或间变性脑膜瘤。颈静脉孔区脑膜瘤表现为广泛的颅底侵犯，以此区别于继发侵犯颈静脉孔的后颅窝脑膜瘤。肿瘤浸润侵犯周围的颞骨和神经血管结构，故需要扩大切除以防止复发。颈静脉孔脑膜瘤具有以下特征：离心性生长，颈静脉孔骨缘的穿凿样硬化，脑膜尾征以及缺乏血管流空表现。以此来鉴别颈静脉孔区其他常见的肿瘤。术中大体标本可见脑膜瘤为实质性，边界清楚，轴外肿瘤，附着于广泛的硬膜基底。

(三) 辅助检查

CT平扫呈等密度，增强可见明显强化。有时可见钙化和颅底浸润等特征性的骨化表现。MRI平扫可见T_1呈等或低信号，T_2高信号，增强可见明显强化。血管造影动脉期明显长于球瘤。

(四) 治疗

手术切除是主要治疗方法，可采用枕下经乙状窦入路。但全切除肿瘤较困难，原因在于：附着硬膜因术后修补困难，出现脑脊液漏等并发症，而不能完全切除；肿瘤常将后组颅神经、血管包绕，或与脑干表面粘连而缺少界面，强行分离切除易伤及脑干。因此，手术时应在保护神经功能的前提下尽可能多地切除肿瘤，残留肿瘤可采用放射外科治疗。手术并发症及处理同神经鞘瘤。与球瘤和雪旺细胞瘤相比，原发颈静脉孔脑膜瘤术后颅神经功能障碍发生率明显增高（脑膜瘤约60%，颈静脉球瘤约30%，雪旺细胞瘤约15%），术后5年的复发率高达25%。意大利报道了13例颈静脉孔区脑膜瘤，全切率达84.6%（SimpsonⅠ-Ⅱ），面神经功能保留率达46.1%（HBⅠ~Ⅱ级），术后后组颅神经功能障碍发生率高达61.5%。

六、软骨瘤及软骨肉瘤

(一) 发病率及病因

软骨瘤，又称骨软骨瘤，属于良性肿瘤，发生于软骨内骨化的骨骼，主要见于四肢骨和颅底骨。软骨肉瘤属于恶性软骨肿瘤，可由软骨瘤恶变而来，也可直接由间质细胞发展而来。

软骨瘤较为少见，发生于颈静脉孔区更为少见。它好发于蝶枕交界区，有时位于斜坡后的后颅窝底，甚至长入脑桥小脑角。肿瘤位于硬膜外，广泛破坏骨质，向上、下扩展。

（二）临床表现

临床表现因肿瘤生长速度和侵犯结构不同而异，缺乏特征性表现。与生长于该处的脑膜瘤、脊索瘤等难以鉴别。

（三）辅助检查

CT扫描表现为高而不均匀密度肿块，呈分叶状或类圆形，边界清楚，瘤内有点片状钙化。软骨瘤基底部无骨质破坏，而软骨肉瘤常破坏基底骨质，呈"多星夜空"表现。MRI显示肿瘤呈混杂信号，并呈不均匀强化。

（四）治疗

手术切除是主要治疗方法，但因受累范围广泛，难以全部切除。放疗或放射外科治疗可作为术后辅助治疗。

（李建广）

第三节 嗅神经母细胞瘤

嗅神经母细胞瘤（ONB），又称感觉神经母细胞瘤（ENB），是一种少见的来源于嗅区黏膜神经上皮细胞的恶性神经外胚层肿瘤。局部侵袭性强，肿瘤易侵犯颅内，累及筛窦、额窦、眶板等，致使颅底骨破坏，颈部淋巴结和远处转移发生率较高。1924年由Berger首次报道，发病率0.4/100万，占鼻腔、鼻窦肿瘤的3%~6%。

一、病理

嗅神经母细胞瘤肉眼外观呈粉红色团块样，质脆，一般位于黏膜下层，多呈分叶状或条索状，围绕神经原纤维基质，周围被增生的血管纤维性间质环绕分隔，少数肿瘤表现为弥漫性生长。瘤细胞形态一致，恶性程度较高的肿瘤伴有明显的核异型、核分裂增多和坏死，可见Homer-Wright或Flexner菊形团。免疫组化可表达NSE、Syn、CgA、NF、GFAP、Ⅲ类β微管蛋白和微管相关蛋白。神经元烯醇化酶阳性以及S-100蛋白特征性地表达于肿瘤小叶周围的支持细胞（Schwann细胞），对本病具有较高的诊断价值。

二、临床表现

嗅神经母细胞瘤各年龄段均可发病，且发病隐匿，不易早期发现。早期症状多不典型，最常见的临床表现为单侧鼻塞、鼻出血，部分患者还可出现头痛、嗅觉丧失、过度流泪、视物模糊、眼球突出、颈部肿块等表现，另有极少数病例出现内分泌异常。查体大多能在鼻腔顶部、中鼻道见到淡红色或灰红色息肉样肿块，触之易出血。常用的是 Foote 等基于 Kadish 分期的改良临床分期。A 期：肿瘤仅位于鼻腔；B 期：肿瘤侵入鼻窦；C 期：肿瘤侵袭范围超过鼻腔及鼻窦；D 期：有颈部淋巴结或远处转移。也有学者建议采用更为具体的 TNM 分期，对选择治疗方式及判断预后更具指导意义。

三、诊断

嗅神经母细胞瘤的 CT、MRI 表现缺乏特异性，术前极易误诊为其他肿瘤或疾病，诊断和鉴别主要依靠组织病理学形态联合免疫组化，必要时可经鼻咽活检。当瘤体较小局限于鼻腔时，CT 扫描密度多均匀，边界较清楚；肿瘤较大时中央常有点片状坏死，肿瘤密度不均匀，周围可见膨胀性骨质破坏或浸润性骨质破坏。MRI 显示 T_1WI 低信号，T_2WI 稍高信号。瘤内伴有囊变坏死时，呈不均匀信号。该肿瘤血供丰富，增强扫描呈现明显不均匀强化。MRI 对鼻腔鼻窦内肿瘤的显示及对颅内和脑实质的浸润显示较 CT 清晰，但 CT 在显示肿瘤的钙化和骨质破坏方面比 MRI 敏感。国内有报道 PET/CT 通过功能成像与解剖成像融合，可以提高微小病变的检出率，对指导肿瘤分期和监测肿瘤复发和转移等具有一定意义。

四、治疗

本病发病率低，标准治疗方案至今未达成共识。绝大多数学者推荐手术联合放疗的综合治疗方案。颅面联合入路可将鼻腔、筛窦、眼眶和上颌窦等处的肿瘤连同前颅底骨和颅内肿瘤一并切除，5 年生存率从应用该手术前的 37.5% 上升至 82%，但手术创伤大、并发症发生率高。随着微创手术的开展，对于早期限于鼻腔的肿瘤多采用鼻内镜途经，创伤小的患者易于接受。嗅神经母细胞瘤具有较高的放射敏感性，术前放疗能减少肿瘤负荷，降低术中肿瘤种植风险，提高手术切除率。但也有学者指出，病灶缩小后会使手术切缘难以确定，难以获得足够的安全边界。术后放疗可减少肿瘤局部复发和提高局部控制率。调强放疗、三维适形放疗、立体定向放疗等精确放疗技术的应用，既保证了靶区的精确性，提高靶区剂量，又能减少周围重要器官的损伤。

五、预后及疗效

嗅神经母细胞瘤 5 年和 10 年生存率分别达到 62.1% 和 45.6%。肿瘤具有潜在侵袭性生长的特性，即使经过综合治疗，复发和转移仍较常见。患者生存率和预后主要与临床分期和病理分级有关。淋巴结转移和 Kadish 分期被认为与预后具有显著相关性，低级别肿瘤的 5 年生存率明显高于高级别肿瘤。嗅神经母细胞瘤复发后行积极的挽救治疗仍有希望长期存活，因此定期随访并对复发患者给予积极的治疗对改善预后亦极为重要。

（郝广志）

第四节 岩尖胆固醇肉芽肿

一、概述

岩尖胆固醇肉芽肿为较少见的颅底良性病变,好发于岩骨的中耳、乳突等,常合并中耳炎。其年发病率低于 0.6/100 万,相当于听神经瘤发病率的 1/300。但是,在临床上常见的颞骨岩部良性病变中,胆固醇肉芽肿的发病率最高,约占颞骨岩部病变的 60%,远高于大家所熟知的胆脂瘤的发病率。这是由于本病一直与先天性胆脂瘤(即上皮样肿瘤)和后天性胆脂瘤(即获得性上皮样瘤)混淆。随着人们对它的认识提高,发现过去诊断为胆脂瘤者实为本病。

二、岩尖及其周围结构解剖

岩尖是指颞骨位于内耳与斜坡之间的部分,呈金字塔形结构,尖端指向前内侧、基底位于后外侧,其前界是岩蝶裂和颈内动脉管;后界是后颅窝;上界是中颅窝和 Meckel 腔;下界是颈静脉球和岩下窦;内侧通过岩枕裂与斜坡衔接;外侧为内耳结构。岩尖以内耳道为界分为前后两部分,前部空间较大,是病变最常侵犯的部位,包含颈内动脉颞骨水平段部分、破裂孔的纤维软骨组织、骨髓腔和气房。后部较小,位于内耳道和半规管之间,主要由内耳来源的坚硬骨质组成,也可包含一些气房,病变很少侵犯。岩尖包含很多重要神经和血管通过的管道,如颈动脉管、内耳道、Dorello 管、Meckel 腔、弓状下管、奇异管等,因此岩尖部的病变可导致多种颅神经功能障碍。

三、病理及发病机制

1894 年,Manasse 报道了首例位于外耳道和中耳的胆固醇肉芽肿;岩尖部位的胆固醇肉芽肿最早由 Wyler 在 1974 年报道。该病临床少见,起病隐匿,且文献报道命名混乱,如被命名为胆固醇囊肿、巧克力囊肿或颞骨黄色瘤。本病的病因研究有下列动物模型:如 Ojala 将小鸡肱骨内气房阻塞,导致胆固醇肉芽肿形成;Friedmenn 将胆固醇结晶注入豚鼠耳内,制造出中耳内的胆固醇肉芽肿模型;Kuipers 将松鼠的咽鼓管阻塞,同样导致胆固醇肉芽肿的形成。本病发病机制主要有两种假说。

1. 传统学说认为岩尖胆固醇肉芽肿是由于岩骨内气房受阻塞,导致气体被吸收后产生的负压引起气房内黏膜充血和出血。由于红细胞、白细胞和少量巨噬细胞浸润,红细胞降解产物——胆固醇结晶、类脂颗粒诱发异物反应,加重出血和炎症反应,渐出现肉芽组织。肉芽组织逐渐成熟,形成水肿性肉芽肿。由于反复出血和炎症反应,肉芽肿不断扩大,并在胆固醇结晶周围出现成纤维细胞、吞噬有含铁血黄素的异物的巨细胞。

2. Jackler 和 Cho 提出，由于岩骨内气房异常发育导致岩尖骨髓腔受侵，受侵骨髓腔发生亚急性出血，血液流入气房，红细胞降解产物引起炎性反应以及囊性增生，进一步导致骨髓腔的出血，致使病变范围扩大。成熟胆固醇肉芽肿由大小不一的胆固醇结晶构成其核心部分，周边为多核巨细胞和纤维组织包膜。病变早期仅表现出陈旧性出血，炎症反应轻微。

根据上述动物实验和临床观察，本病的形成经历下列过程：①早期阶段（≤1个月），由于各种原因引起岩骨内气房通道阻塞，气体被吸收后产生的负压引起气房内黏膜充血和出血，伴红细胞、白细胞和少量巨噬细胞。②发展阶段（3~6个月），红细胞降解产物——胆固醇结晶、类脂颗粒诱发异物反应，加重出血和炎症反应，渐出现肉芽组织。③成熟期（≥6个月），肉芽组织逐渐成熟，形成水肿性肉芽肿。由于反复出血和炎症反应，肉芽肿不断扩大，并在胆固醇结晶周围出现成纤维细胞、吞噬有含铁血黄素的异物的巨细胞。上述3个过程可独立存在，也可在同一病变中同时存在。

四、临床表现

本病的临床表现取决于病变部位、大小和累及结构，病变小时常不引起症状，当病灶发展到一定程度，可引起头痛、眩晕、耳鸣、癫痫、Ⅴ～Ⅷ颅神经功能障碍、三叉神经痛、耳痛、面肌抽搐、脑脊液耳漏、颅内感染等。综合文献154例患者临床表现，听力丧失占57%、眩晕占52%、耳鸣占43.3%、头痛占32.5%、面部抽搐占25%、面部感觉异常占20%、复视占11.3%、面瘫占10.2%、耳漏占11%。

五、辅助检查

1. CT 显示岩骨前内侧部有边缘光滑、低密度、不增强的病灶。对侧岩骨常气化良好。

2. MRI 具有诊断价值，成熟胆固醇肉芽肿在 T_1、T_2 加权图像均呈高信号，注射造影剂后病灶不增强或仅轻微周边增强。应指出，本病初期可缺少上述影像学特征，仅见岩骨内轻度破坏。

六、诊断及鉴别诊断

根据患者上述临床表现，结合听力测试、眼震电流扫描测试、脑干听觉反应测试等检查手段，并进一步通过影像学辅助检查，如发现岩尖部位的局部破坏性占位病灶，在 MRI 上表现为典型的 T_1、T_2 高信号，不增强或仅轻微周边增强，则基本可明确岩尖胆固醇肉芽肿诊断。该部位其他疾病的鉴别诊断包括岩尖积液、黏液囊肿、蛛网膜囊肿、胆脂瘤、软骨瘤、软骨肉瘤、脊索瘤、转移瘤等，其鉴别诊断主要依赖于 CT 和 MRI 检查，病理有助于确诊。

七、治疗

偶然发现或无症状的岩尖胆固醇肉芽肿不必处理，可定期随访，一旦出现症状则需手术治疗。术式的选择根据病变位置、侵及解剖范围和患者的听力情况决定。因此，术前明确患者是否有实用性听力非常重要。常用的手术入路主要有：经迷路-耳蜗入路；迷路下入路；经外耳道耳蜗下入路；经鼻蝶入路；经颅中窝入路、乙状窦后入路；扩大颞下入路等。无实用性听力时，可采用经迷路入路；有实用性听力时，采用迷路外入路进行肉芽肿清除加残腔引流到乳突、蝶窦或中耳腔等，或清除肉芽肿和包膜后用颞肌填塞残腔。随着内窥镜和神经导航技术的发展和成熟，该领域的微创手术前景良好。

八、疗效及预后

岩尖胆固醇肉芽肿是一类较易复发的良性病变，复发后一般会重新出现术前相关症状。该疾病一般采用 MRI 随访，术后 MRI 一般显示术区充满液体的肉芽肿残腔，T_1 加权像呈低信号，与术前 T_1 加强像高信号不同。如果随访过程中患者出现症状，且 MRI T_1 加权像重新变为高信号，提示引流不充分、病灶复发。综合文献 154 例患者诊疗情况，28 例定期随访、其余 126 例手术治疗。在定期随访的患者中，多数表现为症状改善或稳定，仅 2 例出现症状加重及病灶增大。在手术治疗的患者中，症状改善率 91.7%，实用听力保留率 94.1%。手术采用迷路下入路 37 例、耳蜗下入路 22 例、经乳突入路 3 例、经中颅窝入路 24 例、经岩骨入路 2 例、经耳蜗入路 7 例、经迷路入路 3 例、经枕下乙状窦后入路 2 例、经鼻蝶入路 21 例、经颞下入路 5 例。全切除肉芽肿及其包膜 23 例，次全切除 3 例，其余 100 例肉芽肿清除加残腔引流。全切及次全切病例一般采用经中颅窝入路（22 例）、经岩骨入路（2 例）或经颞下入路（2 例），其余手术入路为引流术式。手术并发症包括听力丧失、面神经功能障碍、外展神经功能障碍、颈内动脉损伤、脑脊液漏、脑膜炎、鼻衄、中耳炎等，其发生率介于 0%~60%。根据手术入路及切除程度分为两组：全切术式（经中颅窝入路、经岩骨入路和经颞下入路）和引流术式（其余手术入路）。术后听力丧失在两组中的发生率分别为 6.7% 和 5.7%，面神经功能障碍为 15.4% 和 2.1%，颈内动脉损伤为 3.2% 和 0%，脑脊液漏/脑膜炎为 3.2% 和 4.2%，平衡功能障碍为 3.2% 和 1.1%，癫痫为 3.2% 和 0%。在采取手术治疗的 126 例患者中，复发 14 例，复发率 11.1%，病灶复发一般与病灶假包膜是否切除无关，而与引流不充分、引流管阻塞有关。当随访过程中病灶增大或者出现临床症状的患者，需要再次手术。根据手术入路，全切术式中能够全切或次全切的病例中复发率为 0%，未全切或次全切者高达 40%；引流术式中经枕下乙状窦后入路为 50%、迷路下入路为 5.4%、耳蜗下入路为 4.5%、经鼻蝶入路为 28.6%，经鼻蝶入路中传统显微镜下经鼻蝶入路高达 100%，而内窥镜下经鼻蝶入路为 11.8%，复发病例再次手术均发现原引流通道阻塞。综合手术并发症和复发率，可以发现：采用经中颅窝入路、经岩骨入路和经颞下入路的全切术式，其并发症（特别是颈内动脉损伤和面神经功能障碍等严重并发症）的发生率明显较引流术式高，并且如果术中无法全切病灶及其假包膜，则复发率高；而引流术式中采用迷路下或耳蜗下入路，在并发症较低的情况下同样能够获得较好的手术疗效，复发率较低；经鼻蝶入路除鼻衄、中耳炎及一过性外展神经麻痹等较轻微的并发症外，无其他严重并发症，安全性较高，但传统经鼻蝶入路由于引流不充分、复发率高，采用内镜下经鼻蝶入路，可明显降低复发率，该微创术式前景良好。

（郝广志）

第七章

临床病例

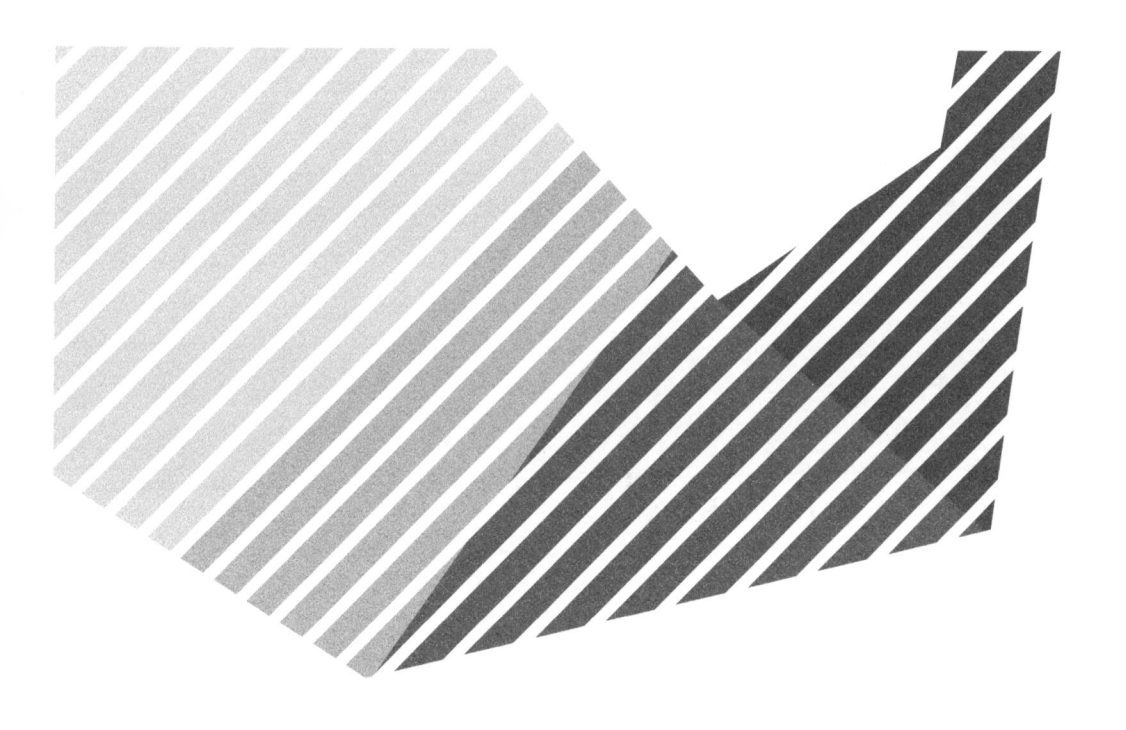

第一节 显微血管减压术

显微血管减压术主要用于治疗特发性偏侧面肌痉挛、原发性三叉神经痛及原发性舌咽神经痛。在上述三种疾病中，其手术原理相同，手术入路及手术操作原则一致，故仅以其中一例典型病例展开阐述。

一、病例简介

患者：女性，67岁，汉族，农民。

主诉：右侧面部不自主抽搐3年，加重6个月。

现病史：患者缘于3年前无明显诱因出现右侧面部不自主抽搐，以眼角、面颊部及口角为著，间断性发作，持续数秒自行缓解，无头痛、头晕，无恶心、呕吐，无耳鸣，无听力下降，就诊于医院门诊，予以口服药物及针灸治疗，具体不详，症状无明显好转。6个月来，患者上述症状加重，发作频率及持续时间较前增加。门诊以"右侧面肌痉挛"将其收入院。

既往史：既往体健，否认高血压、糖尿病、冠心病等病史，否认肝炎、结核等传染性病史，无外伤、手术及输血史，无食物药物过敏史。预防接种史不详，系统回顾无特殊。

个人史：久居当地，未到过疫区及牧区，否认吸烟、饮酒不良嗜好，否认冶游史。

家族史：父母已故，具体不详。家族中其他成员无类似疾病史，无其他遗传性疾病史，无传染性疾病史。

神经系统体格检查：体温36.1℃，脉搏65次/分，呼吸17次/分，血压129/75mmHg。神清语利，双侧瞳孔正大等圆，直径约3.0mm，对光反射灵敏。颈软无抵抗，心、肺、腹查体未见明显异常。四肢肌张力正常，双侧肢体肌力Ⅴ级，双侧肱二、三头肌及膝腱反射正常，双侧巴氏征阴性，Kernig征阴性。

辅助检查：

头颅CT：①左侧基底节区腔隙灶。②双侧筛窦及上颌窦炎症。

头颅MRI：①双侧额叶、放射冠区多发缺血变性灶。②双侧筛窦、上颌窦炎症。③颅内动脉MRA符合脑动脉硬化：左侧小脑下前动脉及右侧小脑后下动脉未见显示。④右侧面听神经脑池段与周围血管关系密切。

胸部X线平片：心影增大；降主动脉迂曲。

二、初步诊断

右侧特发性面肌痉挛。

三、鉴别诊断

继发性面肌痉挛：可由同侧桥小脑角区肿瘤压迫刺激所致，可表现为面部抽搐、疼痛，呈进行性加重，肿瘤增大可出现头痛、呕吐等颅高压表现，头颅 MRI 及 CT 可见局部占位效应，予以鉴别。

四、诊疗经过

术前影像（图 7-1）：

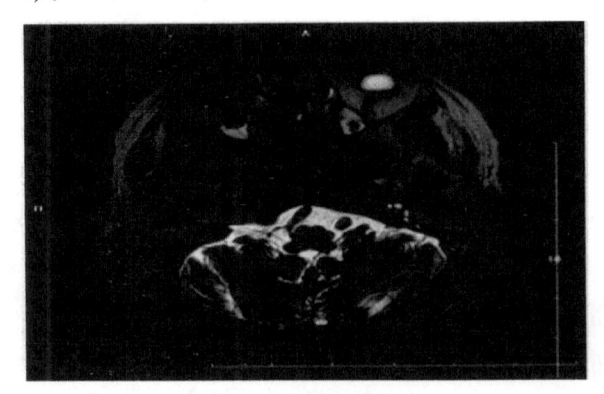

图 7-1　术前影像

手术经过：

1. 术前一天备耳后皮肤。上界到耳郭上缘水平，后方到枕部中线，下方至发际线（图 7-2）。

2. 取健侧卧位，患侧乳突与手术台面大致平行并位于最高位置，便于保持显微镜光轴与手术入路相一致（图 7-2）。

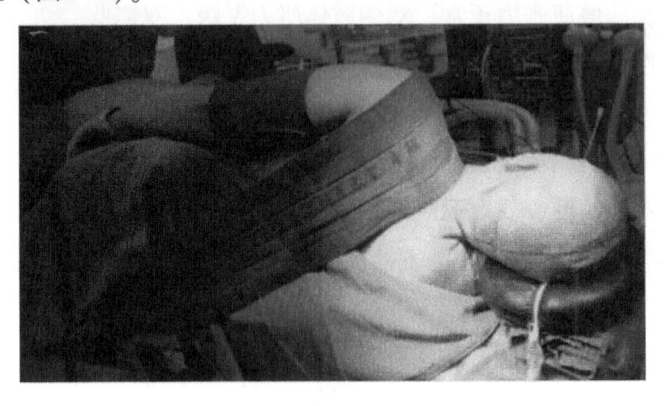

图 7-2　术前备耳后皮肤及健侧卧位

3. 取耳后直切口（通常有以下两种切口方式，此病例取前者）（图 7-3）。耳后发际内与发际平行的斜竖切口，耳后发际内枕骨向颅底转折处附近斜横切口。

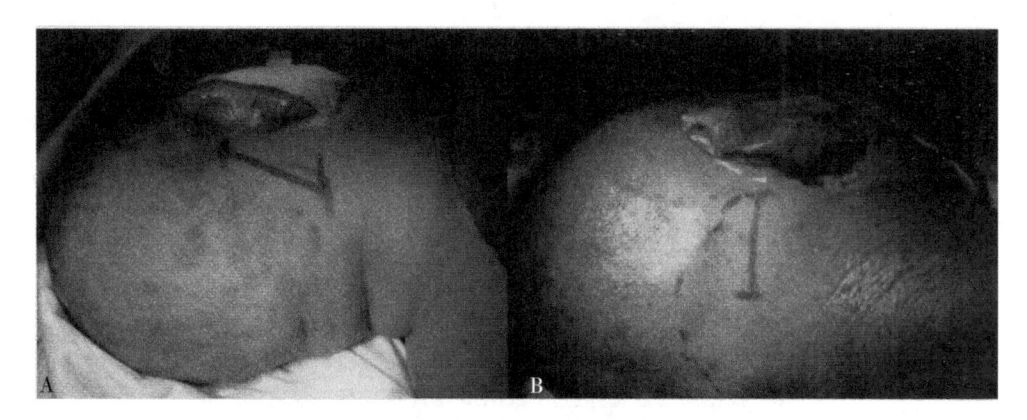

图 7-3 取耳后直切口

4. 乙状窦后入路（图 7-4）。骨窗上缘可显露至横窦下，前缘必须至乙状窦后，下缘可至颅底。弧形剪开硬脑膜并悬吊固定。

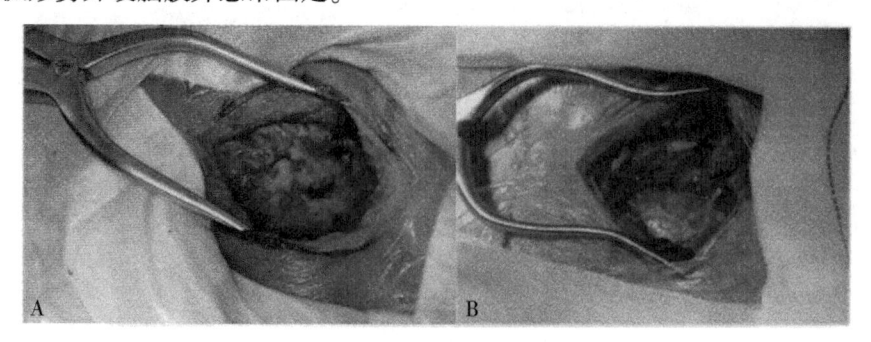

图 7-4 乙状窦后入路

5. 探查 CPA 区，缓慢释放脑脊液，锐性分离脑神经周围蛛网膜（图 7-5）。

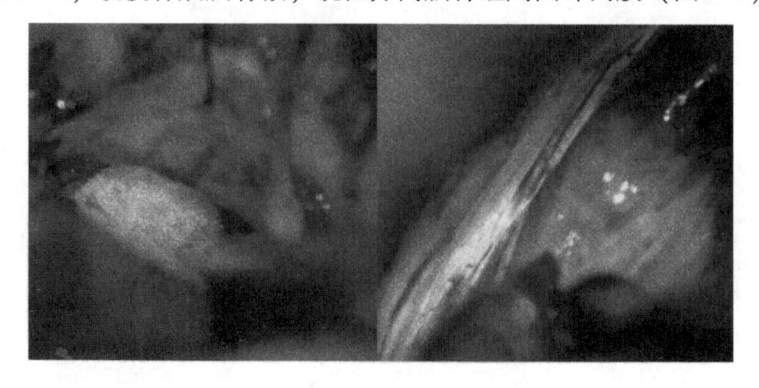

图 7-5 探查 CPA 区

6. 找出责任血管并应用 Tefflon 垫片将其与神经之间垫开（图 7-6）。

7. 在面神经微血管减压术中，一般行电生理监测（图 7-7）。

术后处理：予以止血、补液及营养神经药物等治疗。

术后复查头颅 CT（图 7-8）：

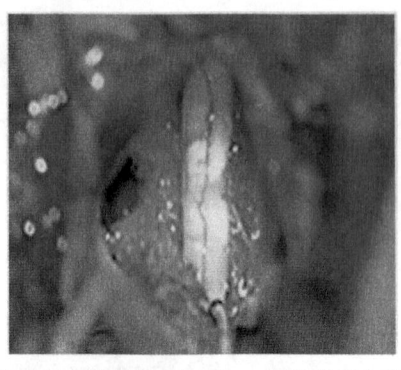

图 7-6　找出责任血管并应用 Tefflon 垫片将其与神经之间垫开

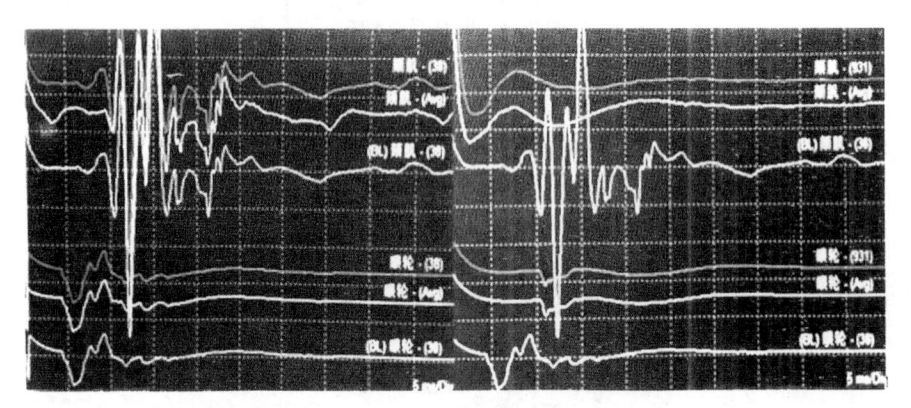

图 7-7　电生理监测

术前（左），术后（右）

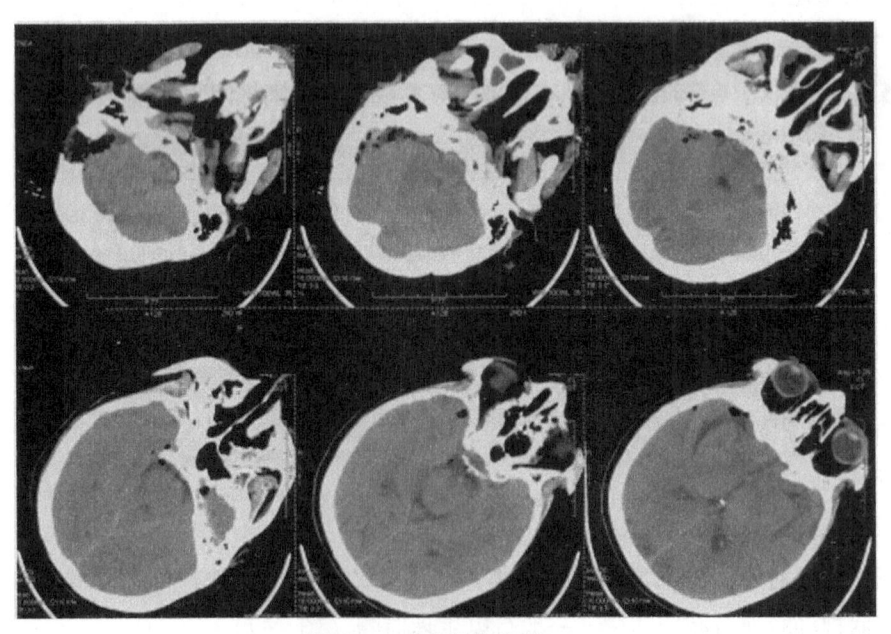

图 7-8　术后复查头颅 CT

术后情况：患者术前症状消失。

五、讨论

1. 疾病概述　脑桥小脑角（CPA）责任血管压迫不同脑神经根进/出脑干区（REZ）导致相应症候群，即神经血管压迫（NVC）综合征，主要包括特发性偏侧面肌痉挛，原发性三叉神经痛及原发性舌咽神经痛，其中以前两者最为多见。

面肌痉挛（HFS）是一种面神经功能障碍性疾病，表现为面部肌肉阵发性的不自主抽搐，一般先由眼周开始，逐步扩散至单侧面部。随着病情进展，抽搐程度加重，发作次数增多。目前认为面神经出脑干区的微血管压迫是其主要病因。面肌痉挛病程较长，难以自愈。

原发性三叉神经痛是常见的功能性神经外科疾病，表现为三叉神经分布区域内的反复发作性、阵发性、剧烈性疼痛，通常存在"扳机点"。病因及发病机制目前认为与三叉神经颅内段受血管压迫密切相关。

原发性舌咽神经痛较少见，年发病率约为0.7/10万，主要表现为牙根、扁桃体区、咽部等的阵发性剧烈疼痛，可由吞咽、咀嚼等诱发。舌咽神经受周围血管卡压目前认为是此病的主要病因。

上述三种疾病的诊断主要依靠其临床表现，常需行影像学检查排除颅内占位性病灶引起的继发性改变。

2. 显微血管减压术　可应用卡马西平等作为保守治疗，但效果不一，且由于上述疾病均为进展性疾病，故疾病可能存在加大药量时仍无法控制症状的现象。20世纪60年代，Jannetta等开创微血管减压术（MVD），并于20世纪80年代引入中国。该手术采用耳后切口，乙状窦后入路，开颅后通过缓慢释放脑脊液、探查CPA区并松解蛛网膜，找出压迫或与颅神经关系密切的责任血管，应用Teflon垫棉将其推移垫开，已达到去除压迫的目的，从而治愈疾病。手术过程中，通过监测异常肌肉反应（AMR）协助判断责任血管及评价减压效果，临床研究发现责任血管大多为动脉，或动脉、静脉共同作用，而单纯静脉压迫所致NVC较为少见。

MVD目前作为NVC疾病的首选外科治疗方法，已被临床医师广泛接受。其治愈率一般在90%以上，且复发率低。

3. 术后并发症及预防　除常规开颅手术并发症外，MVD特有的并发症主要包括面瘫、听力障碍、眩晕及耳鸣，其中前两者更为多见，但总的来说，并发症发生率低。并发面瘫、听力障碍的主要原因为操作过程中对面、听神经，特别是神经根部直接的机械性损伤，或在剥离移动责任血管及放置减压棉片时损伤血管与神经、脑干之间细小的穿支动脉，特别是损伤面听动脉。

为预防并发症，可于术中行面神经自由肌电和脑干听觉诱发电位监测，并在术中避免手术器械直接触及面、听神经和脑压板对脑组织长时间过重的牵拉，注意保留责任血管与颅神经和脑干之间小穿支动脉。

（刘铁奇）

第二节　右额凸面脑膜瘤切除术

一、病例简介

患者：女性，60岁，汉族。

主诉：间断性头痛5年，加重5个月。

现病史：患者缘于5年前无明显诱因出现间断性头痛，气温高时发作，疼痛可持续数小时，不伴头晕，无恶心、呕吐，无肢体抽搐，未经治疗。3年前就诊于当地医院，诊断为"脑供血不足"，给予药物治疗（具体药物及剂量不详），服药后症状未见明显好转。10个月前煤气中毒，查头颅MRI示：①右额部大脑凸面脑膜瘤。②双侧上颌窦炎、右侧上颌窦脓肿；未予处理。5个月前头痛程度加重，现患者欲行手术治疗，遂就诊。

既往史：糖尿病病史5年，平日服用二甲双胍片2片/日，自诉血糖控制可。否认高血压、冠心病等病史，否认肝炎、结核等传染病病史，否认手术、外伤及输血史，无食物、药物过敏史。按时预防接种，系统回顾无特殊。

个人史：久居当地，未到过疫区及牧区，无不良嗜好。

家族史：母亲患有糖尿病，家族中其他成员无类似疾病史，无其他遗传性疾病史，无传染性疾病史。

神经系统体格检查：体温36.4℃，脉搏76次/分，呼吸16次/分，血压134/78mmHg。神清语利，双侧瞳孔正大等圆，直径约3.0mm，对光反射灵敏。颈软无抵抗，心肺腹查体未见明显异常。四肢肌张力正常，双侧肢体肌力Ⅴ级，双侧肱二、三头肌及膝腱反射正常，双侧巴氏征阴性，Kernig征阴性。

辅助检查：

头颅MRI：①右额部大脑凸面脑膜瘤。②双侧上颌窦炎、右侧上颌窦脓肿。

二、初步诊断

1. 右额凸面脑膜瘤。
2. 2型糖尿病。

三、鉴别诊断

1. 血管外皮细胞瘤　又称为血管母细胞脑膜瘤，它比脑膜瘤罕见，与脑膜瘤类似经常沿硬脑膜生长。然而，血管外皮细胞瘤往往缺乏一些脑膜瘤出现的钙化，同时脑膜瘤常发生的邻近骨骨质增生，而血管外皮细胞瘤无此表现。此外，血管外皮细胞瘤的血管往往比脑膜瘤更丰富（影像学可证实）。

2. 转移瘤　与脑膜瘤相比，其强化较为不均匀，且边缘不规整，肿瘤常浸润脑组织。

四、诊疗经过

术前影像（图 7-9 至图 7-15）：

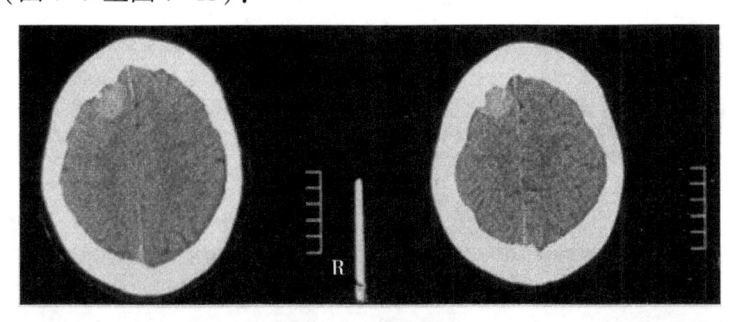

图 7-9　术前 CT

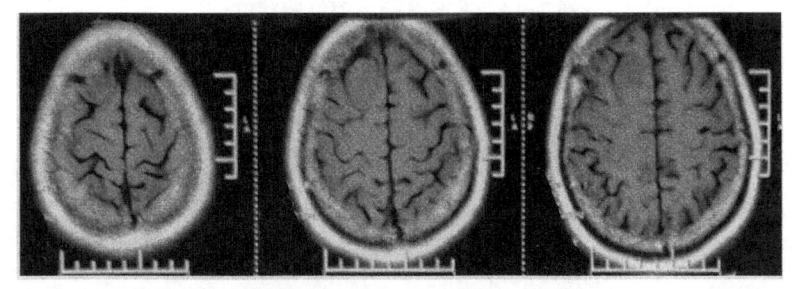

图 7-10　术前 MRI 平扫 T_1 像

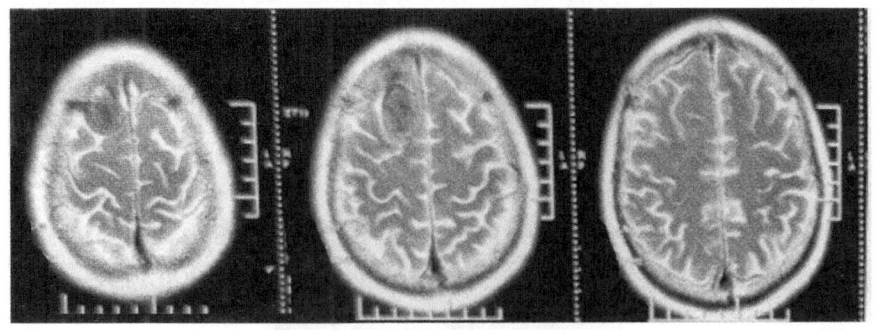

图 7-11　术前 MRI 平扫 T_2 像

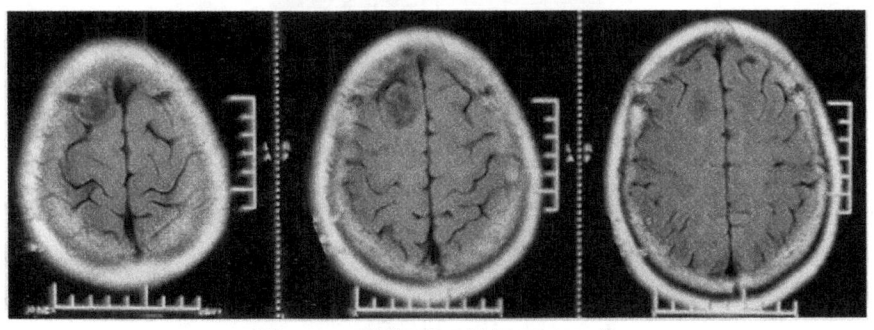

图 7-12　术前 MRI 平扫 FLAIR 像

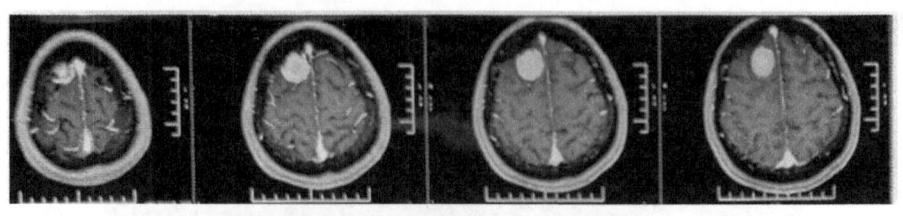

图 7-13　术前增强 MRI（轴位）

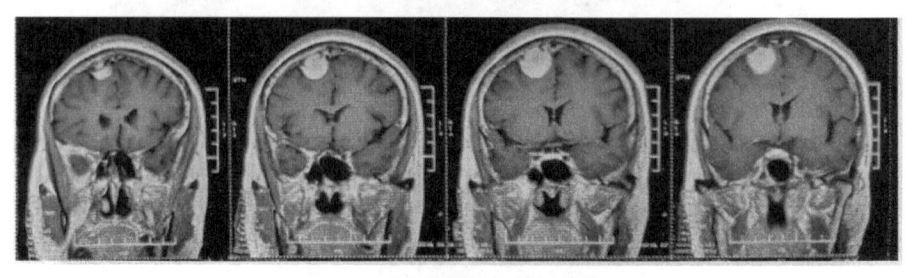

图 7-14　术前增强 MRI（冠状位）

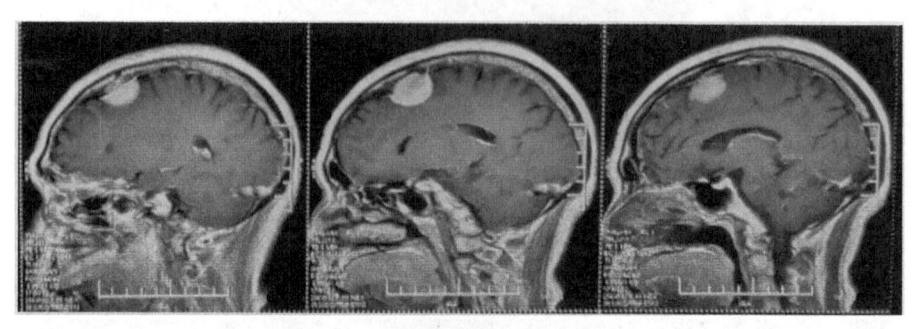

图 7-15　术前增强 MRI（矢状位）

右侧额叶可见类圆形稍高密度影，密度均匀，最大截面 2.2cm×2.3cm，周围未见水肿，脑灰白质密度正常。

右额部可见类圆形异常信号，呈 T_1 等信号、T_2 等低信号、FLAIR 低信号影，增强扫描呈明显均匀强化，大小约 2.1cm×2.75cm×2.25cm。

手术经过（图 7-16 至图 7-22）：

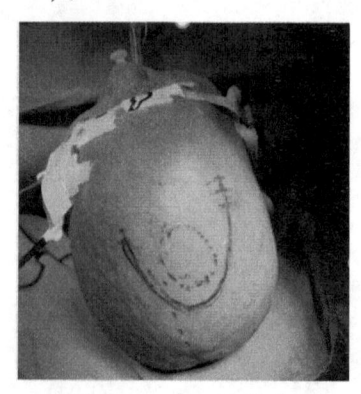

图 7-16　切口与体位

手术取平卧位，头稍向左偏，标记右额弧形切口。

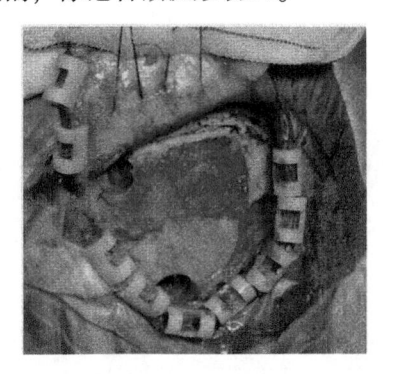

图 7-17　骨窗

依次切开头皮各层，悬吊皮瓣，暴露颅骨，铣下直径约 5cm 骨瓣。

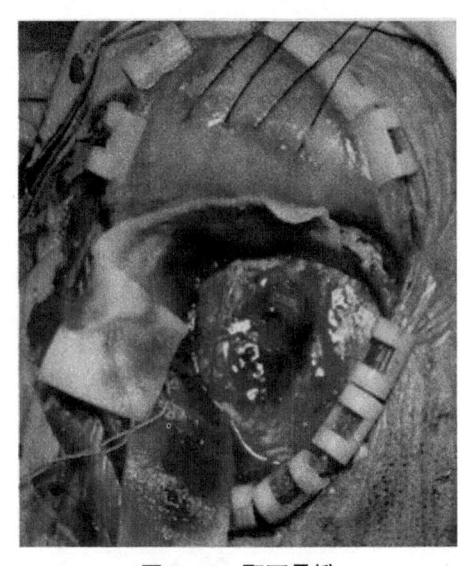

图 7-18　取下骨瓣

见肿瘤基底位于硬膜，与颅骨粘连紧密。

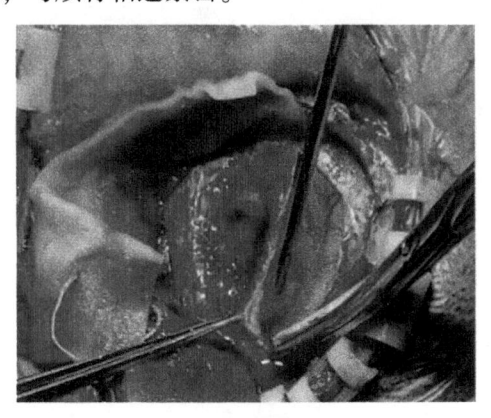

图 7-19　暴露肿瘤

沿肿瘤基底边缘剪开硬膜，见肿瘤呈凸面向额叶生长，呈灰白色，质地较硬，血供丰富，大小约 2.1cm×2.7cm×2.3cm。

沿肿瘤边界仔细分离后，连带基底硬膜一并完整切除肿瘤。

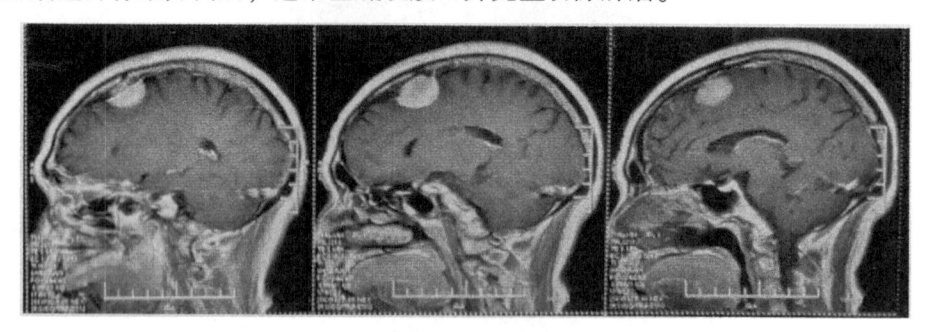

图 7-20　肿瘤切除

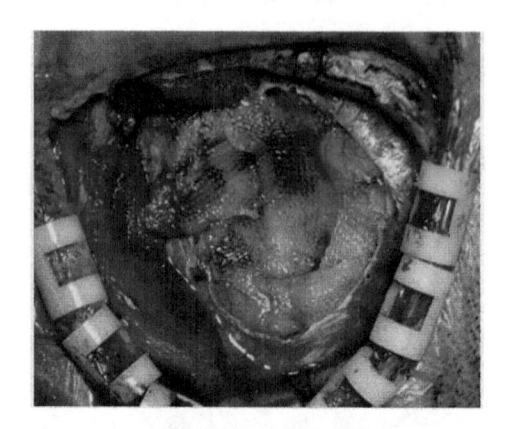

图 7-21　止血关颅

妥善止血，创面覆盖止血材料，取硬膜补片减张修补硬膜。

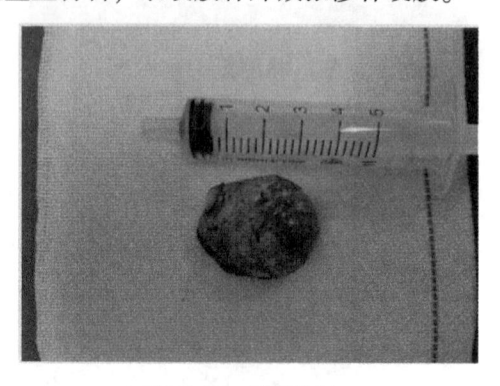

图 7-22　肿瘤标本

术后 CT（图 7-23）：

术后处理：术后常规给予止血、预防上消化道出血、营养神经等补液支持治疗。术后病理回报为脑膜瘤（WHO Ⅰ级）。

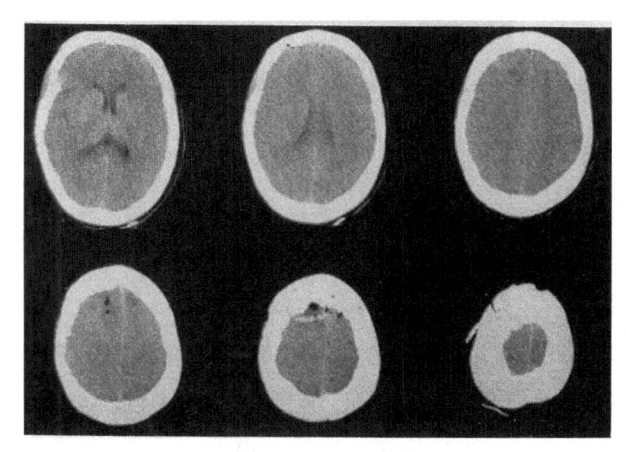

图 7-23 术后 CT

五、讨论

大脑凸面脑膜瘤是一种颅内常见的脑膜瘤，多位于大脑颞叶、顶叶、枕叶、额叶外侧面，早期临床症状不明显，后期主要表现为头痛、肢体活动障碍、癫痫等症状，且病情较长。若未及时治疗，肿瘤压迫损伤脑组织，产生脑水肿，甚至导致脑疝危及患者生命。因此，给予患者及时有效的治疗对改善预后有重要意义。

凸面脑膜瘤一经诊断，手术是治疗的首选方案。而手术的关键在于定位，定位会直接决定切口与骨窗大小，同时影响创伤大小。准确的定位可使用直切口与小骨窗，既可全切肿瘤，又能减少出血与损伤，并缩短手术时间。传统手术方法主要依据患者 CT 与 MRI 等，结合冠状缝、项结节或大脑镰等解剖结构进行定位，对术者经验要求较高且误差偏大。较理想的定位方法是采用神经导航，可以术前标记肿瘤位置，设计切口，术中实时显示病灶相对空间位置，从而达到精准定位，与传统显微手术相比，神经导航下切除脑膜瘤在减少无效暴露的同时并不影响肿瘤的切除程度，并能提高患者术后生活质量。也有人采用小切口锁孔技术切除幕上病变，效果较理想。

本例患者为脑膜瘤（WHO I 级），属于良性脑膜瘤，此类脑膜瘤呈膨胀性生长，与脑组织界限清楚，大部分肿瘤可行 Simpson 0 级切除治愈。对不能行 Simpson 0 级切除的 I 级脑膜瘤尽可能地行 Simpson I 或 II 级切除，并辅以立体定位放疗，以降低术后复发率。对于 II 级和 III 级脑膜瘤患者，单独采用手术治疗效果并不理想，需辅助放疗。有研究显示，对 II 级和 III 级脑膜瘤患者进行辅助放疗可以明显提高总生存率和无病生存期，可显著改善患者的预后。但也有研究发现，辅助放疗并未明显降低 II 级脑膜瘤术后复发率。因此，手术切除辅助放疗对 II~III 级脑膜瘤的疗效仍需进一步探讨。除普通的放疗外，对 II~III 级脑膜瘤患者采用立体定向放疗也有一定的效果，但仍需相应研究进一步证明。肿瘤的化疗和分子靶向治疗近年来得到广泛关注，但其作用机制至今尚不清楚，有待进一步研究。

（刘铁奇）

第三节　大脑半球神经胶质瘤切除术

一、病例简介

患者：女性，55 岁，汉族。

主诉：头痛 10 天。

现病史：患者缘于 10 天前无明显诱因出现头痛，为前额部胀痛，间断性发作，无意识障碍，无头晕，无肢体无力，无大小便失禁，就诊于当地医院，查头颅 CT 示：右颞叶占位性病变。未予治疗，现为求进一步诊治而来医院。患者自发病以来精神可，饮食及睡眠可，二便正常，体重无明显变化。

既往史：否认高血压、冠心病、糖尿病等病史，否认肝炎、结核等传染病病史。无手术、外伤及输血史，无食物药物过敏史。按时预防接种，系统回顾无特殊。

个人史：久居当地，未到过疫区及牧区，无不良嗜好。

家族史：父母体健，家族中其他成员无类似疾病史，无其他遗传性疾病史，无传染性疾病史。

神经系统体格检查：体温 36.1℃，脉搏 75 次/分，呼吸 19 次/分，血压 131/89mmHg。神清语利，双侧瞳孔正大等圆，直径约 3.0mm，对光反射灵敏。颈软无抵抗，心肺腹查体未见明显异常。四肢肌张力正常，双侧肢体肌力 V 级，双侧肱二、三头肌及膝腱反射正常，双侧巴氏征阴性，Kernig 征阴性。

辅助检查：

头颅 CT：右颞叶占位性病变。

二、初步诊断

右颞叶占位性病变。

三、鉴别诊断

1. **胶质瘤**　缓慢起病或突发起病，可表现为头痛、恶心呕吐或抽搐发作，意识不清，耳鸣，视力下降，肢体无力等症状，头颅 CT：表现为颅内低密度，MRI 表现为 T_1 低信号、T_2 高信号，边界不清，信号不均，坏死区较大，增强扫描呈不规则强化，瘤周水肿明显。

2. **转移瘤**　一般位于灰白质交界处，MRI 表现为 T_1 低信号、T_2 高信号，常有多发，且较小病灶内常有坏死，增强后呈结节状或环形强化，瘤周水肿明显，同时常有原发肿瘤病史。

3. **脑膜瘤**　多位于脑表面邻近脑膜部位，类圆形，边界清晰，增强后可见脑膜尾征。

四、诊疗经过

术前影像(图 7-24 至图 7-31):

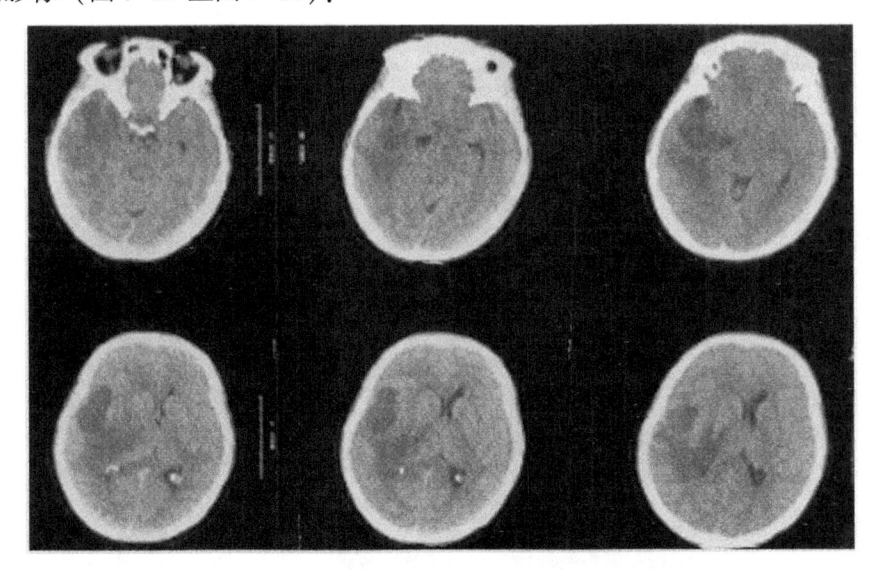

图 7-24 术前 CT

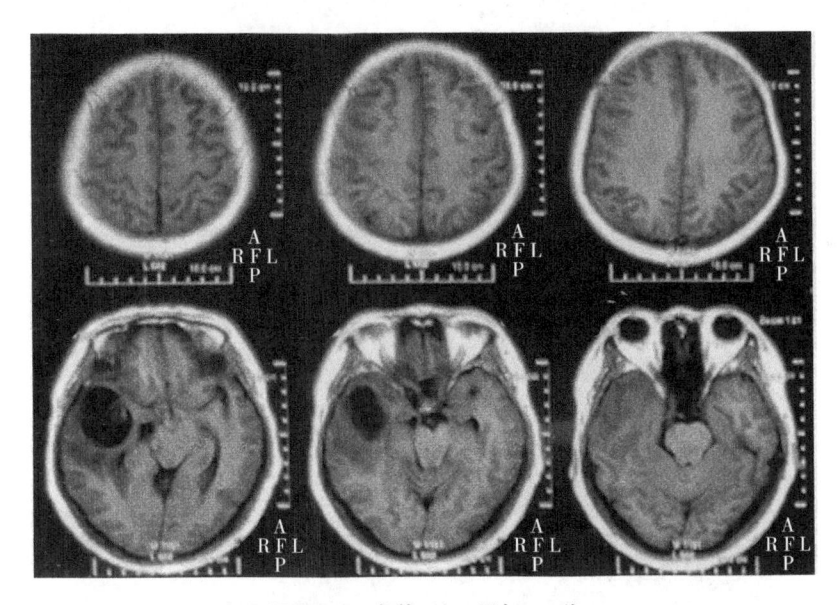

图 7-25 术前 MRI 平扫 T₁ 像

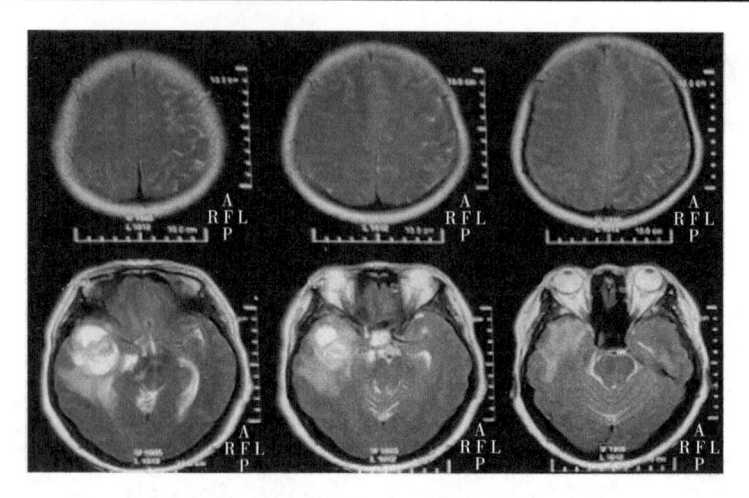

图 7-26 术前 MRI 平扫 T₂ 像

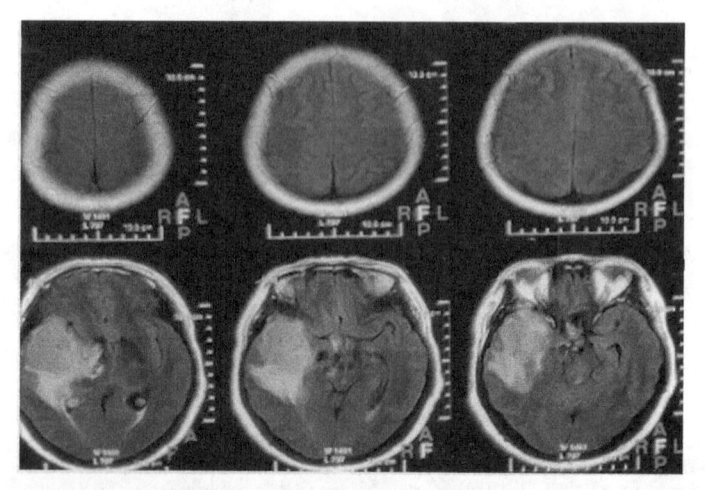

图 7-27 术前 MRI 平扫 FLAIR 像

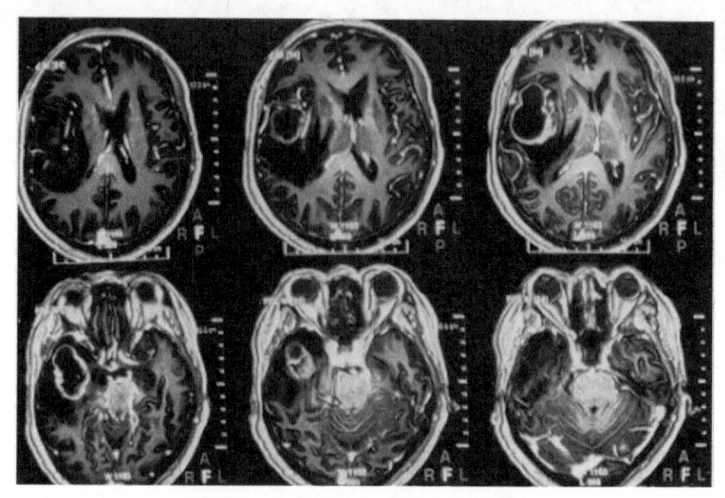

图 7-28 术前增强 MRI（轴位）

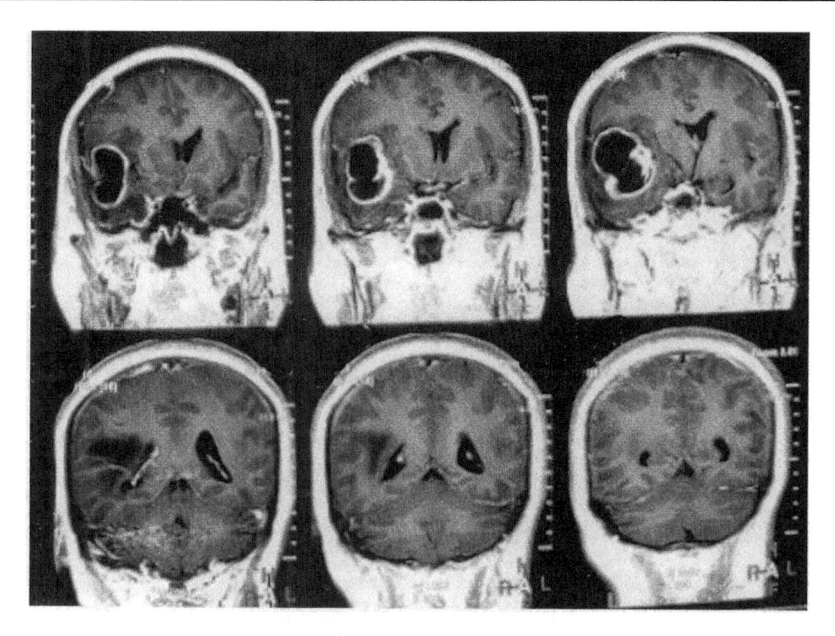

图 7-29 术前增强 MRI（冠状位）

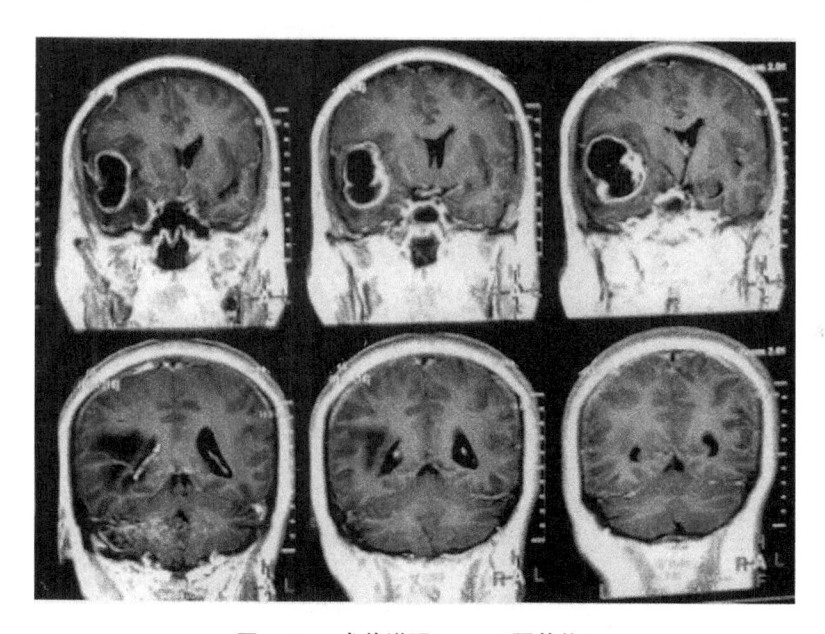

图 7-30 术前增强 MRI（冠状位）

肿瘤表现为低密度。

右侧颞叶可见团块状囊实性异常信号，T_1 呈等/低信号，T_2 呈高信号，FLAIR 呈高信号，周围见大片状水肿信号，增强扫描囊壁及实性成分呈环状明显强化，囊壁厚薄不均，可见壁结节。

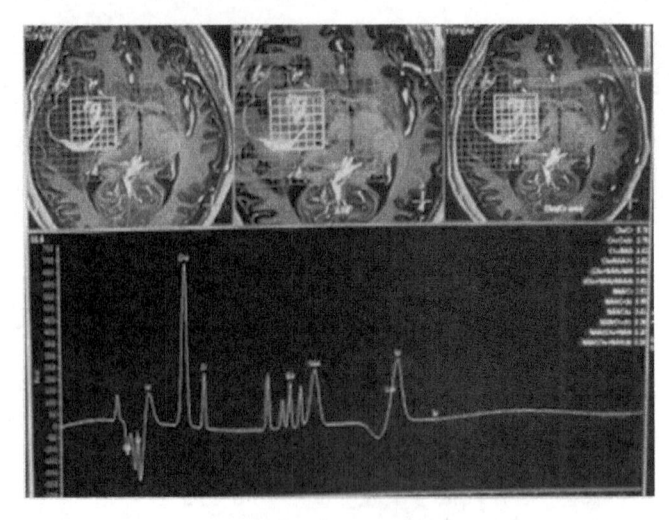

图 7-31 术前 MRS

所选右侧颞叶病变感兴趣区 Cho 峰升高，NAA 峰降低，Cho/NAA 为 0.93~3.71，局部区域可见较大倒置双 Lac 峰及高大 lip 峰。

手术经过（图 7-32 至图 7-36）：

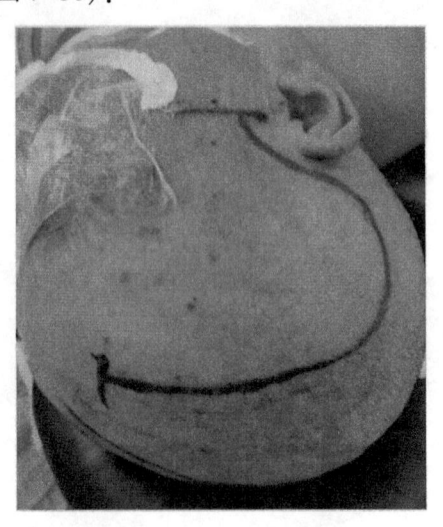

图 7-32 切口与体位

手术取平卧位，头偏向左侧，使颞肌处于最高点，右侧扩大翼点入路。

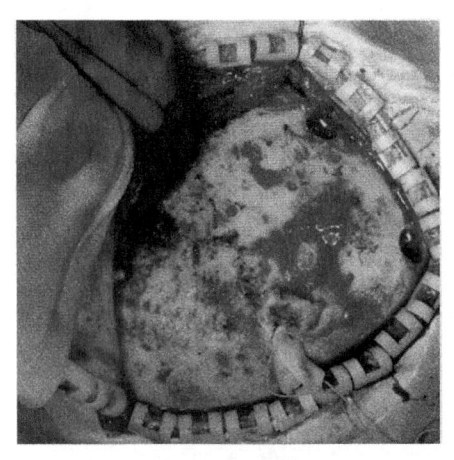

图 7-33　骨窗

肌皮瓣成型，翻开皮瓣，钻孔。

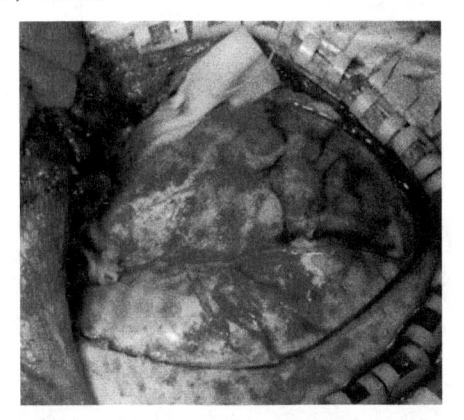

图 7-34　铣刀铣下骨瓣，四周悬吊硬脑膜，见脑组织张力较高

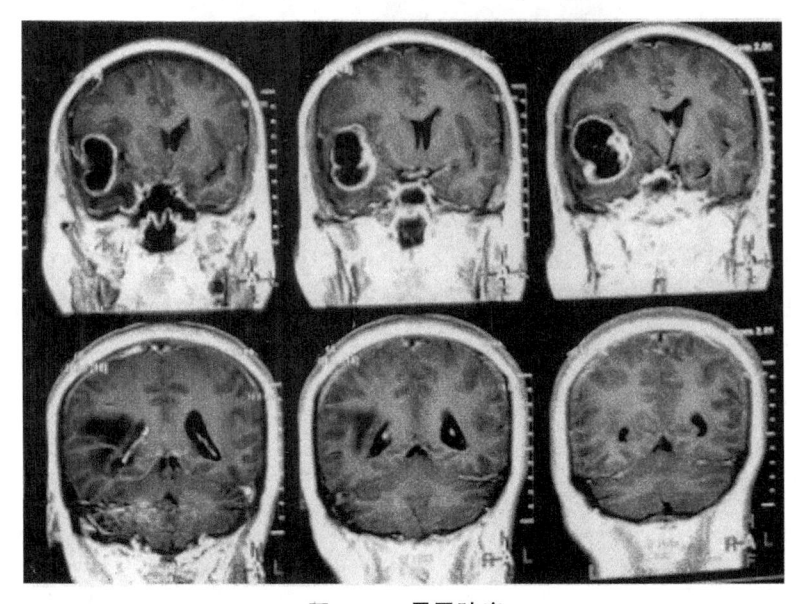

图 7-35　暴露肿瘤

皮层下约1.0cm可见肿瘤组织灰红色，质韧，囊性变，囊液呈黄褐色，肿瘤与脑组织边界不清，血供丰富，大小约4.0cm×5.0cm×5.0cm，予以全切。

术后CT（图7-37）：

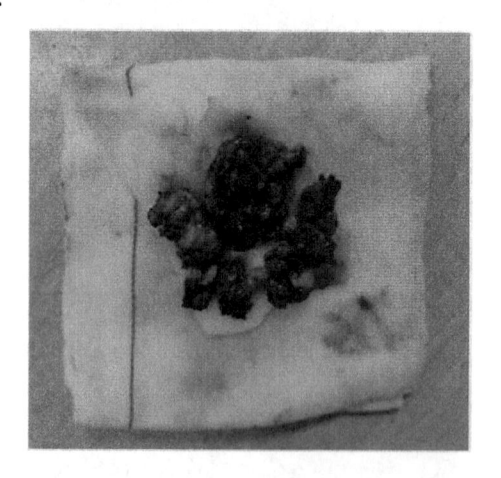

图7-36 肿瘤标本

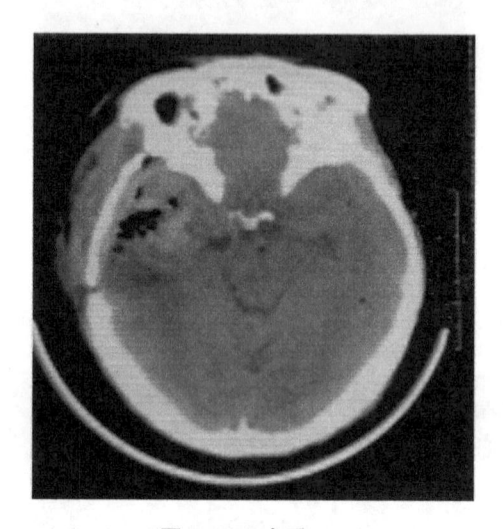

图7-37 术后CT

术后处理：术后常规给予止血、补液及营养神经药物等支持治疗。术后病理回报为：胶质母细胞瘤（WHO Ⅳ级）。免疫组化结果：CD3（血管+），EMA（-），GFAP（部分+），Ki-67（+60%），NeuN（-），P53（+），S-100（-），Syn（部分+），INI1（+），Oligo-2（-），BRAFV600E基因突变检测结果：未检测到突变。

五、讨论

胶质瘤是一种颅内最常见的神经上皮肿瘤，其发病率高，恶性程度较高，治疗复杂且预后较差，严重威胁着人类健康，其中成年人多形性胶质母细胞瘤（GBM）中位发病年龄约为 65 岁，中位生存期仅为 14 个多月，5 年病死率在全身肿瘤中仅次于胰腺癌和肺癌，位列第 3 位。

胶质瘤的发病机制尚不明确，肿瘤增生/凋亡理论认为肿瘤的发生是由于细胞增生与细胞凋亡失衡所致，细胞内的抗凋亡基因过表达导致细胞凋亡减少，细胞发生恶性增生，进而诱导肿瘤的发生。有部分研究报道存在家族遗传的倾向。头部外伤，放射线、化学物质等均可使胶质瘤的患病率增加。目前认为分子遗传因素在胶质瘤形成中发挥着重要的作用。有充分的证据表明，组织特征相同或相似的胶质瘤可以具有不同的分子遗传学背景，导致个体间预后显著的差异。

临床上多数患者起病缓慢隐匿、临床表现复杂多样，早期缺乏特征性的临床表现，可伴有头痛、视盘水肿、不同程度神经功能缺失等症状。CT 通常表现为低密度，边界不清，恶性胶质瘤伴有出血时或钙化时呈特异性高密度。CT 增强扫描有不同程度强化，低级别胶质瘤通常无或轻度强化。MRI 平扫 T_1 为等信号或低信号，T_2 为不均匀高信号，恶性程度较高的胶质瘤，往往伴有出血、坏死或囊变，瘤周水肿及明显占位效应。MRI 增强后恶性胶质瘤呈不规则结节状或花环状强化，低级别胶质瘤多无强化或轻微斑片状强化，少数恶性胶质瘤可无明显强化。

外科手术是脑胶质瘤临床治疗中的主要方法，最大范围地安全手术切除肿瘤病灶可以有效地延长恶性肿瘤患者的生存预期，极大地提高患者的生命质量。术中可以应用神经导航系统进行动态跟踪指示靶点，对胶质瘤病灶进行高精确定位，提高了手术的精准度。此外，还可以应用荧光引导切除胶质瘤，确定肿瘤位置、边界，更加完整切除肿瘤。替莫唑胺是胶质瘤临床常规使用的一线化疗药物，可以有效地通过血脑屏障，发挥细胞毒性作用，杀死肿瘤细胞。随着放射设备和技术的快速发展，放疗也已成为国内外治疗胶质瘤的主要手段之一。但对于高级别胶质瘤，即使采取手术+放化疗等手段，预后也不容乐观。随着基因疗法、干细胞疗法等新型治疗方式的不断探索，未来精准治疗会成为胶质瘤的主要治疗手段。

(张登文)

第四节 大脑镰旁脑膜瘤切除术

一、病例简介

患者：女性，50 岁，汉族。

主诉：头痛 12 天。

现病史：患者缘于 12 天前无明显诱因出现头痛，呈间断性胀痛，就诊于当地医院，查头颅 CT 示：左额大脑镰旁占位，建议 MRI 增强扫描。现为进一步诊治，门诊以"左额大脑镰旁脑膜瘤"将其收入院。

既往史：否认高血压、冠心病、糖尿病等病史，否认肝炎、结核等传染病病史，否认外伤、手术及输血史，否认食物及药物过敏史，预防接种史不详，系统回顾无特殊。

个人史：久居当地，未到过疫区及牧区，无不良嗜好。

家族史：父母体健，家族中其他成员无类似疾病史，无其他遗传性疾病史，无传染性疾病史。

神经系统体格检查：体温36.3℃，脉搏99次/分，呼吸20次/分，血压129/80mmHg。神清语利，双侧瞳孔正大等圆，直径约3.0mm，对光反射灵敏。颈软无抵抗，心肺腹查体未见明显异常。四肢肌张力正常，双侧肢体肌力Ⅴ级，双侧肱二、三头肌及膝腱反射正常，双侧巴氏征阴性，Kernig征阴性。

辅助检查：

头颅CT：左额大脑镰旁占位，建议MRI增强扫描。

二、初步诊断

左额镰旁脑膜瘤。

三、鉴别诊断

1. 血管外皮细胞瘤　又称为血管母细胞脑膜瘤，它比脑膜瘤罕见，与脑膜瘤类似经常沿硬脑膜生长。然而，血管外皮细胞瘤往往缺乏一些脑膜瘤出现的钙化，同时脑膜瘤常发生的邻近骨骨质增生，而血管外皮细胞瘤无此表现。此外，血管外皮细胞瘤的血管往往比脑膜瘤更丰富（影像学可证实）。

2. 转移瘤　与脑膜瘤相比，其强化较不均匀，且边缘不规整，肿瘤常浸润脑组织。

四、诊疗经过

术前影像（图7-38至图7-44）：

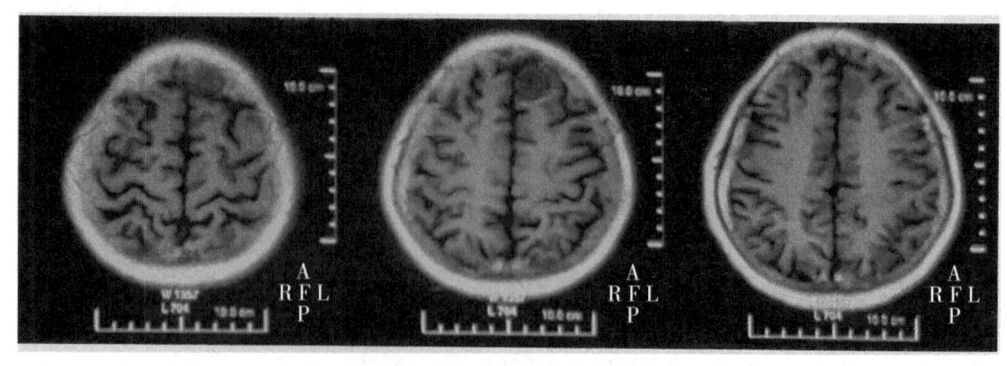

图7-38　术前MRI平扫T_1像

病变大小约1.9cm×2.0cm，呈低信号

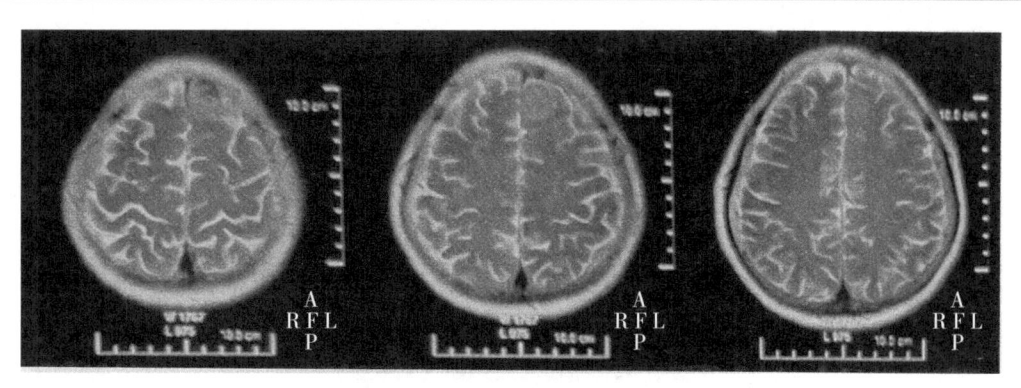

图 7-39　术前 MRI 平扫 T₂ 像

病变呈稍高信号

图 7-40　术前 MRI 平扫 FLAIR 像

病变呈高信号

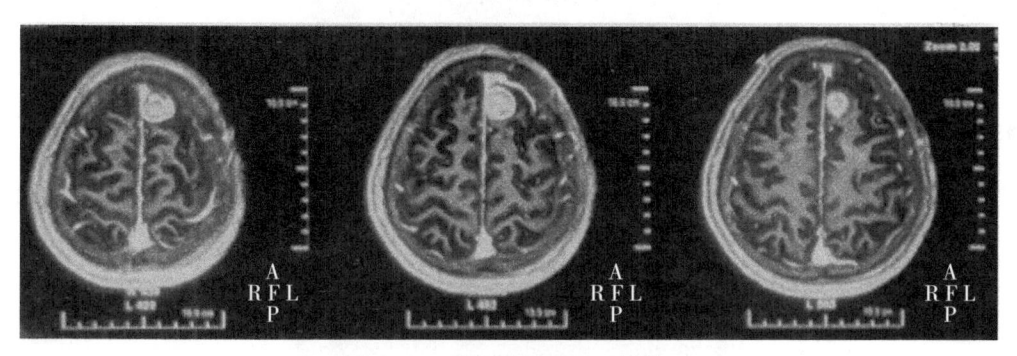

图 7-41　术前增强 MRI（轴位）

病变呈不均匀强化

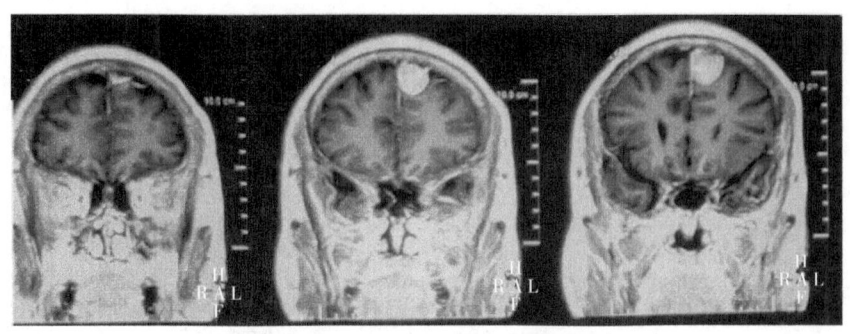

图 7-42 术前增强 MRI（冠状位）

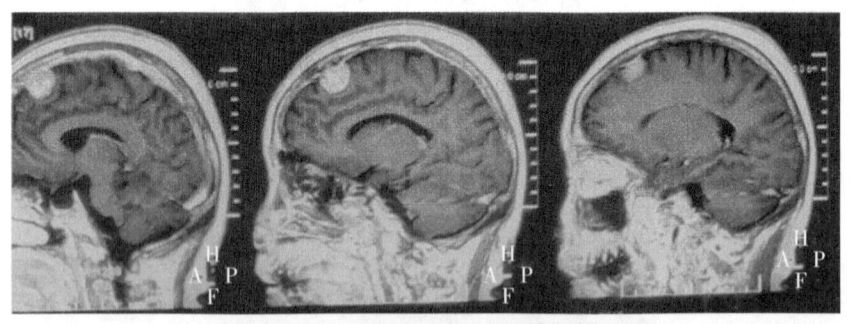

图 7-43 术前增强 MRI（矢状位）

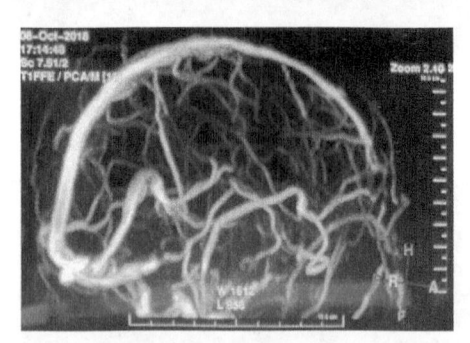

图 7-44 术前 MRV

手术经过（图 7-45 至图 7-49）：

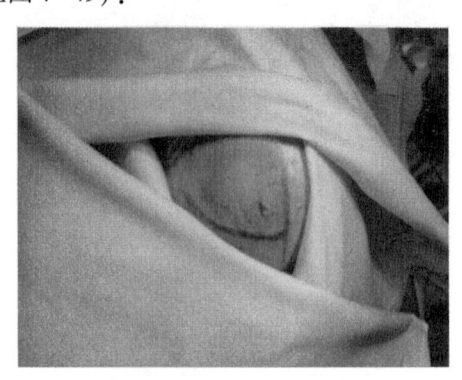

图 7-45 切口与体位

手术取平卧位，头稍高位，左额马蹄形切口，长约 15cm

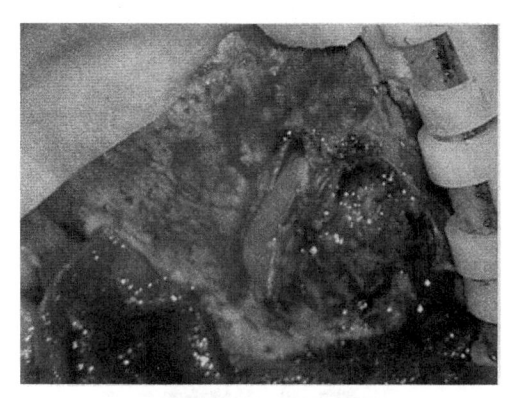

图 7-46 弧形剪开硬膜

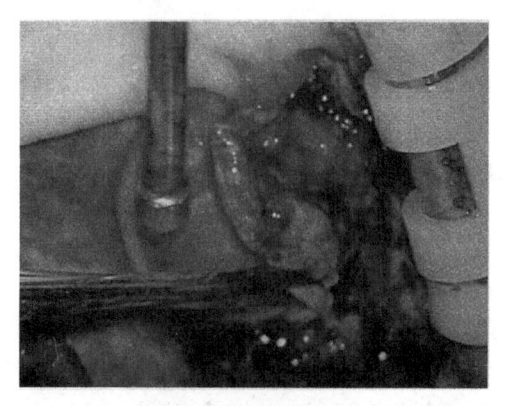

图 7-47 暴露肿瘤

可见肿瘤色泽灰白，质地较韧，血供不丰富，大小约 1.9cm×2.0cm×2.5cm，与矢状窦关系密切，肿瘤基底起自于大脑镰，部分肿瘤侵入矢状窦

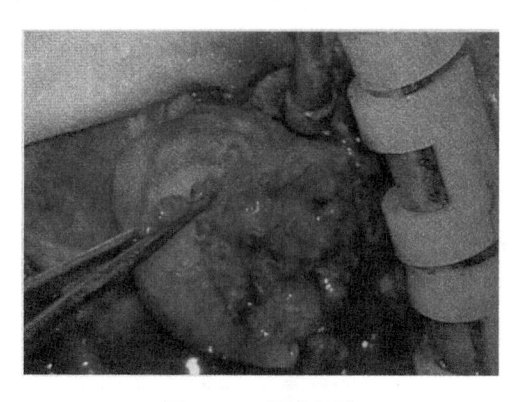

图 7-48 肿瘤切除

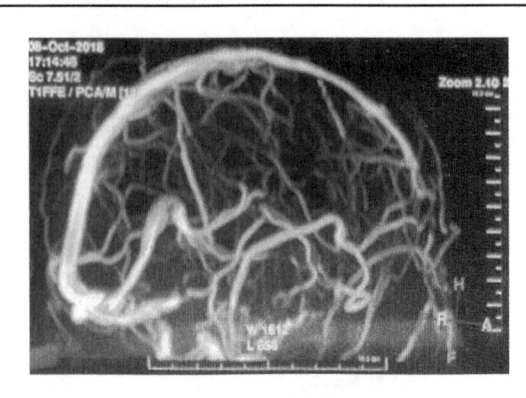

图 7-49 肿瘤标本

显微镜下先电凝离断基底，细致分离肿瘤边界，妥善保护好矢状窦及引流静脉，全切肿瘤（图7-50）。

术后 CT 见图 7-50 所示。

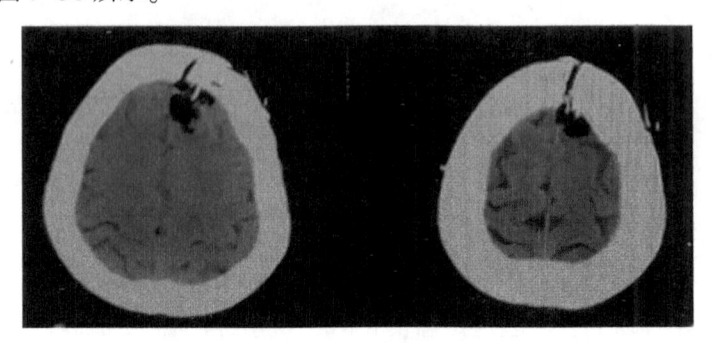

图 7-50 术后 CT

术后处理：术后常规给予止血、预防上消化道出血、营养神经等补液支持治疗。术后病理回报：脑膜瘤（WHO Ⅰ 级）。

五、讨论

脑膜瘤是颅内常见的原发性肿瘤，其发病率在颅内肿瘤中仅次于胶质瘤，占 19.2%~30.0%，其生长较缓慢，病程较长，脑膜瘤被认为大部分来自蛛网膜细胞，可以发生在任何含有蛛网膜成分的地方；女性发病略多于男性；最常见发病部位为矢状窦旁、鞍结节、大脑凸面和蝶骨嵴等。

脑膜瘤早期常无明显临床症状，若出现头痛、呕吐、视盘水肿的颅高压症状时，常提示肿瘤体积较大或生长迅速，瘤周出现反应性血管源性水肿。因肿瘤对脑组织或颅神经的压迫部位表现为不同的局灶症状，有一定的定位诊断意义。前颅底脑膜瘤可出现嗅觉障碍或精神症状等；海绵窦脑膜瘤可出现眼球运动障碍或面部感觉异常；有些出现局部颅骨呈骨瘤样增生；巨大脑膜瘤可出现突发头痛、呕吐、昏迷、瞳孔改变等脑疝危象。

世界卫生组织将脑膜瘤分为良性脑膜瘤（Ⅰ级）、非典型脑膜瘤（Ⅱ级）和恶性脑膜瘤

（Ⅲ级）。脑膜瘤多为良性（WHO Ⅰ级），仅2%~10%的脑膜瘤具有恶性肿瘤的生长特征。诊断脑膜瘤的主要影像学手段是CT和MRI，多数脑膜瘤具有典型的影像学表现，诊断并不困难。普通CT下肿瘤呈球形、半球形，高密度或稍高密度、等密度（约占25%），宽基底附于硬脑膜表面，边缘清晰；肿瘤相邻部位颅骨骨质反应性增生、破坏或侵蚀（占15%~20%）。CT增强扫描下呈现中等以上的增强，增强后肿瘤的边缘更清晰。MRI下肿瘤与颅骨或大脑镰存在依附关系，脑外肿瘤具有假包膜征象，硬膜尾征（约占70%），脑白质挤压征。局部骨质异常，MRI T_2 加权像往往呈低信号，异常对比增强。CT和MRI对脑膜瘤显示都有很好的效果。CT对密度的分辨率较高，对于钙化及骨结构的显示优于MRI。MRI比CT更能清楚地显示肿瘤与脑膜的关系、与脑组织间的界面及神经血管的包绕情况。

Ⅰ级脑膜瘤常呈膨胀性生长，与脑组织界限清楚，大部分肿瘤可行Simpson 0级切除治愈。对不能行Simpson 0级切除的Ⅰ级脑膜瘤尽可能地行Simpson Ⅰ或Ⅱ级切除，并辅以立体定位放疗，降低术后复发率。对于Ⅱ级和Ⅲ级脑膜瘤患者，单独采用手术治疗效果并不理想，需辅助放疗。有研究显示，对Ⅱ级和Ⅲ级脑膜瘤患者进行辅助放疗可以明显提高总生存率和无病生存期，可显著改善患者的预后。但也有研究发现，辅助放疗并未明显降低Ⅱ级脑膜瘤术后复发率。因此，手术切除辅助放疗对Ⅱ~Ⅲ级脑膜瘤的疗效仍需进一步探讨。除普通的放疗外，对Ⅱ~Ⅲ级脑膜瘤患者采用立体定向放疗也有一定的效果，但仍需相应研究进一步证明。肿瘤的化疗和分子靶向治疗近年来得到广泛关注，但其作用机制至今尚不清楚，有待进一步研究。

（张登文）

第五节　脊髓髓内室管膜瘤切除术

一、病例简介

患者：女性，35岁，汉族。

主诉：进行性双下肢麻木5天。

现病史：患者于5天前情绪激动后出现肢体麻木，初仅为双膝以下肢体麻木感，症状进行性加重，并由肢体远端向近端发展，病后第3天发展至腹股沟以下麻木，自觉进展至腰部，无呼吸困难，无发热，无二便障碍，无肌肉疼痛，无口角歪斜、饮水呛咳，无心悸、头痛、头晕等，行头颅CT未见明显异常。1天前自觉蔓延至剑突以下肢体麻木，为求诊治而入院。

既往史：否认糖尿病、高血压、冠心病病史，否认肝炎、结核病史及密切接触史，否认手术、外伤及输血史，否认食物及药物过敏史，预防接种史不详。系统回顾无特殊。

个人史：久居当地，未到过疫区及牧区，无不良嗜好。

家族史：父母体健，家族中其他成员无类似疾病史，无其他遗传性疾病史，无传染性疾病史。

神经系统体格检查：体温36.6℃，脉搏75次/分，呼吸17次/分，血压112/57mmHg。神清，语利，双瞳孔正大等圆，直径3.0mm，对光反应灵敏，眼球向各方向活动自如，无复视及眼震，双侧额纹对称，双眼睑闭合有力，双侧鼻唇沟对称，示齿口角无偏斜，伸舌居中，无舌肌萎缩及纤颤，双侧颞肌咬肌无萎缩，咀嚼有力。双侧软腭上抬有力，软腭居中，咽反射存在。转头耸肩有力，四肢肌力Ⅴ级，四肢肌张力正常，四肢腱反射（+++），双侧病理征未引出，脐平面以下浅感觉减退，双侧深感觉正常，共济查体未见明显异常，脑膜刺激征（-）。

辅助检查：

颅脑CT：未见明显异常。

心电图：窦性心律不齐，大致正常心电图。

二、初步诊断

脊髓病变（性质待定）。

三、鉴别诊断

吉兰巴雷综合征：表现为四肢对称性麻木、无力，腱反射减弱，双侧病理征阴性，一般无感觉平面，查四肢肌电图、腰穿可协助诊治。

四、诊疗经过

入院后查颈+胸部MRI：$L_{4\sim7}$椎体骨质增生；$L_{4\sim7}$椎间盘变性；$L_{4\sim7}$椎间盘向后突出；$L_{5\sim6}$椎体水平脊髓病变，建议增强MRI检查；T_{12}椎体小血管瘤。颈椎核磁强化回报：$C_{5\sim6}$椎体水平脊髓内一结节样明显强化，请结合临床定性。

修正诊断：$C_{5\sim6}$椎体水平髓内占位性病变。

术前影像（图7-51至图7-56）：

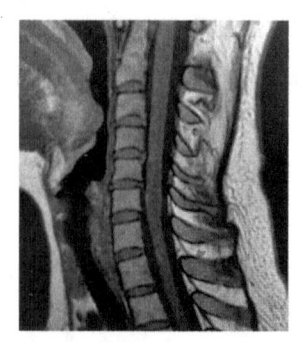

图7-51 术前MRI平扫T_1像

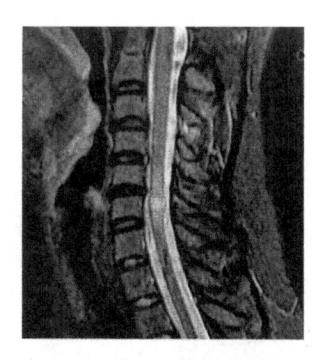

图 7-52 术前 MRI 平扫 T$_2$ 像

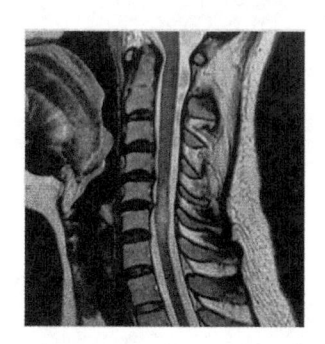

图 7-53 术前 MRI 平扫 FLAIR 像

C$_{5~6}$ 椎体水平脊髓内可见片状等 T$_1$/稍低信号 T$_2$ 稍高信号影，压脂序列呈高信号影

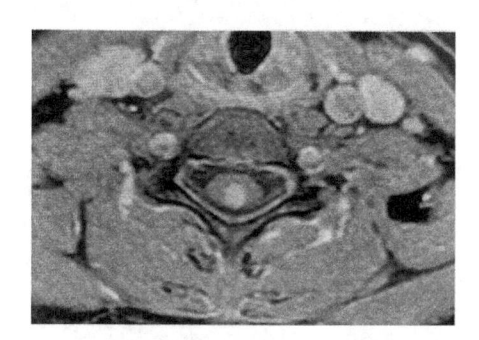

图 7-54 术前增强 MRI（轴位）

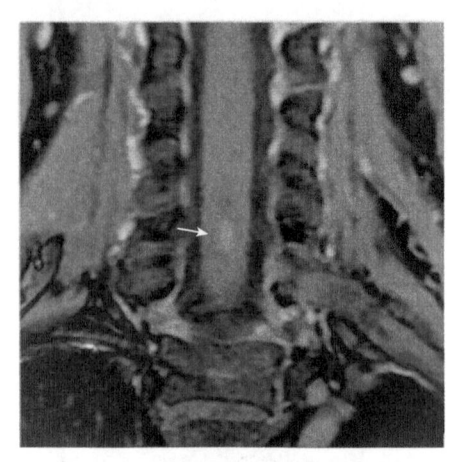

图 7-55 术前增强 MRI（冠状位）

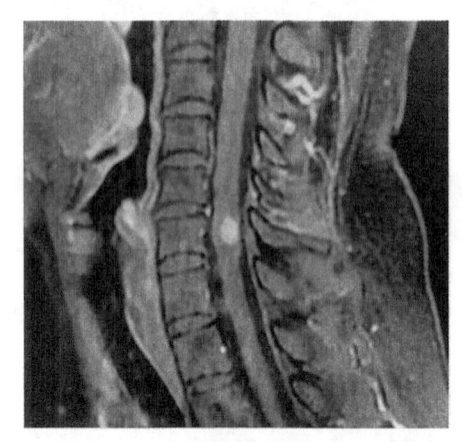

图 7-56 术前增强 MRI（矢状位）

手术经过（图 7-57 至图 7-61）：

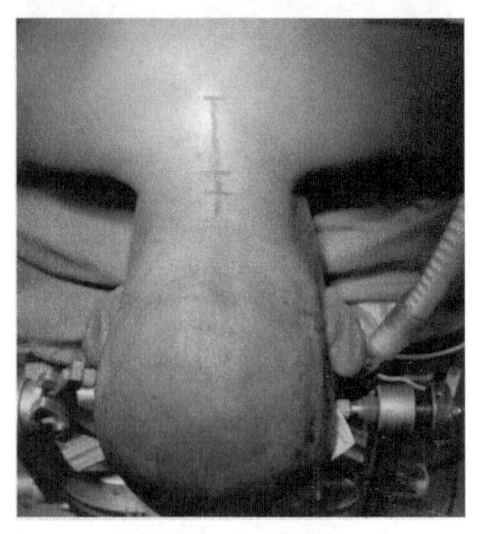

图 7-57 切口与体位

患者取俯卧位，标记 C_6 棘突体表投影为中心，长度约 9cm。

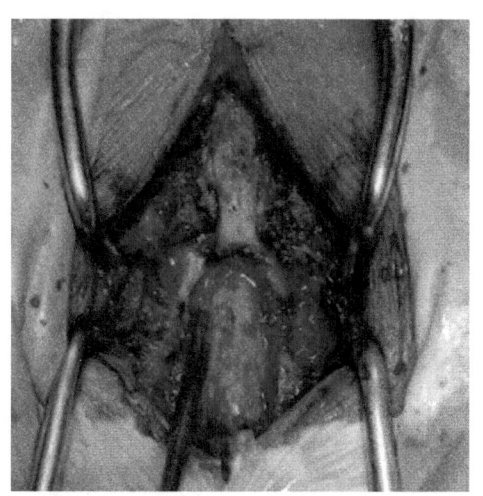

图 7-58 切开皮肤及皮下，分离双侧 C_6 棘突旁肌肉暴露 C_6 椎板，应用超声骨刀切开 C_6 椎板并连同棘突取下

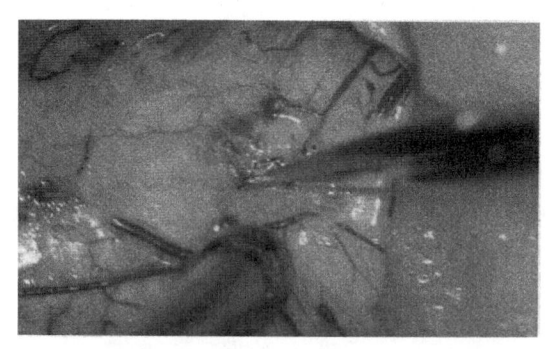

图 7-59 切开硬脊膜并悬吊，沿后正中沟切开软脊膜、脊髓

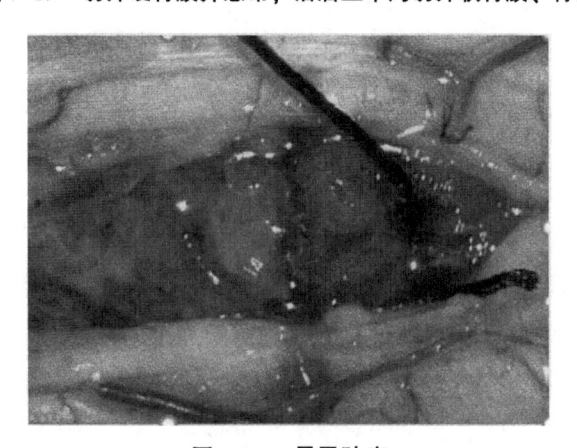

图 7-60 暴露肿瘤

于髓内可见肿瘤，灰红色，血供中等，质地软，与脊髓边界欠清，仔细分离，给予全切

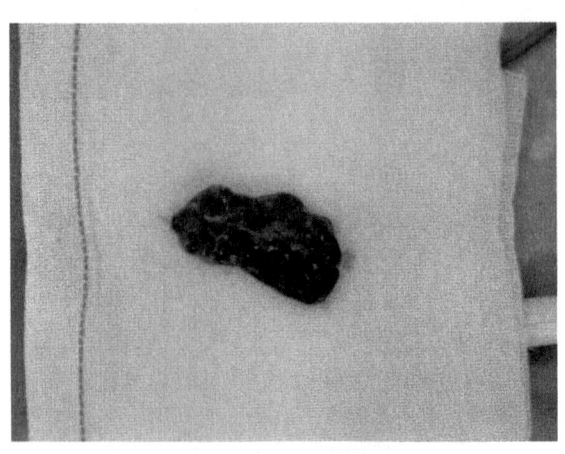

图 7-61　肿瘤标本

术后处理：术后常规给予止血、预防上消化道出血、营养神经等补液支持治疗。术后病理回报为：室管膜瘤（WHO Ⅱ级）。免疫组化结果显示：CD34（-），EMA（核旁点+），GFAP（+），PR（散+），S-100（+），Syn（-），Vimentin（+），Ki-67（+%）。

五、讨论

室管膜瘤属于神经上皮性肿瘤，起源于脑室表面室管膜上皮细胞，其中 90% 发生在颅内，多位于后颅窝，尤其是在第四脑室的底壁，10% 发生在脊髓。男性略多于女性，年发病率约为 2/100 万。

WHO 把室管膜肿瘤分为以下五类：①黏液乳头状室管膜瘤（WHO Ⅰ级）。②室管膜下瘤（WHO Ⅰ级）。③室管膜瘤（WHO Ⅱ级）。④间变性室管膜瘤（WHO Ⅲ级）。⑤室管膜瘤，RELA 融合-阳性（WHO Ⅱ 或 Ⅲ级）。按组织学不同室管膜瘤又分为 3 种类型：乳头状型、透明细胞型、伸长细胞型。脊髓室管膜瘤 CT 可显示肿瘤外周至中心脊髓逐渐增粗，MRI 显示 T_1 加权信号较邻近正常脊髓信号低，T_2 加权像信号较高，增强后边界轮廓清楚，为脊髓室管膜瘤的典型表现。脊髓室管膜瘤的临床症状缺乏特异性，可出现肢体疼痛、感觉障碍、肢体无力或尿失禁等。室管膜瘤可通过脑脊液播散，这也是其预后差的主要原因。

手术切除是脊髓室管膜瘤的首选治疗方式。手术的原则是尽可能完全切除。据报道，脊髓室管膜瘤手术后 79% 的患者神经功能得以保持和改善。髓内肿瘤切除范围与预后关系密切，在缓解脊髓压迫症状、改善脊髓功能的前提下全切髓内肿瘤，可降低复发率。文献报道，肿瘤全切复发率不到 10%，次全切复发率在 50%~70%。对于髓内室管膜瘤，有研究表明无论是否全切，术后放疗均可提高患者的生存率、降低复发风险。室管膜瘤对化疗不敏感，而且缺乏大样本数据，目前没有公认的标准化疗方案。

（赵　莹）

第六节 立体定向脑内病变活检术

一、病例简介

患者：女性，62岁，汉族，农民。

主诉：左侧肢体肌力下降1个月。

现病史：患者缘于1个月前无明显诱因出现左侧肢体肌力下降，左手中指、无名指屈曲不能伸展，无明显肢体抽动，无头痛、头晕，无明显恶心、呕吐，无视物模糊，无发热，无意识障碍，遂就诊，给予输液治疗（具体不详），上述症状较前加重，查头颅 MRI 示：右顶叶病变，考虑血管源性？给予输液保守治疗（具体不详），于5天前症状加重，为求进一步诊治而来医院。

既往史：高血压病病史2年，最高可达 180/130mmHg，平时口服药物治疗，具体不详，血压控制可。否认糖尿病、冠心病病史，否认肝炎、结核等传染病病史，否认手术、外伤及输血史，否认食物及药物过敏史。预防接种史不详，系统回顾无特殊。

个人史：久居当地，未到过疫区及牧区，否认吸烟、饮酒不良嗜好，否认性病冶游史。

家族史：父母健在，家族中无传染病史，无家族遗传病病史，无类似疾病病史。

神经系统体格检查：体温37.0℃，脉搏68次/分，呼吸17次/分，血压 135/85mmHg。神清语利，双侧瞳孔圆，直径约3.0mm，对光反射灵敏。颈软无抵抗，心肺腹未见明显异常。四肢肌张力正常，左手指呈握拳状，不能自主伸展，左手腕伸屈无力，右侧肢体肌力Ⅴ级，左上肢肌力Ⅲ级，左下肢肌力Ⅳ级，双侧肱二、三头肌及膝腱反射正常，双侧巴氏征阴性，Kernig 征阴性。

辅助检查：

头颅 MRI：①右侧额顶叶占位性病变：考虑恶性肿瘤，高级别胶质瘤可能性大。②右侧额窦、双侧筛窦及上颌窦炎症；左侧上颌窦黏膜下囊肿。

头颅 CTA：①颅脑动脉 CTA 未见明确异常。②右侧额顶叶占位性病变，考虑恶性肿瘤，高级别胶质瘤可能性大。

二、初步诊断

1. 右侧额顶叶占位性病变。
2. 高血压3级很高危。

三、鉴别诊断

1. 转移瘤患者多有颅外肿瘤病史，病灶常为多灶性，CT 示肿瘤多近皮质，肿瘤小而水肿重。

2. 脑血管意外患者年龄较大，多有高血压病史，CT 可见出血灶而水肿相对较轻。

3. 脑脓肿患者有感染病史，多有脑膜刺激征，CT 表现为低密度影周围呈环形增强。

四、诊疗经过

术前影像（图 7-62、图 7-63）：

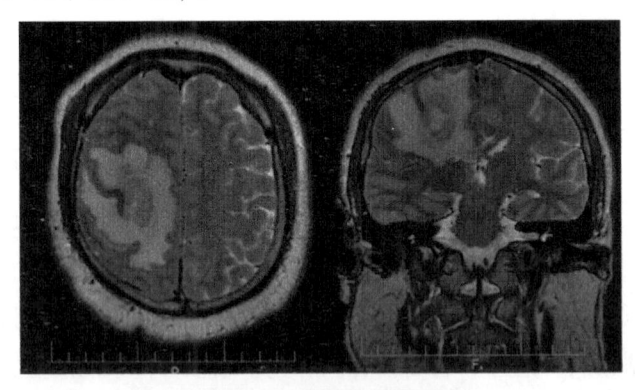

图 7-62　术前 MRI 平扫 T_2 像

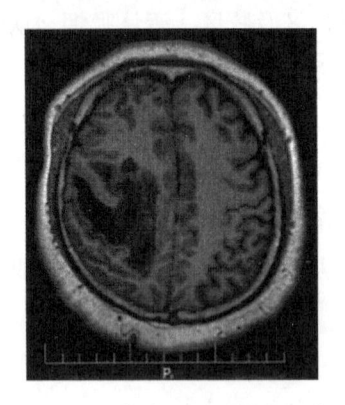

图 7-63　术前 MRI 平扫 T_1 像

术中经过（图 7-64、图 7-65）：

根据靶点及穿刺点坐标安装定位弓，标记右额部长约 4cm 纵向切口。于皮瓣正中钻骨孔一个，电灼硬脑膜并十字切开，穿刺针按靶点坐标取得病理组织。

术后病理：非霍奇金弥漫大 B 淋巴瘤，非生发中心来源。免疫组化结果显示：ALK（－），CD20（＋），CD56（－），CgA（－），FLi-i（＋），GFAP（ ），Ki-67（＋90%），LCA（＋），Oligo2（－），Syn（－），TTF-1（－），Bcl-2（＋），Bcl-6（＋），CD10（－），CD5（部分＋），MUM-1（＋），PAX-5（＋）。

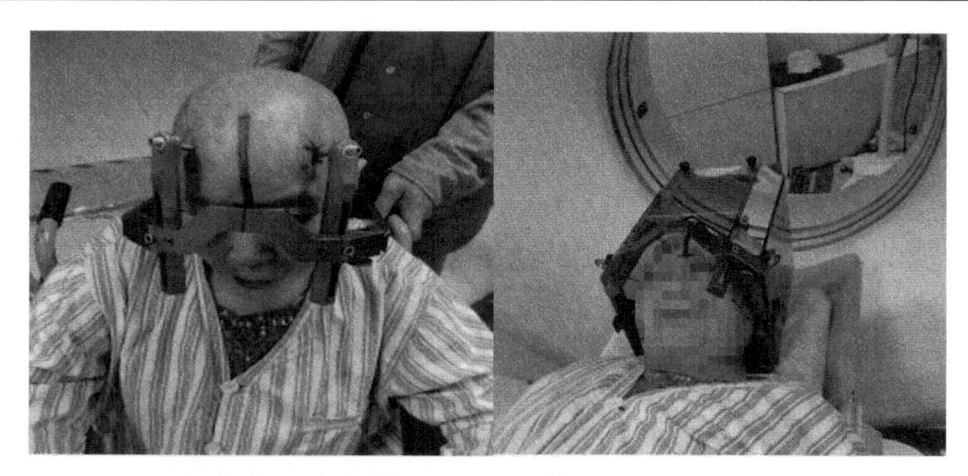

图 7-64　患者在局麻下安装 LEKSELL 立体定向头架并行头颅 CT 扫描

安装 LEKSELL 立体定向头架，行头颅 CT 扫描，获取坐标系数据，应用 ELEKTA 手术计划系统融合头颅 MRI 及 CT 数据，计算靶点及穿刺点坐标

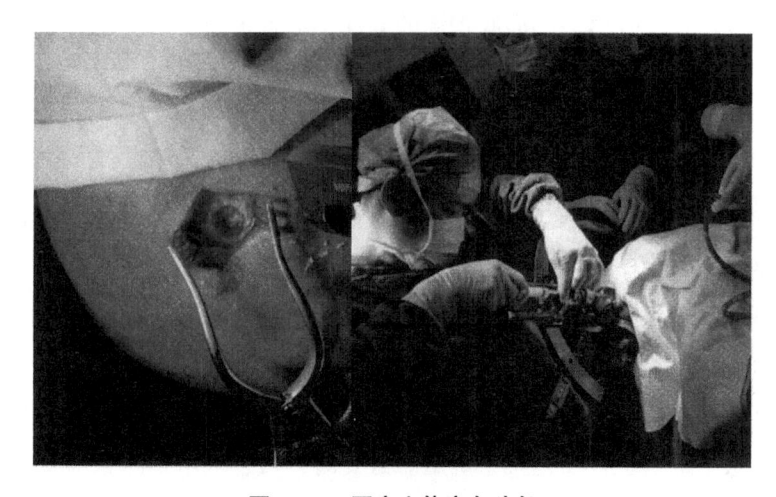

图 7-65　固定立体定向头架

五、讨论

神经影像学技术的进步使颅内疾病的确诊率大大提高，但仍有部分病灶无法通过影像检查直接提示其性质，因而难以决定治疗方案。借助现代影像学设备引导下的立体定向技术，可在手术侵袭很小的情况下，准确获得脑内病变组织，从而明确其病理性质，进行正确的治疗。立体定向活检已经成为颅内疑难病例的有效诊断手段，大部分患者能够得到明确的病理诊断。

适宜应用脑立体定向活检术的患者，颅内病灶多为一些早期肿瘤、脑转移瘤、寄生虫囊肿、脱髓鞘改变（脑白质多发性硬化）、炎性病灶、神经元退行性改变以及全身性疾病造成的脑内病变，影像检查显示呈弥漫性、侵袭性、多发性生长，与正常脑组织界限不清或其密度与水肿、软化、坏死难以区分。一些患者由于病灶较小，开颅手术损伤较大，需活检明确性质后决定下一步治疗；还有一些患者的病变由于位于重要的功能区，范围弥散，难以切除，或开颅手术将导致严重的神经功能缺损，如果只是单纯保守观察，也可能会贻误治疗时机，而神经影像学技术引导下的立体定向颅内病灶活检术是获得这类颅内病变定性诊断的最佳手段。

在临床工作中，立体定向活检术常使用 CT 或 MRI 引导，或依靠两者结合数据进行引导。CT 引导的立体定向活检显像时间较 MRI 短，不存在影像失真。分辨率已可以基本满足需求，但有时会因射线束硬化现象造成杯形伪影，使某些病变的图像模糊不清，增强剂也可能导致过敏反应和肾损害。MRI 引导的立体定向活检分辨率更高，尤其对增强效应不敏感的病灶有较好的显示，同时没有后颅窝伪影，减少了框架造成的影像伪影，可显现血管等优势。但 MRI 导向显像时间长，花费较高，对某些体内移植有金属异物的患者有禁忌，影像失真也可能导致靶点坐标误差。但也应注意，避免对可疑颅内血管性疾病的患者进行脑立体定向活检术。此外，位于外侧裂和岛叶表面的病灶不适合采用定向手术活检，而应采用开放式手术活检。

进行定位扫描时，CT/MRI 扫描应包括病灶的全部及其上方的入颅点，以便观察设计活检手术的路径。在合理的限度内，扫描层要尽可能薄。

脑立体定向活检术的精确性和安全性很高，在规范操作时靶点误差<1mm。活检取材时，部位应包括从瘤周到瘤体中心的内容，即所谓顺序性活检，以便反映整个病变不同部位的病变程度。同时也应注意，即使脑立体定向活检术能获得绝大多数患者准确的病理诊断，但仍有一小部分患者活检所提示的病理结果并不能完全反映其颅内病变的情况，有些非强化病灶边缘较难确定，并且有些病灶质地并不均匀。另外，非强化病灶本身可能处于病变特定的发展时期，其最终的病理性质则难于确定。必要时，可采取术中冰冻病理检查、多针道多靶点取材、反复多次活检等多种方法提高诊断准确率。

对于临床表现及影像学检查不典型病例，采用影像学引导的立体定向脑病变活检术，可早期、快速获得病理学诊断，制订相应的治疗方案，争取治疗时机，是一种安全、可靠的手段。

（赵 莹）

第七节 帕金森 DBS 手术

一、病例简介

患者：男性，67 岁，汉族，农民。

主诉：右上肢僵直伴不自主抖动 10 年，加重半年。

现病史：患者缘于10年前无明显诱因出现右侧上肢僵硬、活动不灵活，动作缓慢。伴右侧上肢不自主抖动，表现为静止性搓丸样震颤，偶伴头痛，无意识障碍，恶心呕吐、大小便失禁等。就诊于我院神经内科，诊断为帕金森病，予盐酸普拉克索片0.25mg，2次/日；脑蛋白水解物2片，2次/日，自诉效果可。5年前患者自觉药物控制效果不佳，就诊于北京宣武医院神经内科，给予口服药物治疗（具体不详），自诉效果不佳。4年前就诊于北京军都医院，行"脑电刺激治疗"（具体不详）。2年前就诊于我院，予以多巴丝肼片（美多芭）、卡左双多巴控释片（息宁）、盐酸普拉克索（森福罗）（具体不详），患者半年前自觉上述症状加重，僵硬逐渐扩展至四肢及躯干，为进一步诊治，门诊以"帕金森病"将其收入院。

既往史：自诉完全性右束支传导阻滞30余年，未经系统治疗。10年前因痔疮行手术治疗（具体不详）。否认高血压病、糖尿病病史，否认肝炎、结核等传染病病史。否认外伤及输血史。否认食物及药物过敏史。预防接种史不详，系统回顾无特殊。

个人史：久居当地，未到过疫区及牧区。否认吸烟、饮酒不良嗜好，否认冶游史。

家族史：家族中成员无传染病史，无家族遗传病病史，无类似疾病病史。

神经系统体格检查：体温36.3℃，脉搏80次/分，呼吸20次/分，血压105/75mmHg。清醒，言语欠流利。面部表情呆板，反应正常。双侧瞳孔圆，直径约3.0mm，对光反射灵敏。颈软无抵抗，心肺腹未见明显异常。四肢肌张力高，运动迟缓，双侧肢体肌力Ⅴ级，右侧肱二、三头肌，膝腱反射正常；左侧肱二、三头肌，膝腱反射正常；右侧巴氏征阴性，左侧巴氏征阴性，Kernig征阴性。

辅助检查：

头颅MRI：①双侧额顶岛叶、基底节区多发缺血灶。②双侧筛窦黏膜增厚。

二、初步诊断

1. 帕金森病。
2. 完全性右束支传导阻滞。

三、鉴别诊断

1. 特发性震颤　此病隐袭起病，进展很缓慢或长期缓解，约1/3患者有家族史。震颤是唯一的临床症状，主要表现为姿势性震颤和动作性震颤，震颤常累及双侧肢体，头部也较常受累，频率为6~12Hz。情绪激动或紧张时可加重，静止时减轻或消失。此病与帕金森病显著的不同在于特发性震颤起病时多为双侧症状，不伴有运动迟缓，无静止性震颤。

2. 帕金森叠加综合征　包括多系统萎缩（MSA）、进行性核上性麻痹（PSP）和皮质基底节变性（CBD）等。在疾病早期即出现突出的语言和步态障碍，姿势不稳，中轴肌张力明显高于四肢，无静止性震颤，突出的自主神经功能障碍，对左旋多巴无反应或疗效不持续均提示帕金森叠加综合征的可能。

四、诊疗经过

术前影像（图7-66）：

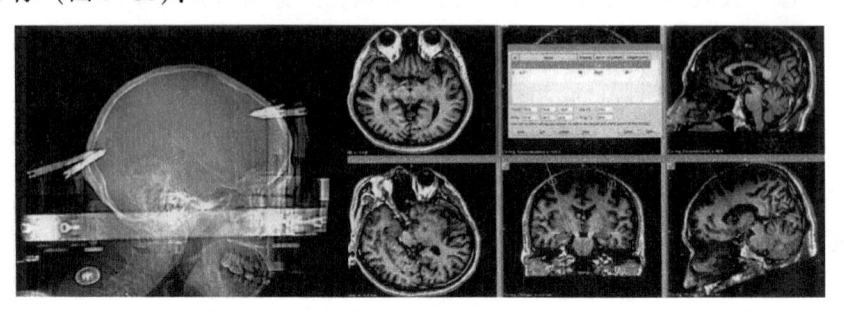

图7-66　病人在局麻下安装LEKSELL定位头架，行头颅CT扫描

利用手术计划系统融合头颅MRI及CT数据，计算双侧丘脑底核三维坐标

手术过程（图7-67、图7-68）：

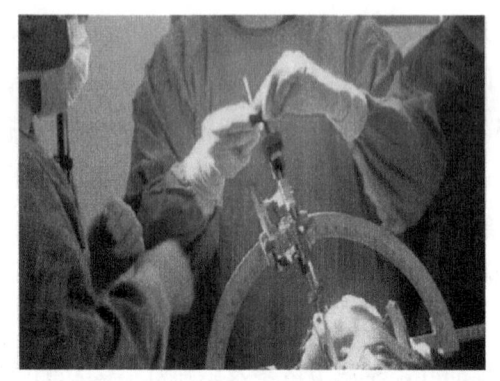

图7-67　利用立体定向仪将电刺激电极植入靶点位置

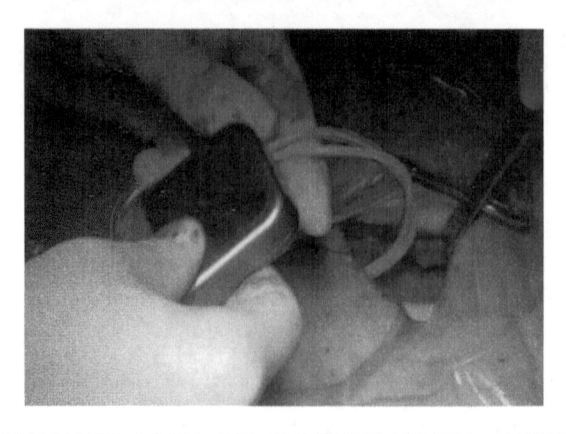

图7-68　将脉冲发生器（电池）植入患者锁骨下皮下组织，并固定于胸大肌上

术后复查头颅 CT 及胸部平扫（图 7-69）：

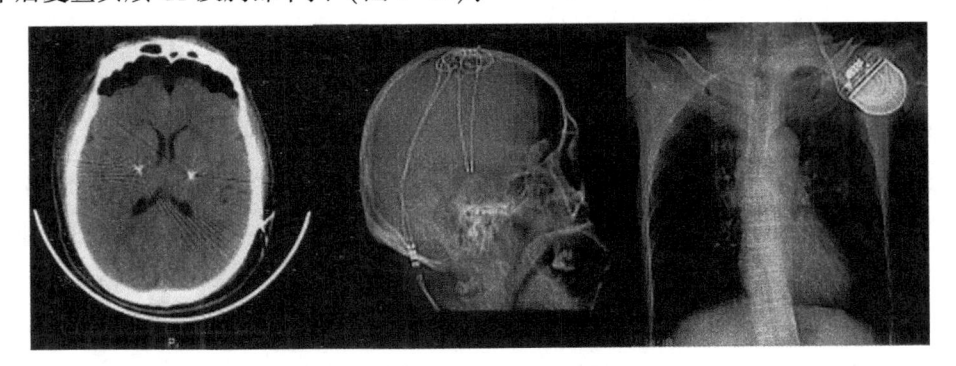

图 7-69　术后复查头颅 CT 及胸部平扫

术后 2 周开机，调控脉冲参数（图 7-70）。

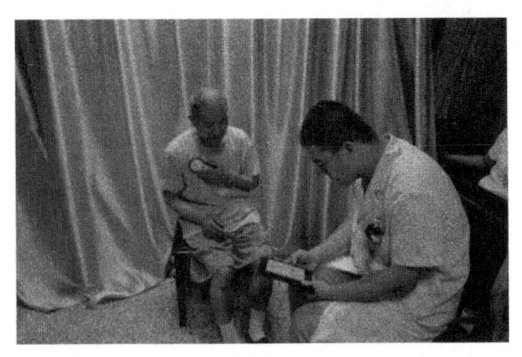

图 7-70　术后 2 周开机，调控脉冲参数

五、讨论

帕金森病是一种常见的神经系统退行性疾病，在我国，65 岁以上人群的患病率为 1 700/10 万，并随年龄增长而升高。该病的主要病理改变为黑质致密部多巴胺能神经元丢失和路易小体形成，其主要生化改变为纹状体区多巴胺递质降低，临床症状包括静止性震颤、肌强直、运动迟缓和姿势平衡障碍的运动症状及嗅觉减退、快动眼期睡眠行为异常、便秘和抑郁等非运动症状，为患者家庭和社会都带来了沉重的负担。

每一例帕金森病患者都可以先后或同时表现出运动症状和非运动症状，但在整个病程中都会伴有这两类症状，有时会产生多种非运动症状。因此，对帕金森病应采取全面的治疗。目前应用的治疗手段，无论是药物或手术治疗，只能改善患者的症状，无法治愈。但是全面的治疗及心理干预，可以有效地提高患者的生活质量。

帕金森病的早期药物治疗显效明显，而长期治疗的疗效明显降低，或出现严重的运动波动及异动症者，可考虑进行手术治疗。手术治疗作为药物治疗的有效补充，目前已经成为治疗中晚期帕金森病的有效方法。

手术方法主要包括神经核毁损术和脑深部电刺激术（DBS）、神经组织移植及基因治疗等，其中神经核毁损术较为经济，曾作为帕金森病外科治疗的主要方式，但因其脑出血发生率较高，并发症较为严重等缺点，自1999年DBS被推广以来，DBS便因其相对无创、安全和可调控性逐步取代了神经核毁损术而作为帕金森病外科治疗的主要选择。

DBS手术的适应证为：①原发性PD。②服用复方左旋多巴曾经有良好疗效。③疗效已明显下降或出现严重的运动波动或异动症，影响生活质量。④除外痴呆和严重的精神疾病。

DBS的手术靶点包括苍白球内侧部、丘脑腹中间核和丘脑底核，其中在丘脑底核行DBS对改善震颤、强直、运动迟缓和异动症的疗效最为显著。针对患者个体判断是否适合手术、手术的风险与近远期疗效以及确定最佳手术靶点。术后患者脑水肿消退，患者一般情况好即可开机。开机参数多数情况下频率常设定为130Hz，脉宽60μs，电压根据患者反映调整，一般不超过3V，并在术后数年内需要较多次调整。

在患者接受外科治疗后，也应同时接受药物治疗、康复训练及心理疏导，以期望对患者的长期获益产生最大正向影响。

（李凯龙）

第八节 硬脊膜内髓外神经鞘瘤切除术

一、病例简介

患者：男性，30岁，汉族。

主诉：双下肢无力、麻木伴走路不稳半年，加重1个月。

现病史：患者缘于半年前无明显诱因出现双下肢无力、麻木，伴走路不稳，无恶心、呕吐，无头痛、头晕，无言语不利，无视物不清及听力下降，无饮水呛咳及吞咽困难，给予活血药物治疗，症状无明显改善，再次就诊，给予针灸及中药（具体不详）治疗，自觉症状较前好转，后停药，近1个月患者上诉症状较前加重，遂入院治疗。

既往史：否认高血压、糖尿病、冠心病、高脂血症病史。否认肝炎、结核等传染病史。1年前因右脚腕扭伤行保守治疗，无手术史及输血史，否认食物、药物过敏史。按时预防接种，系统回顾无特殊。

个人史：久居当地，未到过疫区及牧区，无不良嗜好。

家族史：父母体健，家族中其他成员无类似疾病史，无其他遗传性疾病史，无传染性疾病史。

神经系统体格检查：体温36.3℃，脉搏98次/分，呼吸18次/分，血压153/104mmHg。神清，语利，反应力、定向力正常，双瞳孔正大等圆，直径约3.0mm，眼球各方向活动充分自如，无眼震。双侧额纹对称，无鼻唇沟变浅，伸舌居中，双上肢肌力Ⅴ级，双下肢肌力

Ⅳ级，双下肢肌张力增高，上肢腱反射（+++），下肢腱反射（++++），踝阵挛、髌阵挛阳性，双侧Babinski´s sign（+）性，双侧Chaddock sign（+）性。感觉系统查体：右侧肢体L_3感觉平面以下痛觉减退，左侧肢体L_4感觉平面以下痛觉减退，深感觉减退。共济运动检查：Romberg征闭眼阳性。颈抵抗（-）。

辅助检查：无。

二、初步诊断

双下肢无力原因待查。

三、鉴别诊断

1. 脑梗死　多见于老年人，常合并高血压、糖尿病、高脂血症、冠心病、心律失常、吸烟饮酒、肥胖等，可反复发作，一般发生在安静状态下或睡眠中，起病之初常无意识障碍，脑脊液压力不高、透明，头颅磁共振可见与病灶供血区动脉狭窄，可助鉴别。

2. 急性播散性脑脊髓炎　广泛累及中枢神经系统，以白质为主，多发生在感染或疫苗接种后，起病较多发性硬化急且凶险，常伴有意识障碍、高热、精神症状等，呈自限性和单相性病程。

3. 急性脊髓炎　急性起病，常有感染病史，呈横贯性脊髓损伤症状、体征，数小时至3日达到高峰。

4. 系统性红斑狼疮脑病　既往有系统性红斑狼疮病史，可有复发，除神经系统损伤外，还可累及皮肤黏膜、骨骼肌肉、肾脏、肺、心脏、血液等多个器官和系统，表现出多种临床症状。血清中可检测到多种自身抗体和免疫学异常。

5. 肿瘤　椎管内肿瘤等可以亚急性起病，累及中枢神经系统多个部位，行椎管内MRI加以鉴别。

四、诊疗经过

入院后查颈、胸椎MRI：①$C_{2~6}$椎间盘变性。②$C_{3~6}$椎间盘向后突出，以$C_{3~4}$椎间盘为著。③$C_{6~7}$椎体水平脊髓中央管稍扩张。④T_8椎体水平脊髓外硬脊膜内偏左占位性病变，考虑神经鞘瘤可能，建议增强扫描进一步检查。

胸椎MRI增强：①T_8椎体水平硬脊膜内脊髓外左侧占位性病变，结合原MRI平扫，考虑神经鞘瘤。②T_{11}椎体上缘许莫氏结节。

依据患者胸椎MRI增强，修正诊断：T_8椎体水平神经鞘瘤。

术前影像（图 7-71 至图 7-74）：

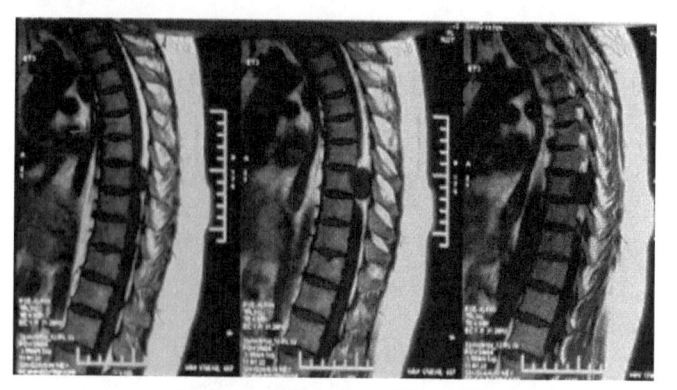

图 7-71　术前 MRI 平扫 T$_1$ 像

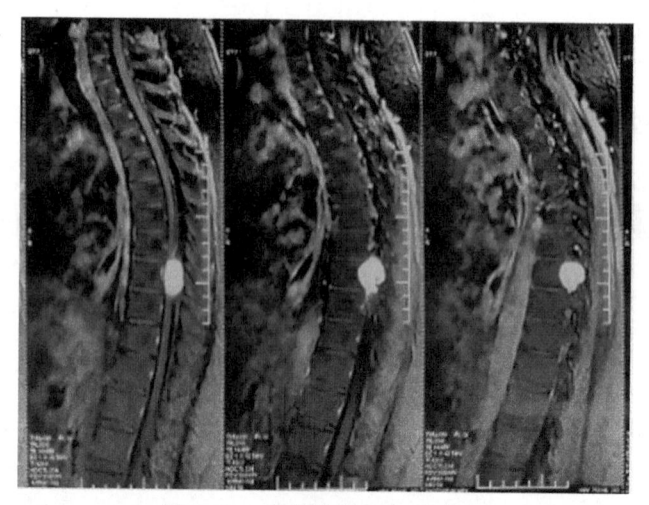

图 7-72　术前增强 MRI 矢状位

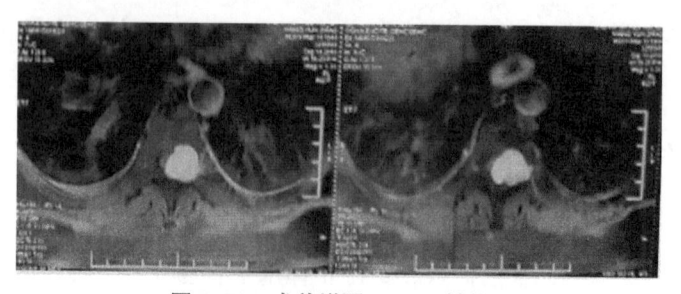

图 7-73　术前增强 MRI（轴位）

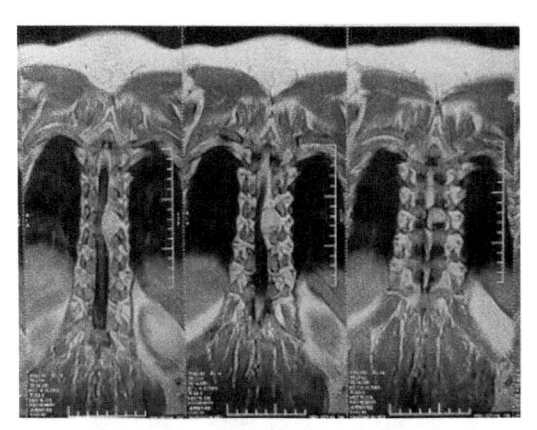

图 7-74 术前增强 MRI（冠状位）

$T_{5\sim9}$ 椎体水平脊髓呈受压改变，稍变细，并向右前移位，紧贴椎体后缘；T_8 椎体左后缘凹陷，相应区域见不规则团片状长 T_1、长 T_2 信号，其内可见点状 T_2 及 T_2 低信号，边界清晰，大小约 2.0cm×2.5cm×2.6cm，增强后，壁呈明显均匀强化，中心无强化，局部向左侧椎间孔延伸。

手术经过（图 7-75 至图 7-80）：

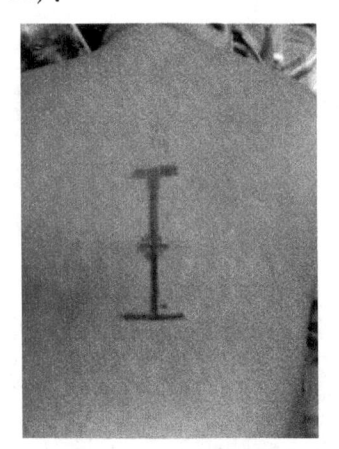

图 7-75 切口与体位

手术取俯卧位，以 T_8 椎体水平为中心，标记后背部中线直切口。

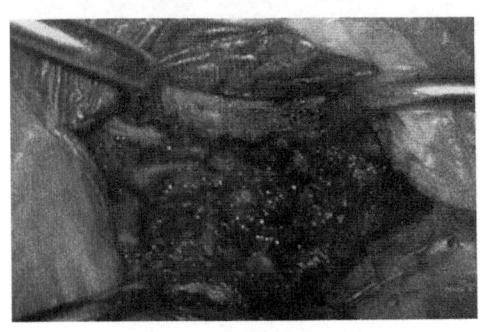

图 7-76 显露硬脊膜

沿标记切开皮肤及皮下肌肉，显露棘突，沿左侧棘突边缘仔细分离肌肉，显露左侧半椎板，咬骨钳小心咬开左侧胸₈椎体半椎板，显露硬脊膜。

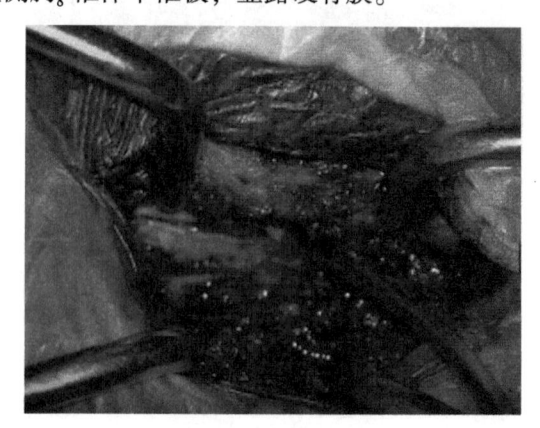

图 7-77　剪开硬膜

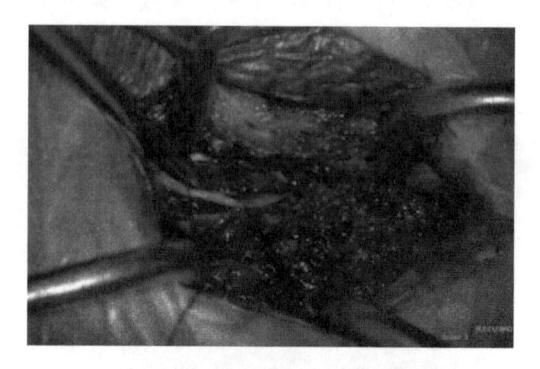

图 7-78　悬吊硬膜，暴露肿瘤

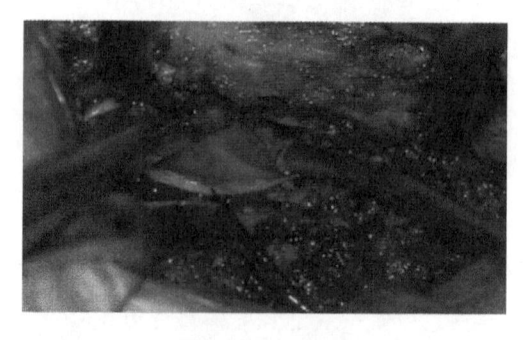

图 7-79　肿瘤切除

可见肿瘤位于髓外硬膜下，边界清楚，质韧，血供丰富，为灰红色，肿瘤与神经鞘粘连紧密，分块将肿瘤切除，肿瘤大小约 2.0cm×2.5cm×2.5cm。

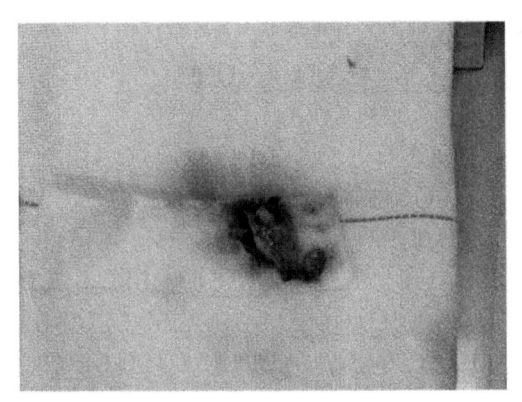

图 7-80 肿瘤标本

术后 MRI（图 7-81）：

术后处理：术后常规给予止血、预防上消化道出血、营养神经等补液支持治疗。术后病理回报为：神经鞘瘤。

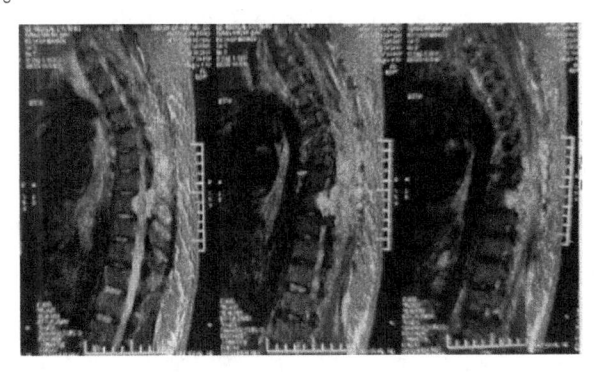

图 7-81 术后 MRI

五、讨论

椎管内神经鞘瘤为临床较常见的椎管内占位性病变，约占椎管内肿瘤的25%。在椎管的各个节段均可发生，大多为单发，发病年龄多在40~60岁。

神经鞘瘤生长发展缓慢，患者早期可无典型症状，易出现误诊、漏诊，延误治疗的最佳时机。疼痛、感觉障碍和运动障碍是椎管内肿瘤患者最常见的三种症状。由于椎管内空间狭小，可随其生长、增大而压迫脊髓与神经根，早期表现为累及神经根导致的放射性疼痛，其后出现肢体麻木、无力等症状，严重者可致残。因此，此类肿瘤一经发现，应尽早手术治疗，以期获得良好的预后。

神经鞘瘤 MRI 多呈圆形/卵圆形或长圆形，少数呈哑铃状或结节状生长，大多与脊髓或硬脊膜边界清晰，多位于脊髓后方或侧方，极少位于脊髓前方。多数位于髓外硬膜内，少数位于硬膜内外或沿椎间孔呈椎管内外生长。MRI 平扫 T_1WI 多呈低信号、少数呈等信号，T_2WI 多呈高信号，少数呈等高信号或混杂高信号。增强扫描多数呈均匀强化或环状、花边样强化，少数呈不均匀强化。

神经鞘瘤对放、化疗均不敏感，手术切除是唯一有效治疗方法。经手术治疗后预后良好，完整切除后较少发生复发，少数可发生恶变。充分切除肿瘤并最大限度地维持术后脊柱的生理功能和结构稳定性是椎管内肿瘤手术治疗的宗旨。传统的手术方式多采用后正中全椎板入路切除肿瘤，此方法对脊柱的后部结构破坏较大，影响脊柱的稳定性。神经鞘瘤大多起源于一侧感觉神经根，肿瘤常呈偏侧生长，这为半椎板切除提供了解剖理论依据。为减少手术的创伤，近年来推荐使用半椎板入路显微切除椎管内肿瘤。半椎板手术基本保留了椎管的环状结构及椎体后部的完整性，减少了术后脊柱滑脱不稳的发生。有研究者认为，当肿瘤较小、位于一侧时，采用半椎板切除暴露肿瘤，肿瘤位于中间或肿瘤组织较大时为获得充分暴露肿瘤采用全椎板切除。

（张家杰）

第九节　大脑前动脉 A3 段动脉瘤夹闭术加额叶血肿清除术

大脑前动脉远端（DACA）动脉瘤是指位于前交通动脉以远的大脑前动脉或其分支上的动脉瘤。DACA 的定义是指前交通动脉以远的大脑前动脉（ACA）。其行于左右额叶之间，沿着纵裂在前交通动脉的前上方行走至胼胝体膝部。然后在终板的上方，绕行胼胝体膝部，分成下方的胼周动脉和上方的胼缘动脉。这些分支在胼胝体的上方通过，并和大脑后动脉的分支形成吻合。DACA 为双侧半球的内侧面及胼胝体前部的大部分区域供血。DACA 动脉瘤在颅内动脉瘤中所占的比例较小，文献中报道的比例为 1.5%~9.0%。DACA 动脉瘤最常见于胼周动脉和胼缘动脉的分叉处，而起源于 ACA 额极支和眶支的则较少见。典型症状的 DACA 动脉瘤通常合并蛛网膜下隙出血（SAH），特点是胼胝体膝部上方的纵裂间最为显著，有可能会与前交通动脉瘤相混淆。SAH 也有可能出现在邻近的额叶，更有少数者破入脑室。破入脑室者通常是由于额叶的血肿冲入同侧的侧脑室额角引起。比较特殊的是有 50% 左右的患者会表现出脑内的血肿。也正是因为脑内血肿的存在，临床发现 DACA 动脉瘤破裂后通常造成与其他类型动脉瘤相比较重的临床分级。

在此介绍大脑前动脉 A3 段动脉瘤显微手术夹闭的病例一例。

一、病例简介

患者：女性，62 岁，汉族，农民。

主诉：右侧眼部进行性胀痛 3 小时，意识不清 2 小时。

现病史：患者缘于 3 小时前无明显诱因出现右侧眼部肿胀伴疼痛，此时患者神志尚清楚，无恶心、呕吐，无肢体抽搐，于2小时前患者意识加深，左侧眼睑进一步肿胀，头颅CT检查示右侧额叶血肿，右额颞硬膜下血肿，蛛网膜下隙出血，给予降颅压等药物输液治疗后，为求进一步治疗入院。

既往史：既往体健，否认糖尿病、冠心病及高血压病史，否认肝炎、结核等传染性病史，无外伤手术及输血史，无食物药物过敏史。预防接种史不详，系统回顾无特殊。

个人史：久居当地，未到过疫区及牧区，否认吸烟、饮酒不良嗜好，否认性病冶游史。

家族史：家族中其他成员无类似疾病史，无其他遗传性疾病史，无传染性疾病史。

神经系统体格检查：体温36.6℃，脉搏74次/分，呼吸20次/分，血压152/88mmHg。GCS：5分。浅昏迷状态，无睁眼及遵嘱动作，双侧瞳孔不等大，右侧约4.0mm，左侧约3.5mm，对光反射迟钝。右侧眼睑肿胀，球结膜无水肿，颈软，心肺腹查体未见明显异常。四肢肌张力稍高，双侧肢体肌力V级，双侧肱二、三头肌及膝腱反射正常，双侧巴氏征阴性，Kernig征检查不合作。

辅助检查：

头颅CT：右侧额叶血肿，右侧额颞硬膜下血肿，蛛网膜下隙出血。全脑血管造影术示右侧大脑前动脉A3段动脉瘤。

二、初步诊断

1. 右侧大脑前动脉A3段动脉瘤。
2. 蛛网膜下隙出血。
3. 右侧额叶血肿。
4. 右侧额颞硬膜下血肿。

三、鉴别诊断

1. 动静脉畸形　颅内动静脉畸形破裂出血后血肿也可像高血压脑出血位于深部脑实质内，该病好发于青少年。MRI可见血肿部位异常流空现象，CTA或者DSA检查可明确诊断。

2. 肿瘤出血　肿瘤出血多是原有神经系统症状基础上突然加重，增强CT和MRI上多见有不同程度上的强化效应肿瘤影像。

四、诊疗经过

术前影像（图 7-82、图 7-83）：

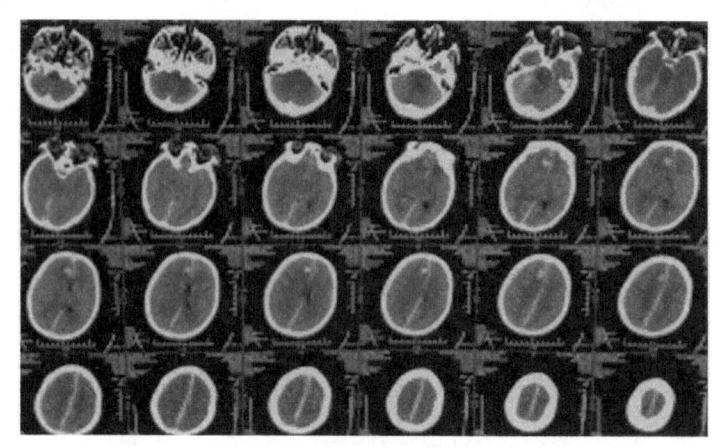

图 7-82 术前头颅 CT

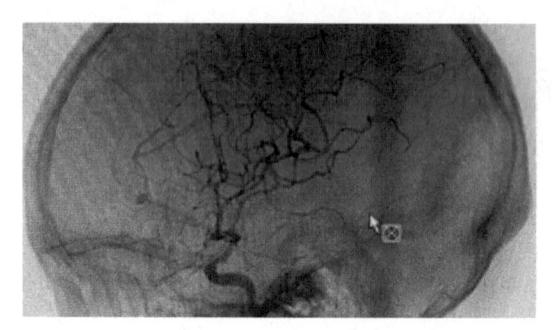

图 7-83 术前头颅 DSA

手术经过：

1. 标记右额及纵裂入路（图 7-84）。

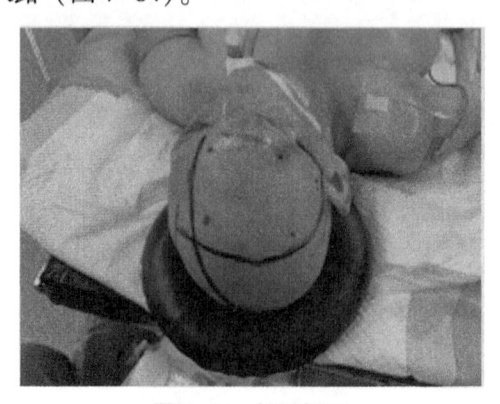

图 7-84 标记切口

2. 切开头皮及皮下组织，皮肌瓣翻向颅底，暴露颅骨（图 7-85）。
3. 铣下骨瓣，暴露硬膜，考虑硬膜张力稍高，呈蓝色，可见右额颞硬膜下血肿，20%

甘露醇静脉滴注,处理蝶骨嵴及骨缘,悬吊硬膜(图7-86)。

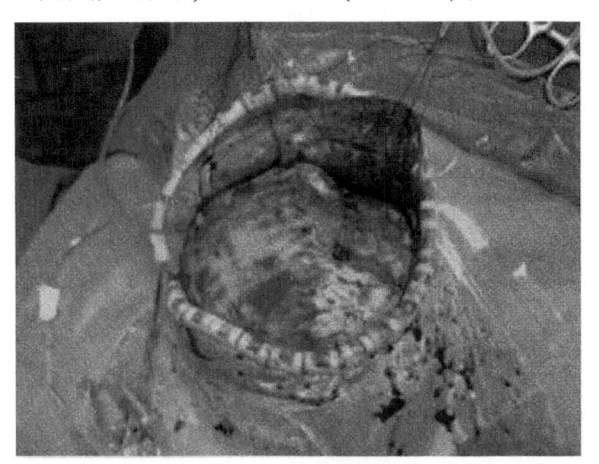

图7-85 暴露骨瓣

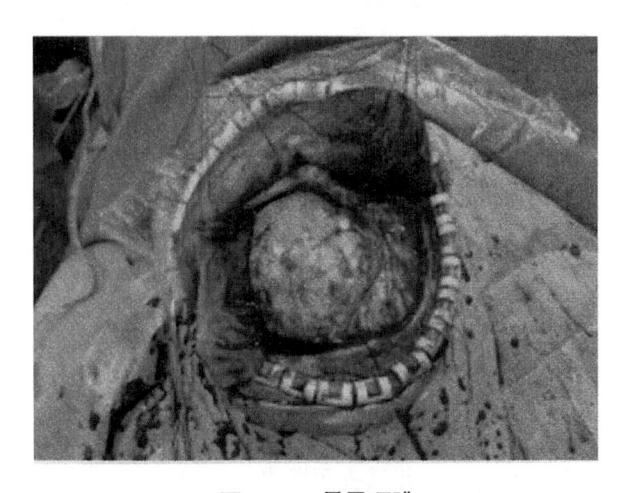

图7-86 暴露硬膜

4. 放射状剪开硬膜,可见大量右额颞硬膜下血肿,给予缓慢吸除,生理盐水冲洗硬膜下血肿,直至无血凝块冲出(图7-87)。

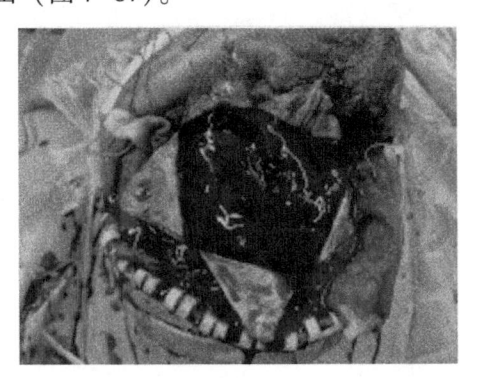

图7-87 剪卡硬膜,处理硬膜下血肿

5. 显微镜下吸除部分右额叶血肿，充分暴露大脑前动脉 A2 段，游离动脉瘤远端血管，予以两枚阻断夹阻断后，再进一步处理动脉瘤处血肿（图 7-88）。

6. 仔细剥离动脉瘤周围粘连组织及蛛网膜暴露动脉瘤（图 7-89）。

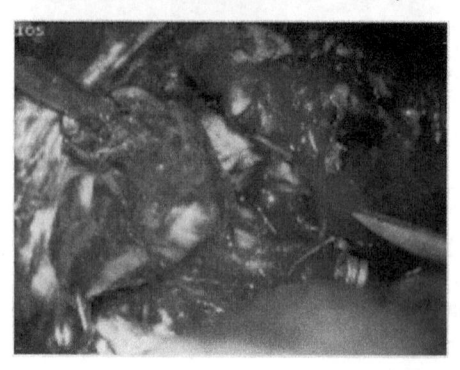

图 7-88　阻断动脉瘤远心端及近心端，充分暴露动脉瘤瘤颈

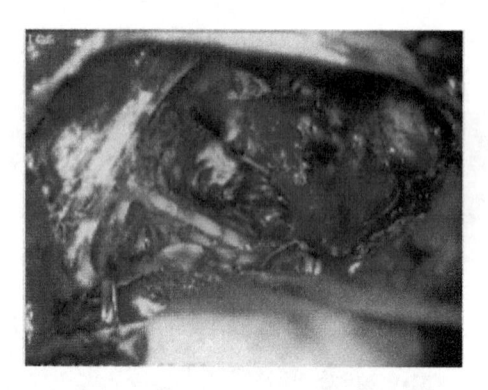

图 7-89　瘤颈剥离子仔细剥离动脉瘤周围粘连组织及蛛网膜

7. 沿动脉瘤瘤颈基线夹闭动脉瘤并撤去阻断夹（图 7-90）。

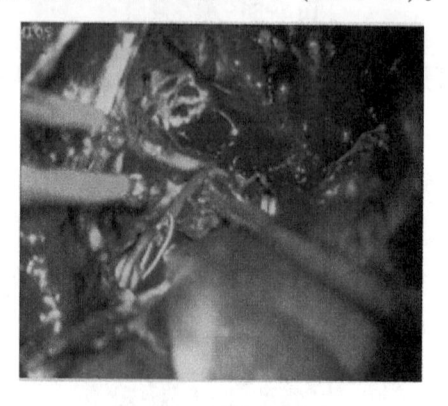

图 7-90　夹闭动脉瘤

8. 术中 ICG 造影确认载瘤动脉无闭塞或狭窄（图 7-91）。

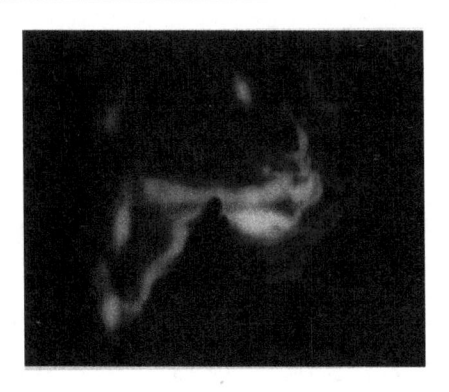

图 7-91 术中 ICG 造影

9. 创面彻底止血后，留置引流管一根，常规关颅（图 7-92）。

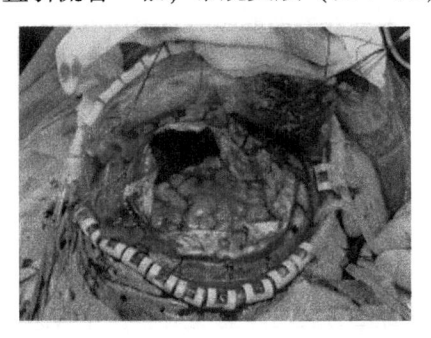

图 7-92 创面彻底止血后留置引流管

五、讨论

血管内治疗发展迅速，随访的结果也不错，但由于大脑前远端动脉瘤载瘤动脉较细，动脉瘤体相对较小，介入治疗对于多数中心来说有一定技术难度的。一项针对 DACA 动脉瘤手术治疗和介入治疗的比较研究指出，介入治疗在完全夹闭/栓塞动脉瘤、动脉瘤再出血、重残率和死亡率等各方面并无优势，显微手术反而通常作为首选的治疗方式，主要是因为 DACA 动脉瘤通常位于周边血管，瘤体较小，且通常为宽颈。手术不需要过度牵拉脑组织，不用过多分离肌肉组织。除非有下列情况：极端的年龄，合并其他特殊的疾病，神经功能评分差，凝血功能严重紊乱，才考虑行血管介入治疗。

手术入路的选择较为简洁，根据动脉瘤所在的动脉节段，对于 A2 主干上的动脉瘤通常选择翼点入路或者眶上外侧入路进行手术，主干的认定一般指距颅底垂直距离 1.5cm 以内；对于更远端的动脉瘤则通常选择经额（A2、A3 段）或经顶（A4、A5 段）纵裂入路，对于经纵裂入路一般选择牵开右侧脑组织，这样对于一个习惯用右手操作的神经外科医师容易获得较大的手术视野，例外的情况是合并有明显的左侧脑叶血肿的病例，这种情况下为了清除血肿会选择牵开左侧脑组织。在选取开颅骨瓣的位置时，考虑的原则是最短路径原则。对于破裂的 DACA 动脉瘤以及未破裂的 DACA 动脉瘤来说，手术的设计和方法基本是一致的。

如要考虑到术中的情况,那么动脉瘤破裂后引起的颅内压增高,减少了手术操作的空间,特别是在 SAH 较明显的病例中,可能会给手术带来较大的困难。

(成 利)

第十节 左侧大脑中动脉多发动脉瘤夹闭术

大脑中动脉瘤是受多因素影响,是大脑中动脉局部血管管壁异常改变产生的脑血管瘤样突起,极易导致动脉管壁薄弱及破裂出血,动脉瘤一旦破裂出血,进而严重损害患者的神经功能,且致残率、病死率均较高。因此,一旦确诊大脑中动脉瘤,需于最短时间内做出选择,在完全明确病因与具体病变部位后及早选择手术治疗。

存在两种手术方案,分别为显微手术夹闭、血管内介入栓塞治疗。在此介绍大脑中动脉瘤显微手术夹闭的病例一例。

一、病例简介

患者:男性,42 岁,汉族,农民。

主诉:突发头痛 4 小时入院。

现病史:患者缘于 4 小时前无明显诱因突发头痛,伴有恶心,无呕吐,无肢体抽搐,无发热、寒战。行头颅 CT 检查提示:基底池及左侧裂池及左颞叶皮层广泛蛛网膜下隙出血,考虑存在动脉瘤可能性,给予降颅压等药物输液治疗后,为进一步治疗,收入院。

既往史:既往体健,否认糖尿病、冠心病及高血压病史,否认肝炎、结核等传染性病史,无外伤手术及输血史,无食物药物过敏史。预防接种史不详,系统回顾无特殊。

个人史:久居当地,未到过疫区及牧区,否认吸烟、饮酒不良嗜好,否认性病冶游史。

家族史:家族中其他成员无类似疾病史,无其他遗传性疾病史,无传染性疾病史。

神经系统体格检查:体温 36.3℃,脉搏 84 次/分,呼吸 19 次/分,血压 103/76mmHg。嗜睡状态,双侧瞳孔等大,直径约 2.5mm,对光反射灵敏。颈抵抗,心肺腹查体未见明显异常。四肢肌张力稍高,双侧肢体肌力 V 级,双侧肱二、三头肌及膝腱反射正常,双侧巴氏征阴性,Kernig 征阳性。

辅助检查:

头颅 CTA:左侧大脑中动脉分叉处两个动脉瘤,分别大小约 0.75cm×0.46cm、0.6cm×0.4cm;左侧后交通动脉开放,左侧后交通动脉起始部增宽,考虑动脉圆锥。

二、初步诊断

1. 左侧大脑中动脉 M1 分叉处多发动脉瘤。
2. 自发性蛛网膜下隙出血。

三、鉴别诊断

1. 动静脉畸形　颅内动静脉畸形破裂出血后血肿也可像高血压脑出血位于深部脑实质内，该病好发于青少年。MRI可见血肿部位异常流空现象，CTA或者DSA检查可明确诊断。

2. 肿瘤出血　该病多在原有神经系统症状基础上突然加重，增强CT和MRI上多可见有不同程度上的强化效应肿瘤影像。

四、诊疗经过

术前影像（图7-93、图7-94）。

手术经过：

1. 标记左侧翼点入路（图7-95）。

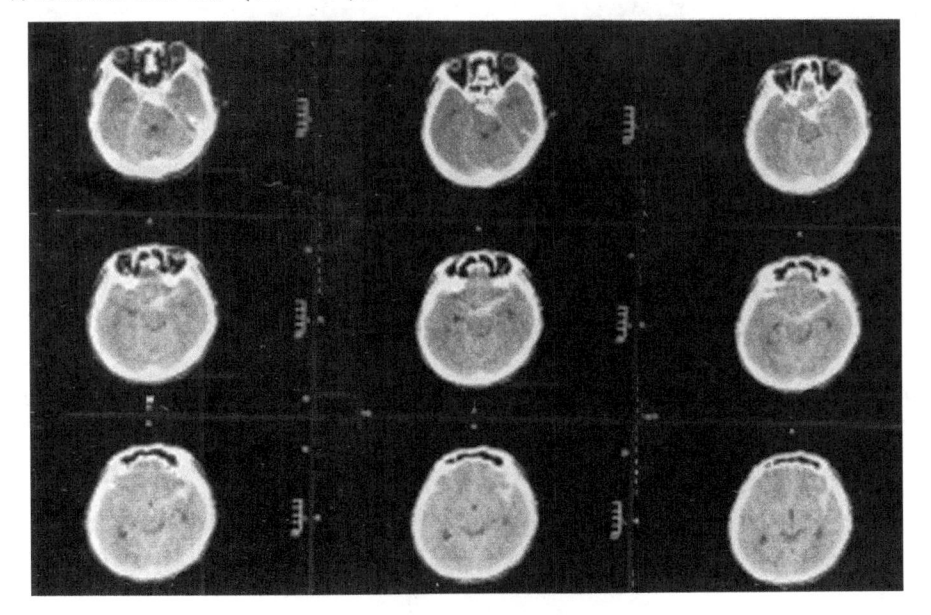

图7-93　术前头颅CT

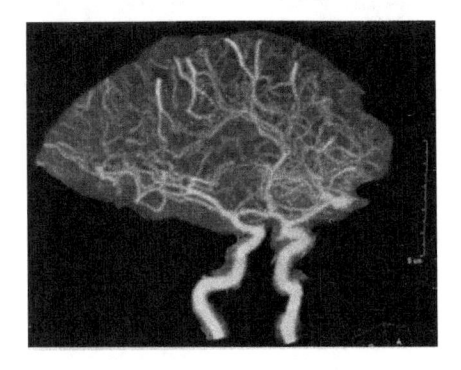

图7-94　术前头颅CTA

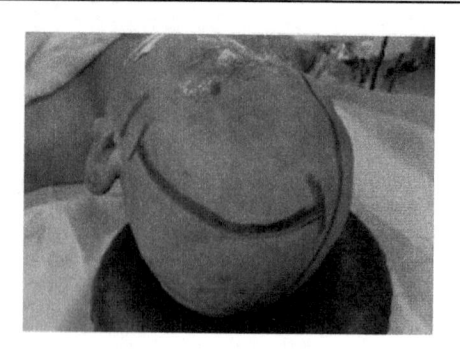

图 7-95 头皮标记及平卧位

2. 切开头皮及皮下组织，暴露骨瓣（图 7-96）。

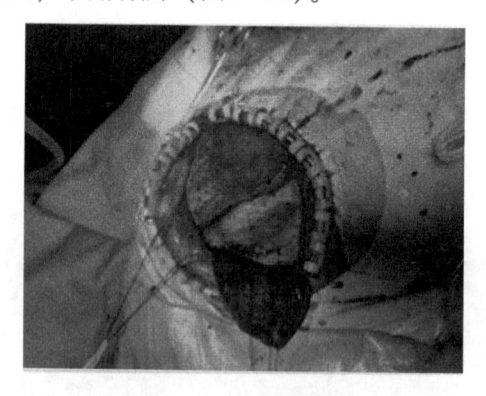

图 7-96 暴露骨瓣

3. 铣下骨瓣，暴露硬膜，考虑硬膜张力稍高，20%甘露醇静脉滴注，释放颈动脉池脑脊液（图7-97）。

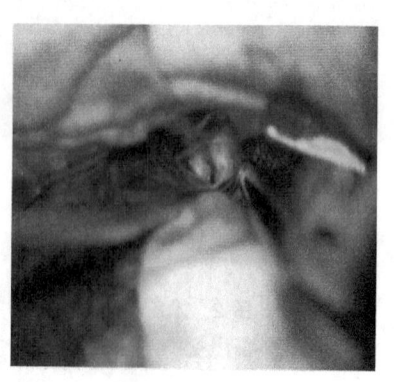

图 7-97 释放颈动脉池脑脊液

4. 仔细分离侧裂血管（图 7-98）。

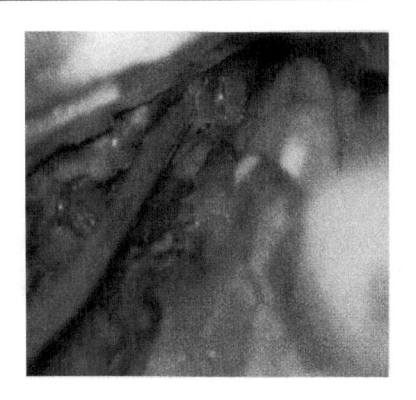

图 7-98　分离侧裂血管

5. 暴露大脑中动脉 M1 段，以备动脉瘤破裂时阻断（图 7-99）。

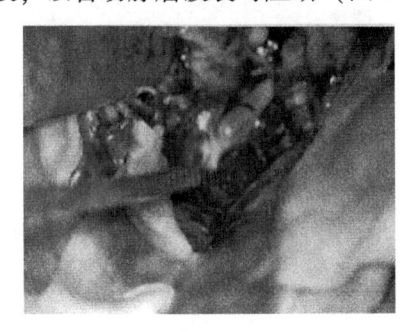

图 7-99　暴露大脑中动脉 M1 段

6. 仔细剥离动脉瘤周围粘连组织及蛛网膜暴露多发动脉瘤（图 7-100）。

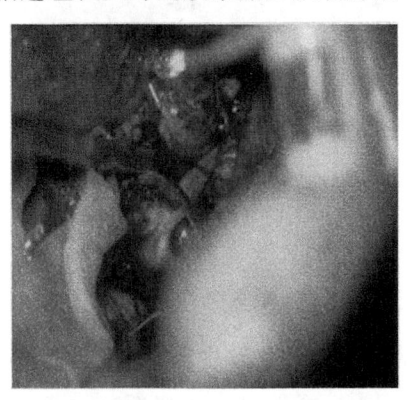

图 7-100　暴露多发动脉瘤

7. 瘤颈剥离子充分暴露大脑中动脉 M2 段 3 个分支（避免夹闭时背侧动脉瘤叶片误夹）（图 7-101）。

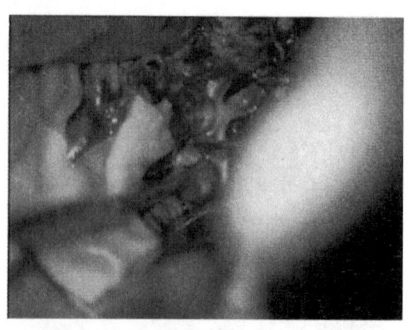

图 7-101　瘤颈剥离子仔细剥离动脉瘤周围粘连组织及蛛网膜

8. 沿动脉瘤瘤颈基线夹闭动脉瘤（图 7-102）。

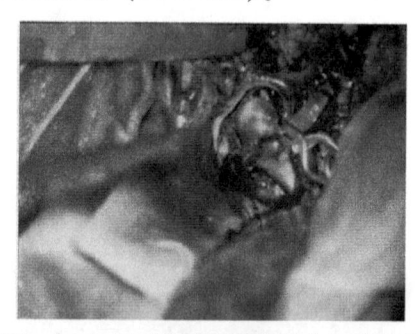

图 7-102　沿动脉瘤瘤颈基线夹闭动脉瘤

9. 调整后叠加一枚动脉瘤夹，避免残留，破裂动脉瘤旁-宽基底小动脉瘤样突起，以一枚迷你弯夹子夹闭完好（图 7-103）。

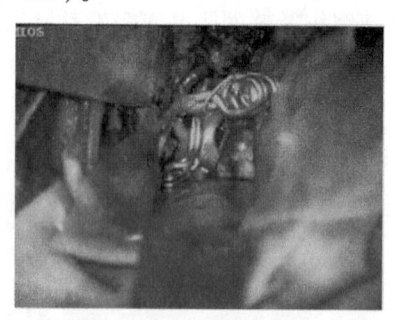

图 7-103　调整后完全夹闭破裂动脉瘤及小动脉瘤

10. ICG 造影提示动脉瘤夹闭完全，大脑中动脉 M2 段各分支未见狭窄（图 7-104）。

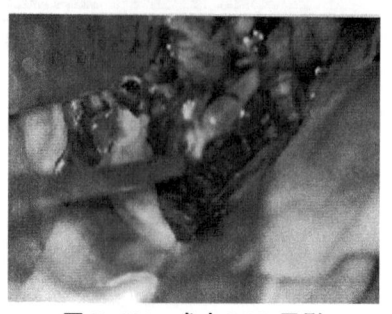

图 7-104　术中 ICG 显影

11. 术后复查头颅 CT 及 CTA（图 7-105）。

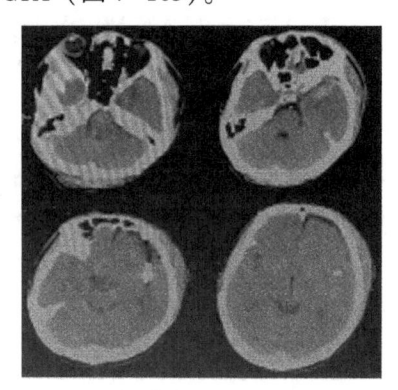

图 7-105　术后复查头颅影像

五、讨论

大脑中动脉瘤占据所有颅内动脉瘤的 20% 左右，在大脑中动脉分叉部位较为常见，这主要是由于大脑中动脉血流速度较快，而中动脉分叉部位所受冲击较大，所以相对易形成动脉瘤。目前 DSA 是临床诊断大脑中动脉瘤的金标准，特别是对于一些微小动脉瘤的诊断敏感度较高，效果明显优于 CTA，其可明确动脉瘤的形态、体积以及具体部位等，从而为手术提供有效的诊断依据。

临床治疗大脑中动脉瘤的手术方法包括动脉瘤包裹术、孤立术、夹闭术及血管内介入栓塞术等，而因前两种术式易引发术后出血，且术后复发率较高，因此在临床上的推广受到很大限制；而后两种术式的治疗效果相对较好，且临床安全性较高。其中显微手术夹闭治疗的主要原则为合理处理动脉瘤，不但要防止夹闭过少致使动脉瘤残留，从而引发再出血甚至复发，而且还要防止夹闭过多致使载瘤动脉和分支血管发生闭塞，从而引发脑梗死等多种并发症。同时，对于存在脑内血肿的患者需将血肿彻底清除，以减轻血肿对脑组织的压迫及毒性作用。在手术过程中可先将其中部分血肿清除，从而改善颅内压，防止强行牵拉脑组织导致损伤；在夹闭动脉瘤前无需彻底清除血肿，避免导致动脉瘤再次破裂。

虽显微手术夹闭治疗大脑中动脉瘤效果显著，且技术也较为成熟，但从研究结果看，仍有部分患者会出现脑梗死、脑血管痉挛等并发症。结合临床文献，有研究者认为术后出现脑梗死的原因如下：①分支受损。由于豆纹动脉为基底节区供血，且是由大脑中动脉分出，属于中动脉末支动脉，其吻合支较少，如果术中误伤致其受损，极易导致基底节区出现梗死灶，最终导致患者术后偏瘫。②大脑中动脉 M1 末端或远端分支狭窄。显微手术夹闭易引发大脑中动脉 M1 末端或远端分支狭窄，从而导致此部位脑组织梗死。③脑血管痉挛。由于脑组织损伤后会大量降解血管内皮因子、5-羟色胺等，而此类物质会对脑血管进行反复性刺激，造成血管内膜损伤，引发脑血管持续性痉挛，最终引发脑梗死。

（陈　俊）

第十一节　基底动脉顶端动脉瘤夹闭术

基底动脉顶端动脉瘤（BAS）约占后循环动脉瘤的一半。这些动脉瘤的位置、邻近重要的穿孔和解剖的复杂性使其成为最难通过血管内途径或手术治疗的动脉瘤之一。要取得最佳的手术效果，最重要的是要结合优秀的技术、有扎实的手术解剖知识基础和熟悉手术的细微差别。

本病例采取经翼点入路夹闭基底动脉顶端动脉瘤。

一、病例简介

患者：女性，50岁，汉族，农民。

主诉：晕厥后检查发现基底动脉顶端动脉瘤3个月伴左侧肢体麻木2周。

现病史：患者缘于3个月前无明显诱因突发晕厥，清醒后无不适，无头痛，无恶心呕吐，无四肢抽搐，无大小便失禁。头颅MRA示考虑基底动脉顶端动脉瘤，未予以处理，于2周前出现左侧肢体麻木，且逐渐加重，为进一步治疗，收入院。

既往史：糖尿病病史1年，最高达19.0mol/L，平素口服降糖药物控制尚可。否认冠心病及高血压病史，否认肝炎、结核等传染性病史。无外伤及输血史，无食物药物过敏史。预防接种史不详，系统回顾无特殊。

个人史：久居当地，未到过疫区及牧区，否认吸烟、饮酒不良嗜好，否认性病冶游史。

家族史：家族中其他成员无类似疾病史，无其他遗传性疾病史，无传染性疾病史。

神经系统体格检查：体温36.7℃，脉搏77次/分，呼吸19次/分，血压122/76mmHg。神志清楚，双侧瞳孔等大，直径约2.5mm，对光反射灵敏。颈软，心肺腹查体未见明显异常。四肢肌张力正常，左侧肢体感觉异常，双侧肢体肌力Ⅴ级，双侧肱二、三头肌及膝腱反射正常，双侧巴氏征阴性，Kernig征阴性。

辅助检查：

全脑血管造影三维重建示：基底动脉顶端动脉瘤，大小约7.9mm×5.8mm，突向上方。

二、初步诊断

1. 基底动脉顶端动脉瘤。
2. 2型糖尿病。

三、鉴影诊断

1. 动静脉畸形　颅内动静脉畸形破裂出血后血肿也可像高血压脑出血位于深部脑实质内，该病好发于青少年。MRI可见血肿部位异常流空现象，CTA或者DSA检查可明确诊断。

2. 肿瘤　肿瘤增强 CT 和 MRI 上多见不同程度的强化效应肿瘤影像。

四、诊疗经过

术前影像（图 7-106、图 7-107）。

手术经过：

1. 标记左侧翼点入路（同大脑中动脉瘤）。

2. 切开头皮及皮下组织，铣下额颞骨瓣，磨除蝶骨嵴（图 7-108）。

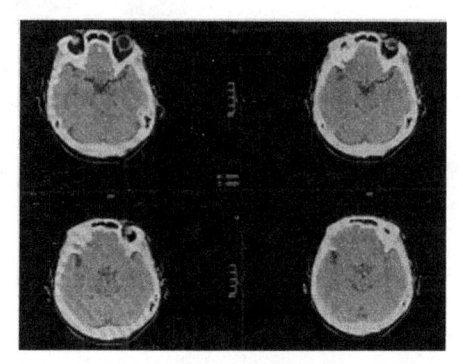

图 7-106　术前头颅 CT

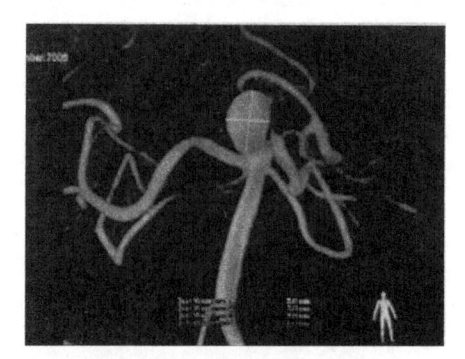

图 7-107　术前头颅 CTA

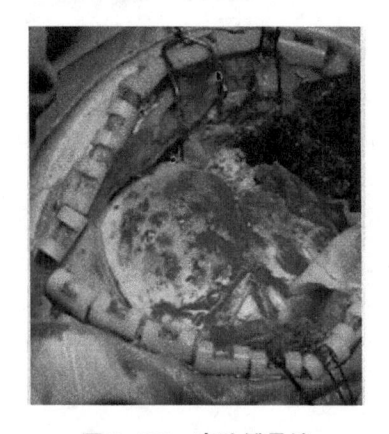

图 7-108　磨除蝶骨嵴

3. 剪开硬膜直至颅底（图7-109）。

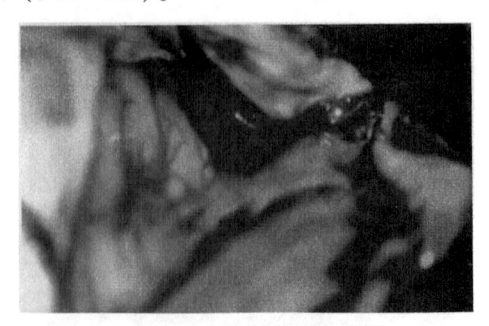

图 7-109 沿侧裂剪开硬膜

4. 仔细分离侧裂血管后暴露颈动脉池，释放脑脊液促使脑压下降（图7-110）。

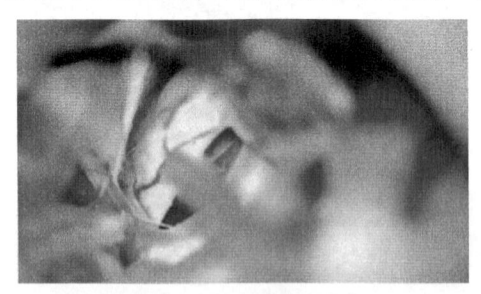

图 7-110 释放脑脊液

5. 于第二间隙及第三间隙充分暴露基底动脉及双侧大脑后动脉（图7-111）。

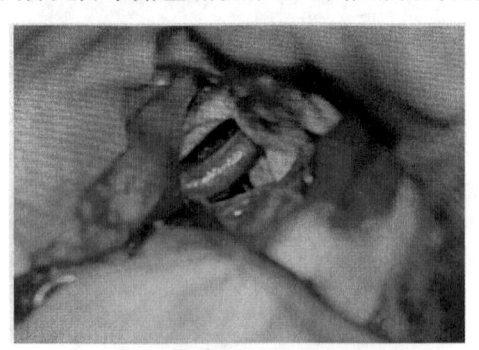

图 7-111 充分暴露基底动脉及其分支

6. 瘤颈剥离子仔细剥离瘤颈，阻断基底动脉，沿基线夹闭基底动脉顶端动脉瘤（图7-112）。

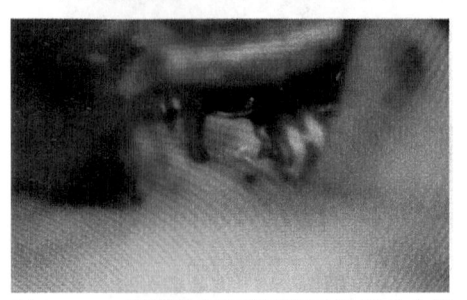

图 7-112 暴露基底动脉顶端动脉瘤并夹闭

7. 剪除动脉瘤，未见出血，确认动脉瘤夹闭完全（图7-113）。

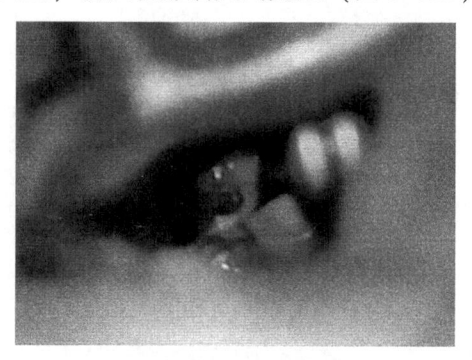

图 7-113　瘤颈剥离子仔细剥离动脉瘤周围粘连组织及蛛网膜

8. 探查脉络膜前动脉保留完整（图7-114）。

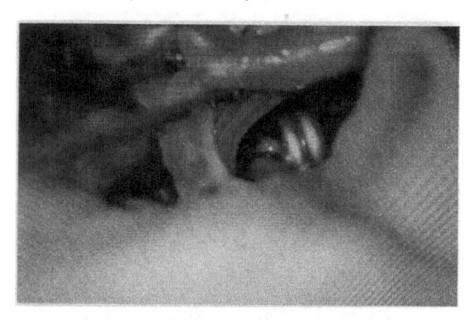

图 7-114　沿动脉瘤瘤颈基线夹闭动脉瘤

9. 探查对侧大脑后动脉及分支完整（图7-115）。

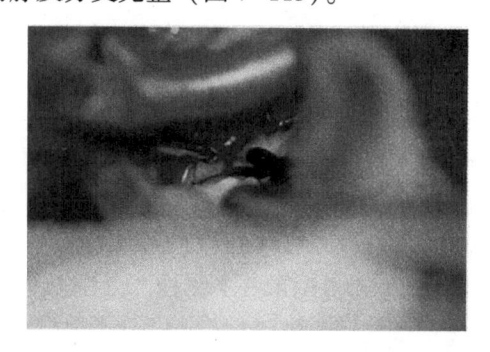

图 7-115　调整后完全夹闭破裂动脉瘤及小动脉瘤

10. ICG造影提示动脉瘤夹闭完全，常规关颅。

11. 术后复查头颅CT及CTA（图7-116、图7-117）。

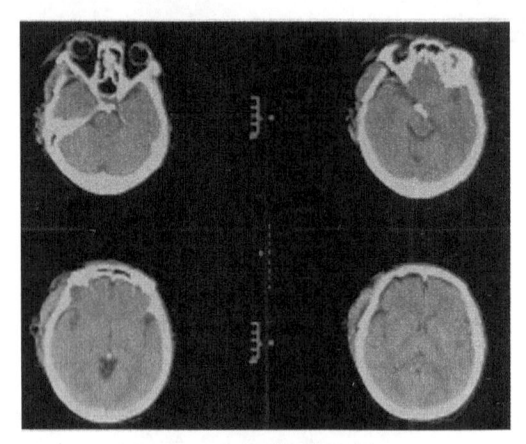

图 7-116　术后复查头颅 CT

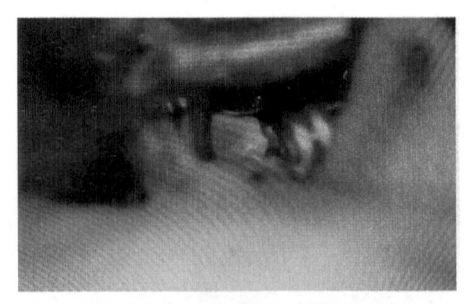

图 7-117　术后复查头颅 CTA

五、讨论

针对手术，进一步了解解剖相关知识，阻断基底动脉顶端的技术挑战涉及脚间池内部和周围复杂的解剖，以及通过狭窄的间隙进行解剖的深度，这是保证这些损伤安全所必需的。脚间池内蛛网膜下腔位于斜坡和后斜突前部，颞叶内侧和幕缘外侧，后脑脚，乳头体和后穿物上。基底动脉末端直径为 2.7~4.3mm，位于颈内动脉后侧 15~17mm。这为接近颈内动脉瘤提供了一个基础，以寻求一个跨三段式的方法来处理这些动脉瘤。基底动脉在其分叉处的近端可产生双侧小脑上动脉（SCAS）。

大脑后动脉起源于基底动脉分支，它们通常有 2~3mm 的直径。PCA 从基底分叉到与后交通动脉（PComA）的交界处（P1 段）的大小取决于 PComA 对远端 PCA 血流的贡献程度。胎儿型 PCA 意味着 P1 是一条残留带，所有 PCA 血流来源于颈动脉。丘脑动脉的显示和保存是手术中必不可少的一步。这些关键穿支来自基底干后侧、P1 近端段和 PComA，与这一区域最密切相关的脑神经是动眼神经，它穿过足底间池内的 PCA 和 SCA 之间的间隙。

针对入路，跨段暴露为颈动脉瘤提供了良好的显示效果，其位置介于蝶鞍中段深度和比后斜突高 1cm 的线之间。低位基底动脉顶端动脉瘤最好通过颞下入路。极高的动脉瘤很难接近，但最好是通过颈动脉分叉上方的跨段动脉瘤治疗。眶颧骨截骨术在治疗高动脉瘤时是有帮助的，因为外科医生的视线可以使角度更好。几种手法包括钻孔后斜面对低洼病变，已被描述，以解决在跨段暴露期间所遇到的解剖问题；此外，还描述了一种跨海绵体的方法。

对于复杂的基底动脉瘤患者，要想获得成功的结果，就需要经过深思熟虑的诊断检查，仔细准备和制订战略计划，并对正常神经解剖学和患者的具体解剖变量进行详细的显微外科治疗。

（温剑峰）

第十二节 神经内镜下左侧基底节区血肿清除术

一、病例简介

患者：男性，78岁，汉族，农民。

主诉：突发意识不清16小时入院。

现病史：患者缘于16小时前无明显诱因突发意识不清，伴有大小便失禁，无呕吐，无肢体抽搐，无发热、寒战。行头颅CT检查提示：左基底节区脑出血，给予降颅压等药物输液治疗后，为进一步手术治疗，收入院。

既往史：既往高血压病史20年，最高达190/90mmHg，平素口服降压药物，具体不详；15年前因右侧腹股沟斜疝行手术治疗；冠心病病史5年，平素口服阿司匹林肠溶片100mg 1次/天。否认糖尿病病史，否认肝炎、结核等传染性病史，无外伤及输血史，无食物药物过敏史。预防接种史不详，系统回顾无特殊。

个人史：久居当地，未到过疫区及牧区。否认吸烟、饮酒不良嗜好，否认性病治游史。

家族史：家族中其他成员无类似疾病史，无其他遗传性疾病史，无传染性疾病史。

神经系统体格检查：体温36.8℃，脉搏78次/分，呼吸22次/分，血压189/100mmHg。GCS评分：4分。中度昏迷状态，刺痛无睁眼，肢体处于过伸状态，双侧瞳孔直径不等大，左侧3.5mm，右侧约3.0mm，对光反射均消失。颈软无抵抗，心肺腹查体未见明显异常。四肢肌张力稍高，双侧肢体肌力检查不合作，双侧肱二、三头肌及膝腱反射减弱，双侧巴氏征阳性，Kernig征检查不合作。

辅助检查：

头颅CT：左侧基底节区脑出血，中线移位明显。

二、初步诊断

1. 左侧基底节区脑出血、脑疝。
2. 高血压3级（很高危）。
3. 冠心病。
4. 右侧腹股沟斜疝术后。

三、鉴别诊断

1. 颅内动脉瘤　该病也是引起自发性脑出血的常见病因,且发病者多为中老年人。因为动脉瘤多发生在大血管,所以动脉瘤破裂的常见出血部位在蛛网膜下腔,少部分在脑实质内者也多位于侧裂附近的额叶或颞叶内,少见于基底核或丘脑等处,动脉瘤确诊有赖于进一步脑血管造影。

2. 动静脉畸形　颅内动静脉畸形破裂出血后血肿也可像高血压脑出血位于深部脑实质内,该病好发于青少年。MRI 可见血肿部位异常流空现象,CTA 或者 DSA 检查可明确诊断。

3. 肿瘤出血　该病多在原有神经系统症状基础上突然加重,增强 CT 和 MRI 上多可见有不同程度上的强化效应肿瘤影像。

四、诊疗经过

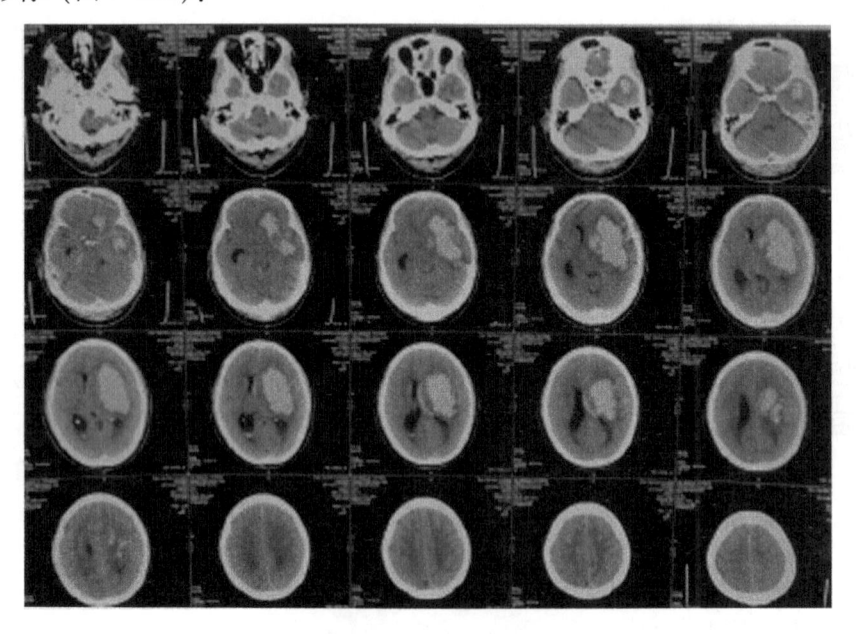

术前影像（图 7-118）:

图 7-118　术前影像

手术经过:

1. 标记左额发际内斜切口（或者直切口）（图7-119）。

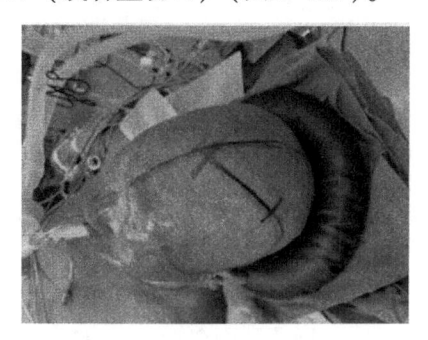

图7-119　头皮标记及平卧位

2. 切开头皮及皮下组织，暴露骨瓣（图7-120）。

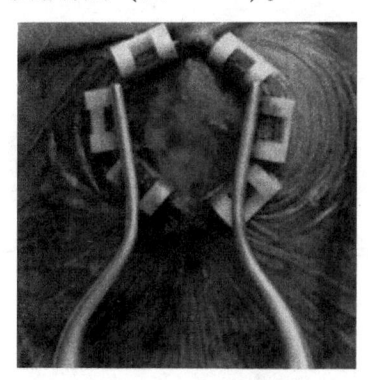

图7-120　暴露骨瓣

3. 切开硬膜后，电灼无血管区，置入管状脑压板，深度约7cm（位于血肿长轴的2/3左右深度），内镜下轻柔吸除血肿，避免吸除脑组织（图7-121、图7-122）。

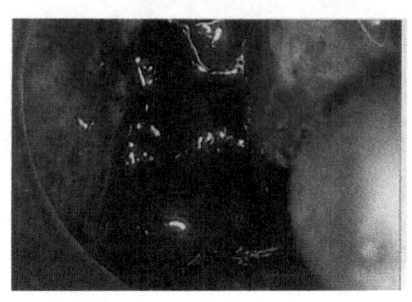

图7-121　对于责任血管，吸引器吸住提起，单极电凝，再以盐水冲洗后避免粘连再出血

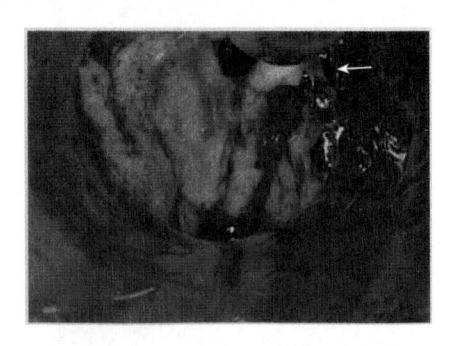

图 7-122　处理责任血管及单极电凝

4. 周围脑组织出血反复压迫后，以止血材料覆盖（图 7-123）。

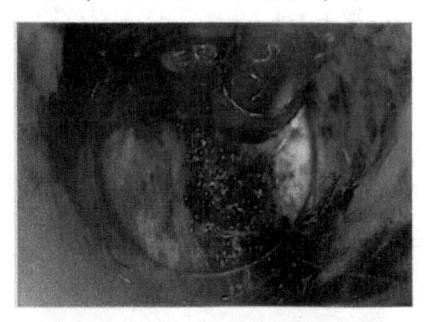

图 7-123　反复压迫后填塞止血材料

5. 血肿腔留置引流管一根，骨瓣复位，以固定材料固定（图 7-124）。

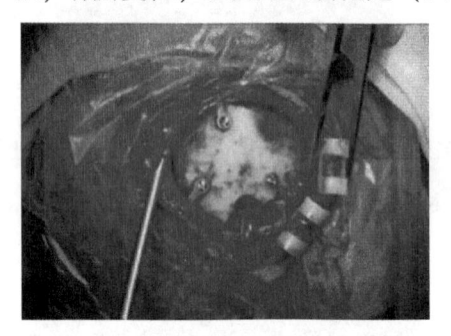

图 7-124　血肿腔留置引流管，骨瓣复位

术后复查头颅 CT（图 7-125）：

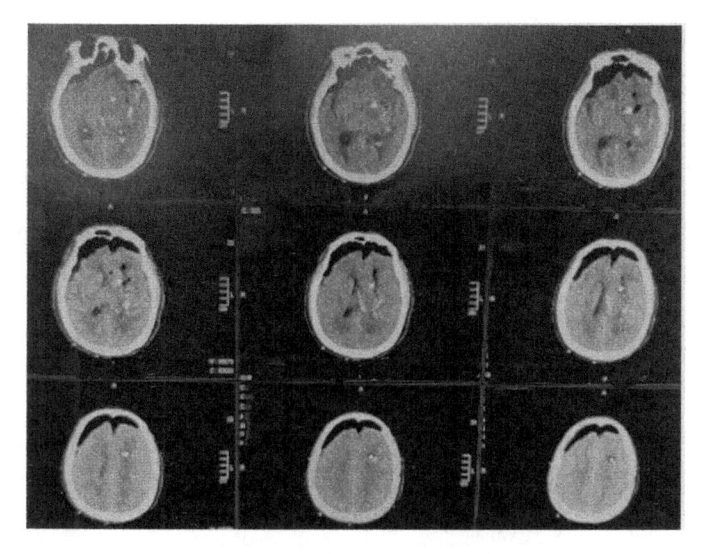

图 7-125　术后复查头颅 CT

五、讨论

1. 神经内镜在脑出血中的发展过程　神经内镜治疗高血压脑出血初次使用是在 1983 年，Auer 等以自制的内镜管为通道，通过摄像机清除血肿，该方法虽然存在许多问题，却是神经内镜在高血压脑出血中治疗的雏形。Cho 等以不透明钢质作为手术通道和单极电凝止血，并且取得了较好的疗效。Kuo 等将工作通道改为透明塑料套。更有学者自主研发的一款内镜工作系统，不但可以在直视下完成所有操作，而且可以在通道内同时止血，在提高血肿清除率的同时提高止血效果，明显提高幕上脑出血患者的预后。除了应用新型内镜手术通道外，立定定向技术、术中 B 超、手机 App 软件（3D-slicer 软件）、神经导航也被应用到内镜下清除脑内血肿的定位和穿刺中，大大提高了脑内血肿定位的准确性及穿刺的安全性。与微创穿刺技术比较，在透明通道的支持下，神经内镜具有操作的可视化，视野大，图像清晰，可以帮助术者在直视的条件下清除脑内血肿，随着通道的方向调整，血肿的清除和血肿腔内的止血更加彻底；此外，由于神经内镜透明通道的保护，对脑组织的牵拉相对于显微镜下的血肿的清除更平稳和均匀，减少了对脑组织的创伤。

2. 神经内镜下治疗高血压脑出血的方法

（1）CT 引导下神经内镜辅助脑内血肿清除术：术前 CT 检查，经眶耳线扫描，通过 CT 的层厚计算血肿最大横切面的位置，软尺通过前额正中线定位血肿最大切面距头皮最短距离投影点，沿该点设计小骨窗开颅，在神经内镜直视下清除脑内血肿并止血，术毕行硬脑膜缝合与骨瓣复位。其优点是定位简单经济和术前节约时间，只需要放射科行眶耳线头部 CT 扫描帮助术者定位，缺点是定位精确度差，头颅 CT 扫描时的体位和术前体位有一定误差，术者需要一定的手术经验，术中才能准确地找到血肿并彻底清除。

(2) 立体定向引导下的神经内镜辅助脑内血肿清除术：患者于病房内接受局部麻醉，安装定向仪，转运至CT室扫描定位，确定血肿最大截面为靶平面，靶点为血肿中心，测定靶点坐标回至手术室，全麻下常规小骨窗开颅，在透明通道下通过神经内镜清除脑内血肿并彻底止血，术毕原位缝合硬脑膜及还纳骨瓣。本方法操作过程略复杂，需要术前复查CT及患者转运，术中有立体定位仪阻挡手术操作，但血肿定位较准确，有立体定位仪做参照，术者更容易找到血肿及彻底清除。有研究对28例高血压脑出血的患者，采取此方式的手术，术后显示其是一种定位精确、微创、安全、血肿清除率较高和疗效较好的治疗方法。

(3) B超引导神经内镜辅助脑内血肿清除术：术前CT及颅内血肿B超检查，在头皮标记颅内血肿的体表投影。在全麻下根据颅内血肿的体表投影，常规小骨瓣开颅，暴露硬脑膜，采用探头明确血肿及血肿浅部血管，实时B超定位，判断血肿穿刺通道最佳位置，剪开并悬吊硬脑膜，在神经内镜下清除血肿，术毕使用B超再次确认血肿清除程度，术毕原位缝合硬脑膜及还纳骨板。本方法的优点是可以通过B超实时监控血肿和调整手术方案，关颅前可以再次确认血肿是否清除彻底及术区有无新鲜出血，缺点是术前的B超有颅骨遮挡，同时需要超声科专业人员协助手术，术者需要具备一定的B超知识方能完成手术。有研究将150例高血压脑出血患者随机分为B超辅助神经内镜组与开颅血肿清除组各75例，两组对高血压脑血患者均实现了有效治疗，但与开颅血肿清除术组比较，B超辅助神经内镜组明显减少患者术中的失血量，提高了患者的预后及减少了术后的并发症。

(4) 导航引导下神经内镜辅助脑内血肿清除术：术前于头部拟手术区域附近贴上Maker，标记为导航注册点，并行头颅CT薄层扫描，并将扫描数据输入导航系统。全麻下三钉头架固定头部并安装导航系统，按体表标记点注册导航系统，观察血肿投影范围，进行入路规划，行小骨窗开颅，在神经导航引导下置入工作通道，通过神经内镜清除颅内血肿。术毕，彻底止血，缝合切口。本方法术前可以准确定位血肿位置，但明显增加治疗费用，且多次转运患者增加风险。而且随着血肿清除后脑组织的移位，导航定位欠准确，在清除血肿的过程中，仍需要术者一定经验或结合术中B超实时定位血肿，帮助术者彻底清除血肿。有研究将其与小骨窗开颅血肿清除术比较，其中导航组37例，小骨窗开颅组45例，导航辅助下明显提高高血压脑出血治愈率。

(5) 3D-Slicer软件联合手机APP的虚拟现实技术辅助神经内镜辅助脑内血肿清除术：术前于患者额颞顶部粘贴三个Marker并行头颅CT64层薄层扫描，将CT扫描所得DICOM数据拷贝到安装有3D-Slicer软件的电脑中建立颅骨及血肿三维模型，在虚拟的颅内血肿上设计手术路径，测定穿刺角度及深度并通过邮件或微信导入普通智能手机。患者全麻后仰卧位，保持头部矢状面垂直水平面并头托固定，在手机上开启摄像头或使用投影仪将颅骨及血肿3D模型利用投影技术与患者头部Marker匹配，用标记笔画出血肿在体表投影，穿刺方向及穿刺深度。以血肿距体表投影最近点为中心设计切口，常规小骨窗开颅，手机陀螺仪辅助定位穿刺角度，经血肿中心距头皮最短距离点精准植入工作鞘至血肿中央区域，神经内镜通过工作鞘在直视清除血肿。本方法虽然术前需多次转运患者，但术前能够模拟出血肿在颅内的立体图像，并通过手机等方式投影到头皮表面，手术定位更加准确，术者在虚拟模拟现实技术下设计手术切口，同时软件辅助更加经济，缺点是术者需要对软件进行培训，掌握软件的使用方法，术者仍需一定的经验方能彻底清除血肿。有研究将利用3D-Slicer辅助神经内镜血肿清除术与CT引导下血肿微创软通道穿刺引流术进行比较，显示利用3D-Slicer软件可以为高血压脑出血神经内镜微创手术治疗提供快速、准确的手术前定位。

（6）3D打印技术有望在神经内镜治疗高血压脑出血中应用：此外，有研究将3D打印与硬通道穿刺相结合，进行中等量基底核区高血压脑出血患者的治疗。若该方法运用在神经内镜中可同样简化手术步骤，降低手术难度，提高手术准确度，有效缩短患者住院时间和提高患者的预后，但有待进一步研究。

3. 总结　目前，在基底核区脑出血患者的治疗中，局部麻醉下微创穿刺有简单快捷、损伤小等优点，但不能在直视下操作和有效止血，虽然能达到减压的目的，但血肿的清除不能得到有效的保证，甚至有时会出现穿刺方向和深度的偏离，并且需要留置引流管，反复打尿激酶引流血肿，有造成颅内感染的风险；开颅显微血肿清除手术采用较小的皮质切口在直视下清除血肿，但是其视野相对较小，通常对血肿周围水肿脆性的脑组织牵拉不均匀，并且存在视野的死角，对深部血肿清除及止血较困难。神经内镜血肿清除术具有以下优点：①抵近观察，多角度操作。神经内镜可以利用其0°、30°、45°等多角度镜及其良好的照明，对于脑深部结构进行充分暴露和观察，进一步提高了血肿清除效率及止血效果，从而降低了患者术后的致残率和病死率；②减少牵拉的损伤，与显微开颅血肿清除术比较，神经内镜在透明通道的支持和保护下，术中具有更大的操作性，对脑组织的牵拉相对于显微镜下的血肿的清除更平稳和均匀，减少了对脑组织的创伤。此外，立体定向技术、术中B超、手机App软件（3D-Slicer软件）、神经导航也被应用到内镜下清除脑内血肿的定位和穿刺中，大大提高了脑内血肿定位的准确性及穿刺的安全性，有效避免血肿定位和穿刺的偏差。

在神经内镜治疗高血压脑出血中，除了各种新技术的辅助使神经内镜更加精准地清除血肿，在减少脑组织的创伤的同时，有学者提出了以白质纤维束为保护靶点的神经内镜技术，在神经导航的辅助下，经额经血肿长轴，沿神经纤维走形到达血肿区域清除血肿，最大限度的保护白质纤维束，从而提高患者的生活质量，减少致残率。此外，结合杜国然等将3D打印与硬通道穿刺相结合的研究，说明3D打印技术也可在神经内镜中得到更多的应用，进而提高脑内血肿定位的准确性及穿刺的安全性。另外，神经内镜除了在基底节区脑内血肿清除中的得到应用，还可以在脑室内血肿及小脑血肿的清除中得到进一步探索。

神经内镜下脑内血肿清除术较微创穿刺及开颅清除血肿具有明显的优势，但更确切的手术疗效比较需要等待多中心的临床研究。术者在选择何种入路的前提是需要结合各自医院的设备以及患者情况个体化选择，减少围术期并发症，尤其是避免再出血，同时结合辅助设备，确保手术精准度，降低手术风险。

（徐宝占）

参考文献

[1] 赵继宗，王硕，张建宁，等．神经外科学［M］．北京：人民卫生出版社，2019．

[2] 马克·伯恩斯坦，米切尔·S. 伯杰．神经肿瘤学［M］．吴安华，译．天津：天津科技翻译出版有限公司，2017．

[3] 刘如恩．周围神经外科学［M］．北京：人民卫生出版社，2022．

[4] 詹姆斯·文森特·伯恩．血管内神经外科学及介入神经放射学教程［M］．郭庚，赵元立，译．天津：天津科技翻译出版有限公司，2021．

[5] 刘庆，唐运姣，袁健．神经外科疾病全病程管理［M］．北京：化学工业出版社，2022．

[6] 罗伯特·F. 斯佩兹勒．神经血管外科学［M］．张建民，译．上海：上海科学技术出版社，2020．

[7] Ahmed M. Raslan，Kim J. Burchiel．功能神经外科与神经调控［M］．刘如恩，译．北京：人民卫生出版社，2020．

[8] Denita Ryan．神经外科护理手册［M］．徐燕，曹艳佩，郎黎薇，等译．上海：上海科学技术出版社，2022．

[9] 纪欢欢，孟萌，侯涛．神经外科疾病护理常规［M］．北京：化学工业出版社，2022．

[10] 查尔斯·特奥，迈克尔·E. 萨格鲁．神经外科锁孔手术原则与应用［M］．张建民，译．上海：上海科学技术出版社，2020．

[11] 刘庆良．神经外科手术入路解剖与临床［M］．北京：中国科学技术出版社，2018．

[12] 赵继宗．神经外科诊疗常规［M］．北京：中国医药科技出版社，2019．

[13] 王丽芹，纪欢欢，侯涛．神经外科健康教育手册［M］．北京：化学工业出版社，2021．

[14] 迈克尔·林，韦斯利·许，丹尼尔·里加蒙蒂，劳伦斯·R. 克林伯格．中枢神经系统疾病放射外科治疗手册［M］．赵国光，徐建堃，译．天津：天津科技翻译出版有限公司，2019．

[15] 周良辅. 现代神经外科学 [M]. 上海：复旦大学出版社，2021.

[16] 李勇杰. 功能神经外科学 [M]. 北京：人民卫生出版社，2018.

[17] 罗伯特·W. 赫斯特. 神经介入诊断与治疗 [M]. 吕明，孙勇，译. 合肥：安徽科学技术出版社，2018.

[18] 格林柏格. 神经外科手册 [M]. 赵继宗，译. 苏州：江苏凤凰科学技术出版社，2017.

[19] 孙国庆. 神经外科手术要点 [M]. 北京：科学出版社，2018.

[20] 凌至培，汪业汉. 立体定向和功能神经外科手术学 [M]. 北京：人民卫生出版社，2018.

[21] 孙丕通，白长川，张绪新. 神经外科危重症中西医结合治疗 [M]. 北京：人民卫生出版社，2018.

[22] 石祥恩，钱海. 显微神经外科解剖与手术技术 [M]. 北京：科学普及出版社，2018.